CORPVS MEDICORVM GRAECORVM

EDIDIT

ACADEMIA BEROLINENSIS ET BRANDENBVRGENSIS
CVM ACADEMIIS HAVNIENSI ATQVE LIPSIENSI

V 3,3

GALENI

DE FOETVVM FORMATIONE

EDIDIT, IN LINGVAM GERMANICAM VERTIT,
COMMENTATVS EST

DIETHARD NICKEL

IN AEDIBVS ACADEMIAE SCIENTIARVM

GALEN

ÜBER DIE AUSFORMUNG DER KEIMLINGE

HERAUSGEGEBEN, ÜBERSETZT UND ERLÄUTERT
VON
DIETHARD NICKEL

AKADEMIE VERLAG

Dieser Band wurde im Rahmen des Akademienprogramms der Bund-Länder-Kommission für Bildungsplanung und Forschungsförderung mit Mitteln des Bundes (Bundesministerium für Bildung und Forschung) und des Landes Berlin (Senatsverwaltung für Wissenschaft, Forschung und Kultur) gefördert.

Die Deutsche Bibliothek – CIP-Einheitsaufnahme
Ein Titeldatensatz für diese Publikation ist bei Der Deutschen Bibliothek erhältlich.

ISBN 3-05-003691-5

ISSN 0070-0347

Das eingesetzte Papier ist alterungsbeständig nach DIN/ISO 9706.

Druck und Bindung: Druckhaus „Thomas Müntzer“, Bad Langensalza

Printed in the Federal Republic of Germany

INHALTSVERZEICHNIS

LITERATURVERZEICHNIS[1]

Aetii Sermo sextidecimus et ultimus, hrsg. u. erl. v. S. Zervòs, Leipzig 1901

Alcinoos, Enseignement des doctrines de Platon, hrsg. u. erl. v. J. Whittaker, übers. v. P. Louis, Paris 1990 (Collection des Universités de France)

Alexandri Aphrodisiensis De mixtione, in: Alexandri Aphrodisiensis praeter commentaria scripta minora, hrsg. v. I. Bruns, Berlin 1892 (Supplementum Aristotelicum II 2)

B. Alexanderson, Galenos, Περὶ κρίσεων. Überlieferung und Text, Göteborg 1967 (Studia Graeca et Latina Gothoburgensia XXIII)

Aristotelis De arte poetica liber, hrsg. v. R. Kassel, Oxford 1965

– De generatione animalium, hrsg. v. H. J. Drossaart Lulofs, Oxford 1965

A. M. Bandini, Catalogus codicum Graecorum Bibliothecae Laurentianae, Bd. II/III, Florenz 1768/1770 (Nachdr. Leipzig 1961)

A. Barigazzi, Galeni De optimo docendi genere, Exhortatio ad medicinam (Protrepticus), hrsg. u. übers., CMG V 1,1, Berlin 1991

A. Brinkmann, Galeni De optimo docendi genere libellus, hrsg., Programm zur Feier des Gedächtnisses des Stifters der Universität König Friedrich Wilhelms III., Bonn 1914

CMG = Corpus Medicorum Graecorum

A. Debru, Le corps respirant. La pensée physiologique chez Galien, Leiden, New York, Köln 1996 (Studies in Ancient Medicine 13)

Ph. De Lacy, Galen's Platonism, American Journal of Philology 93, 1972, S. 27–39

–, Galen's response to skepticism, Illinois Classical Studies 16, 1991, S. 283–306

– s. Galeni De placitis Hippocratis et Platonis

– s. Galeni De semine

Denys d'Halicarnasse, Opuscules rhétoriques, Bd. III: La composition stylistique, hrsg. u. übers. v. G. Aujac u. M. Lebel, Paris 1981 (Collection des Universités de France)

W. Deuse, Untersuchungen zur mittelplatonischen und neuplatonischen Seelenlehre, Akademie d. Wiss. u. d. Lit., Abh. d. geistes- u. sozialwiss. Kl., Einzelveröffentl. 3, Wiesbaden 1983

H. Diels, Die Handschriften der antiken Ärzte, I. Teil: Hippokrates und Galenos, Abh. d. Königl. Preuß. Akademie d. Wiss. 1905, phil.-hist. Kl. 3, Berlin 1905

–, Doxographi Graeci, hrsg., 2. Aufl., Berlin u. Leipzig 1929

U. Dierauer, Tier und Mensch im Denken der Antike. Studien zur Tierpsychologie, Anthropologie und Ethik, Amsterdam 1977 (Studien zur antiken Philosophie 6)

J. M. Duffy, Stephani Philosophi In Hippocratis Prognosticum commentaria III, hrsg. u. übers., CMG XI 1,2, Berlin 1983

– s. Ioannes Alexandrinus

R. J. Durling, A chronological census of Renaissance editions and translations of Galen, Journal of the Warburg and Courtauld Institutes 24, 1961, S. 230–305

Erasistrati Fragmenta, hrsg. v. I. Garofalo, Pisa 1988 (Biblioteca di Studi Antichi 62)

M. Formentin, I codici greci di medicina nelle tre Venezie, Padua 1978 (Università di Padova, Studi Bizantini e Neogreci 10)

[1] Die Titel nur einmal zitierter Arbeiten erscheinen mit vollständigen bibliographischen Angaben an der betreffenden Stelle.

St. Fortuna s. Galeni De constitutione artis medicae ad Patrophilum

D. J. Furley u. J. S. Wilkie, Galen, On respiration and the arteries. An edition with English translation and commentary of De usu respirationis, An in arteriis natura sanguis contineatur, De usu pulsuum, and De causis respirationis, Princeton 1984

Claudii Galeni Opera omnia, griech. u. lat. hrsg. v. C. G. Kühn, 20 Bde., Leipzig 1821–1833 (= K.)

Claudii Galeni Pergameni Scripta minora, hrsg. v. J. Marquardt, I. Müller u. G. Helmreich, 3 Bde., Leipzig 1884–1893

Sieben Bücher Anatomie des Galen, arab. hrsg., übers. u. erl. v. M. Simon, 2 Bde., Leipzig 1906

Galeni De usu partium libri XVII, hrsg. v. G. Helmreich, 2 Bde., Leipzig 1907/1909

Galeni De elementis ex Hippocratis sententia, hrsg., übers. u. erl. v. Ph. De Lacy, CMG V 1,2, Berlin 1996

Galeni De constitutione artis medicae ad Patrophilum, hrsg. u. übers. v. St. Fortuna, CMG V 1,3, Berlin 1997

Galeni De uteri dissectione, hrsg., übers. u. erl. v. D. Nickel, CMG V 2,1, Berlin 1971

Galeni De semine, hrsg., übers. u. erl. v. Ph. De Lacy, CMG V 3,1, Berlin 1992

Galeni De propriis placitis, hrsg., übers. u. erl. v. V. Nutton, CMG V 3,2, Berlin 1999

Galeni De propriorum animi cuiuslibet affectuum dignotione et curatione, De animi cuiuslibet peccatorum dignotione et curatione, De atra bile, hrsg. v. W. de Boer, CMG V 4, 1,1, Leipzig u. Berlin 1937

Galeni De placitis Hippocratis et Platonis, hrsg., übers. u. erl. v. Ph. De Lacy, CMG V 4, 1,2, 3 Bde., Berlin 1978–1984

Galeni De sanitate tuenda libri VI, hrsg. v. K. Koch; De alimentorum facultatibus libri III, De bonis malisque sucis liber, hrsg. v. G. Helmreich, in: CMG V 4,2, Leipzig u. Berlin 1923

Galeni De praecognitione, hrsg., übers. u. erl. v. V. Nutton, CMG V 8,1, Berlin 1979

Galeni In Hippocratis De natura hominis comm. III, hrsg. v. J. Mewaldt; In Hippocratis De victu acutorum comm. IV, hrsg. v. G. Helmreich; De diaeta Hippocratis in morbis acutis, hrsg. v. J. Westenberger, CMG V 9,1, Leipzig u. Berlin 1914

Galeni In Hippocratis Prorrheticum I comm. III, hrsg. v. H. Diels, in: CMG V 9,2, Leipzig u. Berlin 1915

Galeni In Hippocratis Epidemiarum libr. I comm. III, hrsg. v. E. Wenkebach; In Hippocratis Epidemiarum libr. II comm. V, übers. v. F. Pfaff, CMG V 10,1, Leipzig u. Berlin 1934

– In Hippocratis Epidemiarum libr. III comm. III, hrsg. v. E. Wenkebach, CMG V 10,2,1, Leipzig u. Berlin 1936

– In Hippocratis Epidemiarum libr. VI comm. I–VI, hrsg. v. E. Wenkebach; comm. VI–VIII, übers. v. F. Pfaff, CMG V 10,2,2, 2. Aufl., Berlin 1956

Galeni Adversus Lycum et Adversus Iulianum libelli, hrsg. v. E. Wenkebach, CMG V 10, 3, Berlin 1951

Galeni In Platonis Timaeum comm. fragmenta, hrsg. u. erl. v. H. O. Schröder, CMG Suppl. I, Leipzig u. Berlin 1934

Galeni De instrumento odoratus, hrsg., übers. u. erl. v. J. Kollesch, CMG Suppl. V, Berlin 1964

Galeni De partium homoeomerium differentia libelli versio Arabica, hrsg., übers. u. erl. v. G. Strohmaier, CMG Suppl. Or. III, Berlin 1970

Galens Schrift „Über die Siebenmonatskinder", hrsg. v. R. Walzer, Rivista degli Studi Orientali 15, 1935, S. 323–357

Galeni Compendium Timaei Platonis aliorumque dialogorum synopsis quae extant fragmenta, hrsg. v. P. Kraus u. R. Walzer, London 1951 (Corpus Platonicum Medii Aevi, Plato Arabus I)

Galenus, Anatomicarum administrationum libri qui supersunt novem. Earundem interpretatio Arabica Hunaino Isaaci filio ascripta, hrsg. v. I. Garofalo, 2 Bde., Neapel 1986/2000

Galen, The construction of the embryo, in: Galen, Selected works, translated with an introduction and notes by P. N. Singer, Oxford u. New York 1997

Galeni De crisibus s. B. Alexanderson

– De respirationis usu, De usu pulsuum s. D. J. Furley u. J. S. Wilkie

C. R. S. Harris, The heart and the vascular system in ancient Greek medicine from Alcmaeon to Galen, Oxford 1973

G. Helmreich s. Galeni De sanitate tuenda

Œuvres complètes d'Hippocrate, hrsg. u. übers. v. E. Littré, 10 Bde., Paris 1839–1861 (= L.)

Hippocratis De alimento, hrsg. v. J. L. Heiberg, in: CMG I 1, Leipzig u. Berlin 1927

Hippocratis De diaeta, hrsg., übers. u. erl. v. R. Joly in Zusammenarbeit mit S. Byl, CMG I 2,4, Berlin 1984

Hippocratis De capitis vulneribus, hrsg., übers. u. erl. v. M. Hanson, CMG I 4,1, Berlin 1999

Hippokrates, Über Entstehung und Aufbau des menschlichen Körpers (Περὶ σαρκῶν), hrsg., übers. u. erl. v. K. Deichgräber, mit einem sprachwiss. Beitrag v. E. Schwyzer, Leipzig u. Berlin 1935

Hippocrate, De la génération, De la nature de l'enfant, Des maladies IV, Du fœtus de huit mois, hrsg. u. übers. v. R. Joly, Paris 1970 (Collection des Universités de France)

K. Hülser, Die Fragmente zur Dialektik der Stoiker. Neue Sammlung der Texte mit deutscher Übersetzung und Kommentaren, 4 Bde., Stuttgart 1987/1988

Ḥunain ibn Isḥāq, Über die syrischen und arabischen Galen-Übersetzungen, hrsg. u. übers. v. G. Bergsträßer, Leipzig 1925 (Abh. f. d. Kunde d. Morgenlandes 17,2)

J. Ilberg, Über die Schriftstellerei des Klaudios Galenos I, Rheinisches Museum 44, 1889, S. 207–239; II, ebd. 47, 1892, S. 489–514; III, ebd. 51, 1896, S. 165–196; IV, ebd. 52, 1897, S. 591–623 (Nachdr. Darmstadt 1974)

Ioannis Alexandrini In Hippocratis Epidemiarum librum VI comm. fragmenta, Anonymi In Hippocratis Epidemiarum librum VI comm. fragmenta, hrsg., übers. u. erl. v. J. M. Duffy; Ioannis Alexandrini In Hippocratis De natura pueri comm., hrsg. u. übers. v. T. A. Bell, D. P. Carpenter, D. W. Schmidt, M. N. Sham, G. I. Vardon, L. G. Westerink, CMG XI 1,4, Berlin 1997

J. Kollesch, Galens Auseinandersetzung mit der Aristotelischen Samenlehre, in: Aristoteles – Werk und Wirkung, Paul Moraux gewidmet, hrsg. v. J. Wiesner, Bd. II: Kommentierung, Überlieferung, Nachleben, Berlin u. New York 1987, S. 17–26

– s. Galeni De instrumento odoratus

J.-H. Kühn u. U. Fleischer, Index Hippocraticus, curas postremas adhibuerunt K. Alpers, A. Anastassiou, D. Irmer, V. Schmidt, 4 Fasc., Göttingen 1986–1989; Supplement v. A. Anastassiou u. D. Irmer, Göttingen 1999

R. Kühner u. B. Gerth, Ausführliche Grammatik der griechischen Sprache, Satzlehre, 4. Aufl., 2 Teile, Nachdr. Hannover 1955

E. Lesky, Die Zeugungs- und Vererbungslehren der Antike und ihr Nachwirken, Akademie d. Wiss. u. d. Lit., Abh. d. geistes- u. sozialwiss. Kl. 1950, 19, Wiesbaden 1951

I. M. Lonie, The Hippocratic treatises "On generation", "On the nature of the child", "Diseases IV". A commentary, Ars Medica II 7, Berlin u. New York 1981

LSJ = H. G. Liddell, R. Scott, H. St. Jones, A Greek-English Lexicon, with a revised supplement, Oxford 1996

M. T. May, Galen, On the usefulness of the parts of the body, translated from the Greek with an introduction and commentary, 2 Bde., Ithaca, New York 1968

J. Mewaldt s. Galeni In Hippocratis De natura hominis comm. III

E. Mioni, Bibliothecae Divi Marci Venetiarum Codices Graeci manuscripti, Bd. I 2, Rom 1972 (Ministero della Pubblica Istruzione, Indici e cataloghi, N.S. VI)

P. Moraux, Galien et Aristote, in: Images of man in ancient and medieval thought. Studia Gerardo Verbeke ab amicis et collegis dicata, hrsg. v. C. Laga u.a., Löwen 1976 (Symbolae A 1), S. 127–146

–, Galien comme philosophe: la philosophie de la nature, in: Galen: problems and prospects, hrsg. v. V. Nutton, London 1981, S. 87–116

–, Der Aristotelismus bei den Griechen von Andronikos bis Alexander von Aphrodisias, 2. Bd.: Der Aristotelismus im I. und II. Jh. n. Chr., Berlin u. New York 1984 (Peripatoi. Philologisch-historische Studien zum Aristotelismus 6)
–, Galien de Pergame. Souvenirs d'un médecin, Paris 1985 (Collection d'études anciennes)
D. Mugnai Carrara, La biblioteca di Nicolò Leoniceno. Tra Aristotele e Galeno: cultura e libri di un medico umanista, Florenz 1991 (Accademia Toscana di Scienze e Lettere «La Colombaria», Studi 118)
D. Nickel, Zu Aristoteles' Vorstellung von der Epigenese in der Keimesentwicklung, in: Aristoteles als Wissenschaftstheoretiker. Eine Aufsatzsammlung, hrsg. v. J. Irmscher u. R. Müller, Berlin 1983 (Schriften zur Geschichte und Kultur der Antike 22), S. 197–201
–, Untersuchungen zur Embryologie Galens, Berlin 1989 (Schriften zur Geschichte und Kultur der Antike 27)
–, Stoa und Stoiker in Galens Schrift De foetuum formatione, in: Galen und das hellenistische Erbe, Verh. d. IV. Internationalen Galen-Symposiums, veranst. vom Institut f. Geschichte d. Medizin am Bereich Medizin (Charité) d. Humboldt-Universität zu Berlin, 18.–20. Sept. 1989, hrsg. v. J. Kollesch u. D. Nickel, Stuttgart 1993 (Sudhoffs Archiv, Beih. 32), S. 79–86
–, Studien am Kodex Laurentianus Gr. 74,3, in: Text and tradition, S. 223–232
– s. Galeni De uteri dissectione
V. Nutton, John Caius and the manuscripts of Galen, Cambridge 1987 (The Cambridge Philological Society, Suppl. 13)
– s. Galeni De propriis placitis
Oribasii Collectionum medicarum reliquiae, Libri XLIX–L, Libri incerti, Eclogae medicamentorum, hrsg. v. J. Raeder, CMG VI 2,2, Leipzig u. Berlin 1933
J. A. Pithis, Die Schriften Περὶ σφυγμῶν des Philaretos. Text – Übersetzung – Kommentar, Husum 1983 (Abh. z. Gesch. d. Med. u. d. Naturwiss. 46)
RE = Paulys Real-Encyclopädie der classischen Altertumswissenschaft, hrsg. v. G. Wissowa, W. Kroll, K. Mittelhaus, K. Ziegler u. H. Gärtner, Stuttgart / München 1893–1980
Œuvres de Rufus d'Ephèse, hrsg. u. übers. v. Ch. Daremberg u. Ch. E. Ruelle, Paris 1879
W. Schaefer, De Galeni qui fertur De parvae pilae exercitio libello, Diss. Bonn 1908
R. E. Siegel, Galen's system of physiology and medicine. An analysis of his doctrines and observations on bloodflow, respiration, humors and internal diseases, Basel u. New York 1968
–, Galen on psychology, psychopathology, and function and diseases of the nervous system. An analysis of his doctrines, observations and experiments, Basel u.a. 1973
Sorani Gynaeciorum libri IV, hrsg. v. J. Ilberg, in: CMG IV, Leipzig u. Berlin 1927
H. v. Staden, Herophilus. The art of medicine in early Alexandria, edition, translation and essays, Cambridge u.a. 1989
P. Steinmetz, Die Stoa, in: Die Philosophie der Antike, Bd. IV: Die hellenistische Philosophie, hrsg. v. H. Flashar (Grundriß der Geschichte der Philosophie, begr. v. F. Ueberweg), Basel 1994, S. 491–716
SVF = Stoicorum Veterum Fragmenta, hrsg. v. H. v. Arnim, 4 Bde., Leipzig 1903–1924
Text and tradition. Studies in ancient medicine and its transmission presented to Jutta Kollesch, hrsg. v. K.-D. Fischer, D. Nickel u. P. Potter, Leiden, Boston, Köln 1998 (Studies in Ancient Medicine 18)
T. Tieleman, Galen and Chrysippus on the soul. Argument and refutation in the De placitis books II–III, Leiden, New York, Köln 1996 (Philosophia Antiqua LXVIII)
H. Usener, Epicurea, Leipzig 1887
H. Wagner, Galeni qui fertur libellus Εἰ ζῷον τὸ κατὰ γαστρός, Diss. Marburg 1914
E. Wenkebach, Textkritische Beiträge zu Galens Protreptikosfragment, Sudhoffs Archiv f. Gesch. d. Med. 26, 1933, S. 205–252
– s. Galeni Adversus Lycum
J. Westenberger s. Galeni In Hippocratis De natura hominis comm. III

EINLEITUNG

A. Textquellen

I. Die griechischen Handschriften

Galens embryologische Abhandlung De foetuum formatione ist in vier griechischen Handschriften aus der Zeit vom 12. bis zum 16. Jahrhundert überliefert[1]:

Laurentianus Gr. 74,3; s. XII, fol. 80v–90v
Laurentianus Gr. 59,14; s. XV, fol. 214r–227v; 207rv
Marcianus App. cl. V 4; s. XVI in.[2], fol. 213r–219v
Parisinus Gr. 2164; s. XVI, fol. 3r–14v

Zwei weitere bei Diels verzeichnete Kodizes kommen als Zeugen für die Textkonstituierung nicht in Betracht: der in der Handschrift Bologna, Biblioteca Universitaria 3637 (14. Jh.), fol. 2r–9r, enthaltene Text mit dem Titel τοῦ γαληνοῦ περὶ τῆς τοῦ ἀνθρώπου διαπλάσεως (inc.: τρεῖς παρὰ τὸ λογικὸν τοῦτο [?] ζῶον ἐνεργοῦσι δυνάμεις ἀεὶ, expl.: κἀντεῦθεν μορφοῦται τοῦ ἀναμιμνησκομενου ἡ ὄψις, συναπτούσης ἑκάτερον τῆς θελήσεως τρίτης) ist mit der Galenschrift Περὶ κυουμένων διαπλάσεως nicht identisch, und der Kodex aus der Privatbibliothek des venezianischen Arztes Josephus de Aromatariis (Giuseppe degli Aromatari, 1. Hälfte des 17. Jh.), dessen Verbleib nach der Angabe bei Diels unbekannt ist, muß auf Grund neuerer Nachforschungen weiterhin als verschollen gelten[3].

Wie die Prüfung des Textes in den vorhandenen Überlieferungsträgern ergab[4], repräsentiert jede der beiden Florentiner Handschriften trotz gewisser Verwandtschaft miteinander eine unabhängige Tradition, da der Laurentianus 74,3 wegen der in ihm festzustellenden Sonderfehler nicht die Quelle für den Text des jüngeren Laurentianus 59,14 gewesen sein kann. Dagegen gehen die Handschriften Marcianus App. cl. V 4 und Parisinus 2164 mit ihrem Text eindeutig auf den alten Laurentianus zurück.

1 Siehe Diels, Handschriften, S. 70.

2 So die neuere Datierung bei Mioni, S. 254, während Diels, Handschriften, S. 70, das 15. Jahrhundert als Entstehungszeit angibt.

3 Siehe Formentin, S. 23f.. – Eine ebenfalls heute verlorene Handschrift, die neben einer Reihe anderer Galentexte auch De foetuum formatione (mit dem Titel περὶ τῆς κυουμένων διαπλάσεως) enthielt, läßt sich als Bestandteil der ehemaligen Bibliothek des Humanisten Nicolò Leoniceno nachweisen: Nr. A 73 (nach der Bezifferung im Inventar A); s. Mugnai Carrara, S. 129–131.

4 Die Handschriften wurden zunächst an Hand von Filmaufnahmen aus dem Bestand des Corpus Medicorum Graecorum, Berlin, kollationiert. Bei den Handschriften aus Florenz und Venedig habe ich die Kollationen an den Originalen überprüft.

a) Der Laurentianus Gr. 74,3

L Der Laurentianus Gr. 74,3 (= L), eine Pergamenthandschrift aus dem 12. Jahrhundert, enthält auf 192 Folia ausschließlich Schriften Galens bzw. Texte, die unter dessen Namen überliefert sind[1]. Die Blätter haben das Format 27,5 cm x 22 cm, wobei die Breite durch Restaurierung der Ränder z.T. reduziert ist. Das Pergament ist bei etlichen Blättern, besonders im Bereich der unteren Ecken, dunkel verfärbt und an vielen Stellen stockfleckig. Die Seiten, teilweise mit einer Blindliniierung versehen, sind mit schwarzbrauner Tinte beschriftet; die Zeilenzahl beläuft sich auf 32–34 je Seite. Zierleisten heben die Schriftentitel hervor. Der Titel περὶ κυουμένων διαπλάσεως erscheint unter der Ziffer ζ'. Gelegentlich ist die Tinte durch einen gelblichen Belag auf dem Beschreibstoff angegriffen und abgeblättert. Durch die Restaurierung der Pergamentblätter sind einige geringfügige Textverluste eingetreten (so fol. 89^r, Zeile 15 = S. 98,5 σκοπούμενον] σκοπ..'μενον; fol. 89^v, Zeile 15 = S. 100,13 εὑρίσκοιεν] .....κοιεν)[2].

Die Lesbarkeit der Handschrift wird, wie immer von neuem festgestellt worden ist, dadurch sehr erschwert, daß der Schreiber von L einen ausgiebigen Gebrauch von Kürzeln macht und die Flexionsendungen häufig ganz ausspart, was im weiteren Verlauf der uns überschaubaren Überlieferung zu etlichen Mißverständnissen geführt hat (s. unten, S. 25)[3]. Gelegentlich sind die Wortbestandteile in drei Schreibebenen angeordnet. Das Iota subscriptum wird nicht verwendet.

Die Verben γίγνεσθαι (einschließlich der Komposita παρα-, προσγί-

1 Siehe Bandini, Bd. III, Sp. 48–50. Die Datierung der Handschrift schwankt zwischen dem 12. Jahrhundert und dem Anfang des 13. Jahrhunderts. Für die von Bandini vorgenommene zeitliche Einordnung (12. Jh.) plädiert in jüngerer Zeit wieder N. G. Wilson, Aspects of the transmission of Galen, in: Le strade del testo, hrsg. v. G. Cavallo, Bari 1987, S. 55. Das 13. Jahrhundert als Entstehungszeit wird (auch) in Betracht gezogen z.B. von H. Diels, De Galeni Historia philosopha, Diss. Bonn 1870, S. 5 (vgl. dens., Doxographi Graeci, S. 234); Helmreich, in: Gal., Scr. min. III, S. IV; Brinkmann, S. IV; Wenkebach, in: CMG V 10,3, S. IX; Kollesch, in: CMG Suppl. V, S. 9; Barigazzi, in: CMG V 1,1, S. 21; Fortuna, in: CMG V 1,3, S. 12.

2 Als Quelle für zahlreiche Galentexte ist L schon oft Gegenstand der Untersuchung gewesen. Zur Beschreibung dieser Handschrift sei auf folgende Arbeiten verwiesen: J. Marquardt, Observationes criticae in Cl. Galeni librum Περὶ ψυχῆς παθῶν καὶ ἁμαρτημάτων, Leipzig 1870, S. 11; dens., in: Gal., Scr. min. I, S. XI–XIV; G. Helmreich, Galeni libellus qui est de parvae pilae exercitio, hrsg., in: Jahresbericht über die Studienanstalt und das Kollegium bei St. Anna in Augsburg für das Schuljahr 1877/78, Augsburg 1878, S. 3; Schaefer, S. Vf.; IX–XI; Brinkmann, S. IV; Wagner, S. I; VI; XXIIf.; Diels, Doxographi Graeci, S. 234; E. Wenkebach, Galenos von Pergamon: Allgemeine Ertüchtigung durch Ballspiel. Eine sporthygienische Schrift aus dem zweiten Jahrhundert n. Chr., griechisch u. deutsch, Sudhoffs Archiv f. Gesch. d. Med. u. d. Naturwiss. 31, 1938, S. 257; dens., in: CMG V 10,3, bes. S. IX; XV–XIX; XXVI–XXXIV; XXXVI; Kollesch, in: CMG Suppl. V, S. 9–15; Barigazzi, in: CMG V 1,1, S. 21; Fortuna, in: CMG V 1,3, S. 12–14; 24–27.

3 Im kritischen Apparat werden verkürzte Formen in L, die die Lesart des edierten Textes als Auflösung zulassen, in der Regel nur dann notiert, wenn wegen abweichender Lesungen in anderen Handschriften Unsicherheit über die beabsichtigte Form bestehen kann.

γνεσϑαι) und γιγνώσκειν erscheinen in L ausschließlich in der Schreibweise -γν-, die in der vorliegenden Edition beibehalten wurde. Die Verwendung von οὕτω(ς) wird, sofern das Wort nicht in verkürzter Form geschrieben ist (Hochstellung des τ), bis auf eine Ausnahme (S. 62,19 οὕτως vor Konsonant) den Regeln entsprechend gehandhabt, ebenso die Schreibung von ἄχρι (nur diese Form ist belegt; vor Vokal wird zur Hiatvermeidung die Verbindung ἄχρι περ verwendet) und μέχρι(ς), bei dem lediglich an einer Stelle (S. 68,11 μέχρι vor Vokal) gegen die übliche Regel verstoßen ist. Bei den erwähnten Ausnahmen wurde die Schreibung in der Ausgabe unter Berücksichtigung des Befundes im Laurentianus 59,14 (s. unten, S. 17) normalisiert.

In L finden sich folgende Arten von Fehlern:

1. Auslassungen, häufig bedingt durch Homoioteleuton oder Haplographie, z.B.

S. 54,3	ἰατροί τε] τι L
S. 54,8	ὑπονοίαις – τῶν om. L
S. 60,24	τε om. L
S. 66,19	Περὶ om. L
S. 70,1	ἄλλου om. L
S. 72,8	κατὰ om. L
S. 74,4	ἀρτηριῶν om. L
S. 74,23	ὥρᾳ – οἶκος om. L
S. 80,2	διὰ δὲ τοὺς om. L
S. 84,21f.	περὶ – γενέσεως om. L
S. 86,9	πρώτους om. L
S. 88,16	μήτε τὰς κύστεις om. L
S. 88,21	τε[1] om. L
S. 88,21	ἐπανορϑῶταί – ἀλλοιούμενον om. L
S. 90,3	ἀμφοτέροις om. L
S. 90,8	αἱ om. L
S. 92,25f.	διαδεχομένων – μηδὲν] δεχο L
S. 96,1	λόγων om. L
S. 96,30f.	ἡ – ἐνίοις om. L

Zu einem Teil wurden die ausgelassenen Textstücke von einer späteren Hand (L^3), in der Regel am Rand, nachgetragen (s. unten, S. 15).

2. Zufügungen

S. 60,19	ante πάντα add. τὰ L
S. 82,1	post κατειλημμένων add. ἢ μελαγχολώντων L (von S. 80,32)
S. 88,19	ante κατὰ add. ἡ L
S. 88,28	post διὰ add. τὴν L
S. 94,11	ante ποτὲ add. πῶς L
S. 98,5	ante ἐλευϑέρᾳ postea inser. τὸν L
S. 104,12	ante οὐδεμίαν add. οὐ L

3. Falsche Lesarten, z.B.

S. 56,12	ἶνες] τινὲς L

S. 58,24	ἐπ'] ἔτ' L
S. 64,27	σχισθείσης] σχιθὲν L
S. 66,6	ἧπαρ] παρ L
S. 68,2	ἀνατομὴν] ἀναστομὴν L
S. 68,24	φυτῶν] φυγμῶν L
S. 70,17	οὖν] αὖ L
S. 74,15	λεπάδες] λοπάδες L
S. 80,15	κτηθέντι] κριθέντι L
S. 82,3	ἤδη] ἔτι L
S. 84,27	τοῦδε] τῶνδε L (durch Influenz des folgenden τῶν)
S. 88,15	τὰς οἰκείας ταῖς ἑαυτῶν οὐσίαις ἐνεργείας] τὰς (e ταῖς [?] corr.) οἰκείαις τῆς (η e corr.) ἑαυτῶν οὐσίαις ἐνέργειαν L
S. 98,7	τ'] τῶν L
S. 98,12	μυῶν] μορίων L
S. 100,5	ἐκείνου· γνοὺς] ἐκείνοὺς L
S. 104,10	λελεγμένων] λεγομένων L

Weiterhin sind in L geringfügigere Versehen festzustellen, und zwar falsche Flexionsendungen, z.B.: S. 60,14 ἀλλαντοειδῆ ... ἀμνειόν] ἀλαντοειδεῖ ... ἀμνειῷ; S. 64,18 περιλαμβάνουσαί] περιλαμβάνουσί; S. 76,2 ὑπάρχειν] ὑπάρχον; S. 78,14 φύοιτο] φύεται; S. 78,22 ἄλλος] ἄλλο; S. 80,30 πολυχρονίου] πολυχρονίας; S. 84,3 γίγνηται] γίγνεται; S. 88,20 ἀναπληρῶταί] ἀναπληροῦται; falsche Wortabtrennungen: S. 60,10 στόμα χωριζομένων] στόμαχ̄ω ῥιζομν' (ambig.); S. 60,11 ἀλλᾶντι] ἄλλαν τι; S. 86,28 τἄλλα] τ' ἄλλα; Fehler im Lautbestand, beispielsweise: Verwechselung von αι/ε (S. 60,7 κεφαλαιοῦται] κεφαλεοῦται), Verwechselung von ο/ω (S. 66,5 χορίου] χωρίου; S. 66,23 ἀξιολογωτάτης] ἀξιολογοτάτης; S. 68,10 ἀναγκαίων] ἀναγκαῖον), Itazismen (S. 54,23 τῆσι] τισι; S. 56,9 ἐθηεῖτο] ἐθειῆτο; S. 58,8 ταυτὶ] ταῦτ' ἧ; S. 64,19 κύστιν] κύστην; S. 68,22 εἰλικρινῆ] εἰληκρινῆ; S. 78,7 κρανίον] κρανεῖον); Einfachschreibung von Doppelkonsonanten (S. 96,21 κυρίττων] κυρίτ [ambig.]).

Von der Hand des Schreibers selbst sind einige Korrekturen bzw. Veränderungen am niedergeschriebenen Text vorgenommen worden, z.B.: S. 56,3 ὅκως supra lin. inser.; S. 56,4 αἱ ante lin. inser.; S. 60,12 περιέχοντι] περιέχεται e περιέχον mut.; S. 66,7 ἀδιάπλαστον e διαπλαστὸν corr.; S. 80,24 ἡγεμόνα ex ἡγεμών corr.; S. 80,26 οὖν postea inser.; S. 88,12 προάγειν in προσάγειν mut.; S. 94,27 σχηματίζεται e σχήζεται corr. An einigen Stellen enthält der Text von L Alternativlesarten, beispielsweise: S. 78,7 σώμασιν] ^{ὄμ}σώμασιν; S. 82,21 διατεμνομένων] ^{ἀπο}διατεμνομένων; S. 98,1 ἔτι διαμένειν] ^{ἔτι}ἐπιδιαμένειν; S. 98,13 σκοπούς] σκοτ^{π}ὸυς. Gelegentlich resultieren Textveränderungen aus Rasuren, z.B.: S. 62,29 διελθεῖν in διελεῖν radendo mutat.; S. 80,27 ἔτ' radendo delet.; S. 88,28 τὸν radendo delet.; in diesen Fällen ist nicht auszumachen, auf wen der Eingriff zurückgeht.

Am Text der Schrift De foetuum formatione bestätigt sich die an anderen in L enthaltenen Texten gemachte Beobachtung, daß in dem Kodex in auffallender Weise spätere Hände tätig gewesen sind; in unserem Fall lassen sich außer der Hand des Schreibers vier weitere Hände feststellen, deren Aktivitäten unterschiedlich zu bewerten sind[1]. Textkritisch von Belang sind nur die von L^2, vor allem aber die von L^3 herrührenden Beiträge. Bei den Eingriffen von L^2, die nicht immer eindeutig von der Hand des Kopisten unterschieden L^2 werden können, handelt es sich vorwiegend um Ergänzungen ursprünglich fortgelassener Flexionsendungen, die als Hilfen für das Verständnis des von dem Schreiber mit zahlreichen Verkürzungen reproduzierten Textes dienen, nur selten um eine Korrektur bzw. einen Korrekturversuch an dem zugrundeliegenden Text (s. den kritischen Apparat z.B. zu S. 56,12; 58,2; 64,12; 66,6; 92,26; 100,5); die Benutzung einer anderen Galenhandschrift war für diese Beiträge nicht erforderlich[2].

Von beachtlichem textkritischem Wert sind dagegen die auf L^3 zurück- L^3 gehenden Emendationen[3]. Dieser Korrektor hat an einer Reihe von Stellen, an denen der Wortlaut in L unvollständig tradiert ist, die fehlenden Passagen zumeist in richtiger Form ergänzt, was nur mit Hilfe eines – heute nicht mehr vorhandenen – Textzeugen[4] geschehen konnte, der einem gegenüber L selbständigen Zweig der Überlieferung angehörte (s. den kritischen Apparat zu S. 54,8; 74,23; 84,21f.; 88,16. 21; 92,25f.; 96,30f.). Die Hinzufügung einzelner fehlender Wörter oder kleiner Textstücke durch L^3 (s. den Apparat z.B. zu S. 66,19; 74,3f.; 84,15; 86,9) mag allerdings auf Konjektur beruhen, was auch bei Eingriffen anzunehmen ist, die eindeutig falsch sind (s. den Apparat z.B. zu S. 68,24). Als nicht authentisch ist auch eine von L^3 beigesteuerte Lesart anzusehen, die immerhin einer anderen Handschrift entnommen sein könnte (s. den Apparat zu S. 64,28).

Die einzige auf L^4 zurückgehende textkritische Notiz (s. den kritischen L^4 Apparat zu S. 92,1) ist sachlich falsch. Im übrigen handelt es sich bei den von L^4 stammenden Eintragungen (fol. 81^v in marg.; 87^v in marg.; 87^v in marg. inf.; 90^r in marg.; 90^v bis in marg.) um Merknotizen, die den Inhalt der entsprechenden Textpassagen paraphrasieren (eingeleitet mit σὴ oder σή), oder um kommentierende Bemerkungen mit weltanschaulich-moralisierender Tendenz. Denselben Charakter hat auch die einzige von L^5 herrührende Notiz (fol. 88^r in marg. sup.)[5].

Da L der älteste und weitaus zuverlässigste Textzeuge ist, sind die Lesarten dieser Handschrift bei der Textkonstituierung vorrangig zu berücksichtigen. Im einzelnen ist aber, wenn sowohl L als auch der Laurentianus 59,14 sachlich und sprachlich mögliche Varianten bieten, von Fall zu Fall zu entscheiden, welche Lesung größeren Anspruch auf Authentizität hat.

[1] Zur Analyse der verschiedenen Hände im Bereich unseres Textes s. Nickel, Studien, S. 225–232 (mit Berücksichtigung der in der Vergangenheit an anderen Schriften gewonnenen Ergebnisse). Die im Folgenden verwendete Bezifferung der Hände bezieht sich ausschließlich auf den Befund in De foetuum formatione.

[2] Siehe ebd., S. 226–228.

[3] Siehe ebd., S. 228–230.

[4] Der Laurentianus 59,14 kommt als Quelle für diese von L^3 vorgenommenen Textergänzungen nicht in Betracht; s. hierzu unten, S. 21 Anm. 1.

[5] Zu L^4 und L^5 s. Nickel, Studien, S. 230–232.

b) Der Laurentianus Gr. 59,14

F Der Kodex Laurentianus Gr. 59,14 (= F), der aus Teilen von vier Handschriften unterschiedlichen Alters (Teil I, II und IV: 15. Jh., Papier; Teil III: 13. Jh., Pergament) zusammengebunden ist, enthält auf 244 beschrifteten Folia im Format 21 cm x 14 cm außer zwei kurzen theologischen Textstücken Texte medizinischen Inhalts: das hippokratische Prognostikon (der Anfang fehlt), den Kommentar des Stephanos zum Prognostikon, Galen, De typis (Teil I); Galen, In Hippocratis De natura hominis comm. I–II, In Hippocratis De salubri victus ratione comm. (= In Hippocratis De natura hominis comm. III) (Teil II); die Pulsschriften des Philaret (Teil III); Galen, Synopsis librorum suorum de pulsibus, De foetuum formatione und den erhaltenen Teil des Kommentars des Iohannes von Alexandria zu der hippokratischen Schrift De natura pueri (Teil IV)[1].

Die Handschrift weist im Bereich unseres Textes drei Paginierungen auf, eine alte Blattzählung in Tinte auf der rechten unteren Ecke der Seiten, von der nur noch Spuren erhalten sind (lediglich die Ziffer „220" = fol. 221), die für die jetzige Blattzählung maßgebliche, mit Bleistift vorgenommene Paginierung rechts oben (die Ziffern „222" bis „227" sind korrigiert) und am Anfang des Textes eine (ebenfalls davon abweichende) jüngere Bezifferung mit Tinte rechts oben („213" = fol. 214). Von dem Text der Schrift De foetuum formatione, deren größter Teil sich auf fol. 214ʳ–227ᵛ findet, ist ein Abschnitt (S. 84,12 τοῦ – 86,28 τἄλλα; das diesem Stück vorangehende τῇ erscheint doppelt) durch Versetzung eines einzelnen Blattes (fol. 207) in eine fremde Umgebung geraten; der Passus steht jetzt innerhalb der Galenschrift Synopsis librorum suorum de pulsibus.

In ihrem jetzigen Zustand zeigt die Handschrift in der Umgebung von De foetuum formatione durch mehrfache Blattversetzungen die folgende Anordnung von Texteinheiten: fol. 203ᵛ: Gal., Synopsis libr. suor. de puls.: IX 503,1 (φαι)νόμενον – 504,10 K. τὸν (Textstück a); fol. 204ʳ–205ᵛ (Blattlagenendziffer κζʹ): 516,7 (ἐπιβαλ)λομένης – 522,7 σοι (Textstück c); fol. 206ʳ (Blattlagenziffer κηʹ) – 206ᵛ: 522,7 μεμνημένῳ – 525,11 σκληρότητι (Textstück d); fol. 207ʳ (Blattlagenziffer λʹ) – 207ᵛ: Gal., De foet. form. (Textstück B); fol. 208ʳ–211ᵛ: Synopsis: 504,10 μὴν – 516,7 ἐπιβαλ(λομένης) (Textstück b); fol. 212ʳ–213ᵛ: 525,11 καὶ – 531,4 φαίνεται (Textstück e, mit dem die Schrift abbricht); fol. 214ʳ–221ᵛ (Blattlagenendziffer κϑʹ): De foet. form. (Textstück A); fol. 222ʳ–227ᵛ (fol. 228ᵛ trägt die Blattlagenendziffer λʹ): De foet. form. (Textstück C). Die Verhältnisse der Blattlagen stellen sich wie folgt dar: fol. 202–205 sind jetzt ein Binio (die beiden inneren Doppelblätter des ursprünglichen Quaternio sind als fol. 208–211 versetzt); fol. 206–213 (die Einzelblätter fol. 207 und 212 wurden sekundär zu einem Doppelblatt verbunden, in das der nicht hierher gehörende Binio 208–211 eingeschaltet worden ist) und fol. 214–221 ergeben je einen Quaternio; fol. 222–228 bilden jetzt einen Kom-

[1] Siehe Bandini, Bd. II, Sp. 524–526. Ausführlich beschrieben wurde die Handschrift von Pithis, S. 37–41; s. ferner Mewaldt, in: CMG V 9,1, S. Xf.; Duffy, in: CMG XI 1,2, S. 14; dens., in: CMG XI 1,4, S. 22.

plex von einem Ternio und einem Einzelblatt (das erste Blatt des ehemaligen Quaternio ist als fol. 207 nach vorn versetzt[1]). Die ursprüngliche Anordnung war also folgende: fol. 202–203 (mit Textstück a auf fol. 203ᵛ), fol. 208–211 (Textstück b), fol. 204–205 (Textstück c) = 1 Quaternio (κζʹ); fol. 206 (Textstück d), fol. 212–213 (Textstück e) = 1 Doppelblatt (fol. 206/213) mit eingelegtem einzelnem Blatt (fol. 212) (κηʹ); fol. 214–221 (Textstück A) = 1 Quaternio (κϑʹ); fol. 207 (Textstück B), fol. 222–228 (mit Textstück C auf fol. 222–227) = 1 Quaternio (λʹ)[2].

Die Seiten des Kodex im Bereich unseres Textes sind mit dunkelbrauner Tinte beschriftet; die Zeilenzahl je Seite schwankt zwischen 26 bis 29. Die Handschrift hat stark unter Feuchtigkeitseinwirkung gelitten, deren Folgen besonders an den Innenrändern der Seiten festzustellen sind (fol. 207; 214; 221; 223; 225–227). Durch die Wasserschäden wurde die Schrift in Mitleidenschaft gezogen: die Tinte ist teilweise sehr verblaßt oder gar nicht mehr vorhanden[3]. Textstücke, die von diesen Zerstörungen betroffen sind, werden im kritischen Apparat mit dem Sigel F⁺ gekennzeichnet. F⁺

Der Gebrauch der Kürzel, die der Schreiber des Textes verwendet, entspricht den üblichen Gepflogenheiten. Das Iota subscriptum wird nicht gesetzt. Bei den Verben γίγνεσθαι (παρα-, προσγίγνεσθαι) und γιγνώσκειν wechseln die Schreibungen -γν- und -ν-, wobei die Verwendung der Formen mit -ν- überwiegt. Der Gebrauch von οὕτω(ς) folgt mit einer Ausnahme (S. 76,11 οὕτως vor Konsonant) der Norm, ebenso die Verwendung von ἄχρι und μέχρι(ς).

In F hat der Schriftentitel die Form περὶ τῆς τῶν κυουμένων διαπλάσεως, die dem Wortlaut des Textanfangs in L entspricht, und der Text selbst beginnt mit (ἐ)πεχείρησαν (für das in einer Vorgängerhandschrift als Initiale gedachte 'Ε ist in F kein Raum frei gelassen worden); der Passus Περὶ – διαπλάσεως (S. 54,3) erscheint im Anschluß an γράφειν (γράψαι F, Zeile 4). Vorausgesetzt, die in L vorliegende Fassung von Überschrift[4] und Textbeginn entspricht dem Wortlaut des Archetypos, so bedeutet der Befund in F, daß in einer Vorgängerhandschrift der Schriftentitel fehlte[5], im weiteren Verlauf der Überlieferung innerhalb dieses Zweiges der Anfang des Textes irrtümlich

1 Von diesem Quaternio kann demnach nicht, wie Pithis, S. 40, schreibt, ein Blatt am Ende herausgetrennt sein, da fol. 228ᵛ die Blattlagenendziffer λʹ aufweist und zwischen fol. 228ᵛ und 229ʳ kein Textverlust festzustellen ist.

2 Gerhard Baader, Berlin, danke ich herzlich für seine freundliche Hilfeleistung bei der Bestimmung der Blattlagen, die er mir, bevor ich selbst die Originalhandschrift habe einsehen können, erwiesen hat. Die mir von ihm mitgeteilten Ergebnisse wurden durch meine eigenen Untersuchungen bestätigt. Blattversetzungen finden sich in dieser Handschrift übrigens auch an anderen Stellen; s. Duffy, in: CMG XI 1,2, S. 14.

3 Auf den Filmaufnahmen im Archiv des Corpus Medicorum Graecorum ist an den von den Wasserschäden betroffenen Stellen noch erheblich mehr zu lesen, als es am Original möglich war (im September 1991). Dadurch wird die Zahl der in F nicht mehr zu entziffernden Textbestandteile auf ein Minimum reduziert.

4 Die Subscriptio in L enthält dagegen die Artikel τῆς τῶν. In F fehlt eine Subscriptio.

5 Dafür, daß der Schriftentitel bisweilen zunächst ausgespart wurde, weil er in einem späteren Arbeitsgang in Rubrik eingearbeitet werden sollte (was unterblieben sein kann), ist der Marcianus App. cl. V 4 ein Beweis; s. unten, S. 23.

als Titel aufgefaßt wurde und das die Schrift einleitende Textstück nachträglich (vermutlich als Korrekturzusatz vom Rande her) an falscher Stelle in den Text eingefügt worden ist[1]. Die umgekehrte Möglichkeit, sich die Version in L aus der von F bezeugten Variante entstanden zu denken, ist weniger plausibel.

Verglichen mit dem in L vorliegenden Text, ist in F ein weitaus schlechterer Textzustand festzustellen. Bei allen Arten von Fehlern ist die Anzahl in der jüngeren Handschrift erheblich größer als in dem alten Laurentianus. Als Beispiele seien genannt:

1. Auslassungen

S. 56,10 ὠμοῦ om. F (Auslassung durch Haplographie nach ᾠοῦ)
S. 60,17 σύμφυτον om. F
S. 64,18 μόρια om. F
S. 68,2 ἐπὶ τῶν om. F
S. 68,18 νῦν ἡμῖν om. F
S. 76,8 φλέβας om. F
S. 80,7 ἐνεργείαις om. F
S. 82,16 ἁπλῶς om. F
S. 82,20 καὶ νῦν om. F
S. 84,21 τῆς γενέσεως om. F
S. 86,9 τρόπον om. F
S. 88,13 τὰ μόρια om. F
S. 90,1f. διὰ – ἐκπνοή om. F
S. 98,17 σκοποὺς om. F
S. 100,6 πίστεις om. F

2. Zufügungen

S. 58,23 post ὁμοιότατον add. τὸν F
S. 60,6 ante δύο^{II} add. εἰς F
S. 66,25 post ὁμοίως add. καὶ F
S. 78,12 ante ἄλλοις add. τοῖς F
S. 84,13 παχυτέρων] παχυμερῶν ὧν F
S. 88,22 post ὅτι add. γε F
S. 96,16 ante οἷς add. αὐτῷ F
S. 100,11 post οὐδένα add. τῶν φιλοσόφων F (vgl. Zeile 12)
S. 102,13 post ὑποτίθενται add. γὰρ F

3. Textwiederholung

S. 68,9f. 12: Statt des Passus τῆς τῶν φυτῶν γενέσεως (Zeile 9f.) steht in F τούτων, und das vollständige längere Textstück καὶ μέντοι καὶ περὶ τῆς τῶν φυτῶν γενέσεως erscheint – eindeutig deplaziert – im Anschluß an τὰ φυτά (Zeile 12). Der mit L übereinstimmende Wortlaut dieses Passus an der späteren Stelle zeigt, daß τούτων F (Zeile 9f.) nicht die ursprüngliche Lesart ist, und die Einschaltung des Textstückes καὶ – γενέσεως an falscher Stelle in

1 Zu weiteren Textumstellungen in F s. unten, S. 19 u. S. 21 mit Anm. 1.

Zeile 12 nach τὰ φυτά stellt eine durch Homoioteleuton hervorgerufene Wiederholung dar, da das betreffende Stück in Zeile 9 an τὰ φυτά anschließt. Dem Urheber der Wiederholung muß das Versehen bewußt geworden sein, da der Text bereits nach γενέσεως mit καλοῦμεν δὲ (Zeile 12) fortgesetzt wird; doch unterblieb die Tilgung der Textdublette.

4. Veränderungen der Wortfolge

S. 56,12 δ' post ἀληθὲς (lin. 11) trsp. F
S. 64,4 ἡ φλὲψ αὕτη] αὐτὴ ἡ φλὲψ F (ergibt Hiat)
S. 74,19f. ὑπάρχουσα χλιαρὰ] χλιαρὰ ὑπάρχουσα F (ergibt Hiat)
S. 76,25 οὗτος ἥκει] ἥκει οὗτος F (ergibt Hiat)
S. 78,23 ἢ τὸ ἧπαρ post λέγῃ trsp. F
S. 88,19 ὁσημέραι γιγνομένης] γινομένης ὁσημέραι F (ergibt Hiat vor dem folgenden οὔτε)
S. 98,1f. μὲν ἑκάστῳ] ἑκάστω μὲν F

Daß die abweichende Wortfolge in F in etlichen Fällen einen bei Galen nicht zulässigen Hiat ergibt, spricht dagegen, daß es sich um ursprüngliche Lesarten handelt. An diesen Belegen ist zu erkennen, daß in der von F vertretenen Tradition eine Tendenz bestand, Veränderungen gegenüber der ursprünglichen Wortfolge vorzunehmen, so daß grundsätzlich bei den nicht seltenen Abweichungen dieser Art in F gegenüber L Vorsicht geboten erscheint und die Lesart von L in den edierten Text aufgenommen wurde, auch wenn die divergierende Wortfolge in F sachlich und sprachlich keinen Anstoß erregt, wie in den folgenden Fällen:

S. 62,21 μῆκός ... εὖρος] εὖρος ... μῆκος F
S. 66,14 τι δηλοῖ] δηλοῖ τί F
S. 68,16 ἀμφότεροι μὲν] μὲν ἀμφότεροι F
S. 74,8 τοῦ – θερμότερον] θερμότερόν ἐστι τοῦ αἵματος F
S. 76,6 αὐτὴν post πηγήν trsp. F
S. 88,22 εὗρεν ἀκριβῶς] ἀκριβῶς εὗρεν F
S. 98,1 ψυχὴ post μόρια trsp. F
S. 100,14 θεάσωμαι τὰ παιδία] τά παιδια θεάσομαι F

5. Falsche Lesarten

S. 56,13 εἰλημέναι] εἰλημμέναι F[1]
S. 58,5 ὑπογραφὴν] περιοχὴν F
S. 58,20 συμφύσεως] φύσεως F
S. 60,11 ἀλλᾶντι] ἄλλον αὐτῇ F
S. 60,20 ἀγγεῖα] αἴτια F
S. 64,6 διαχιδῆ] διχῆ F
S. 64,24 συνημμένη] συμβημένη F
S. 68,17 αὐτῇ] ἄγειν F
S. 70,26 κατασχίσεων] σχίσεων F

[1] Diese falsa lectio stammt wahrscheinlich, ebenso wie bei L[2] (vgl. Nickel, Studien, S. 227f.) und in der Aldina, aus der Hippokratestradition.

S. 74,8 αἷμα] ἧπαρ F
S. 74,24 ἐπικτᾶται] ἐπισπᾶται F
S. 78,33 εὔχρηστον] ἄχρηστον F
S. 82,5 περὶ] που F
S. 82,14 πρόληψιν] πρόσληψιν F
S. 84,17 ἔμφυσιν] ἔκφυσιν F
S. 86,17 ἔφαμεν] ἐφάνη F
S. 86,26 διαπλάττουσα] διατάττουσα F
S. 90,9 ἔχουσα] κύστις F
S. 92,23 δ'] μάλιστα F
S. 94,7 προκεχειρίσθω] προειρήσθω F
S. 94,15 γυμνωθῆναι] γυμνασθῆναι F
S. 96,17f. φαινομένων πιθανῶς] πιθανῶν F
S. 96,19 μερῶν] ἡμερῶν F
S. 98,13 ,γ] ,ζ F
S. 98,21 δηλονότι διπλασιασθέντες] δηνότι καὶ διπλασιασθέντων F
S. 104,2 οὐσία] αἰτία F
S. 104,3 ὑπάρχουσαν] εἶναι F
S. 106,9 οὐσίαν ψυχῆς] οὐσία F

Außerdem finden sich in F weniger gravierende Versehen folgender Art, z.B. falsche Flexionsendungen: S. 54,12 ποιησάμενοι] ποιησάμενος; S. 60,12 ὀνόματα] ὄνομα; S. 64,23 αὐτὰς] αὐτὰ; S. 66,19 γράφων] γράφειν; S. 72,14 φέρεται] φέρεσθαι; S. 74,23 οἶκος] οἴκου; S. 76,8 ἰδίως] ἰδίας; S. 78,30 τοὺς ἀνθρώπους] τοῦ ἀνθρώπου; S. 84,12 φαίνηται] φαίνοιτο; S. 94,27 τίνων μυῶν] τινος μυός; S. 100,20 γνωρίζοντα] γνωρίζουσα; S. 104,22 ἀφίσταμαι] ἀφίστασθαι; falsche Wortabtrennungen: S. 64,29 ἕξει, παρὰ] ἐξεῖπε; S. 84,17 ἧπαρ ἔσχηκεν] ἣν παρέσχηκεν; S. 88,1 τ' ἄλλα] τἄλλα; S. 88,6. 7 τἄλλα] τ' ἄλλα; Fehler im Lautbestand: Verwechselung von αι/ε (S. 78,1 ῥωμαλεωτάταις] ῥωμαλαιωτάταις), Verwechselung von ο/ω (S. 58,21 στενοτάτας] στενωτάτας; S. 80,14 Στωϊκοὶ] στοϊκοὶ), Verwechselung von υ/φ (S. 64,11 ἀπευθυσμένον] ἀπεφθυσμένον), Itazismen (S. 54,15 μήτι] μή τοι; S. 56,8 πυγὴν] πηγὴν; S. 64,22 ῥάχει] ῥάχη; S. 72,12. 23; 74,1; 84,20 ἡπατῖτ(ιν)] ἡπατήτ(ιν); S. 86,2 ἑαυτῆς] ἑαυτοῖς), Einfachschreibung von Doppelkonsonanten (S. 80,32 βεβλαμμένων] βεβλαμένων), Doppelschreibung einfacher Konsonanten (S. 56,10 περιέλοι] περιέλλει; S. 74,6 ἀρυομένην] ἀρρυομένην), Schreibung von γκ statt γγ (S. 88,10 μηνίγγων] μηνίγκων).

An mehreren Stellen hat der Schreiber den Text selbst korrigiert – spätere Hände sind auf den Seiten mit der Schrift De foetuum formatione nicht tätig gewesen –, wobei er die innerhalb des Textes vorgenommenen Veränderungen gelegentlich am Rand wiederholt hat, z.B.: S. 62,3 οὐσίαν in textu om., in marg. add.; S. 64,17 ἑαυταῖς ex αὐταῖς corr.; S. 70,8 αὐτῶν in textu om., in marg. add.; S. 76,22 βρέγμα] ρ e λ corr.; S. 78,25 γὰρ postea inser.; S. 84,3 ὡς supra lin. inser.; S. 84,8 ἢ] in textu ἡ, in marg. ἢ; S. 86,11 τὴν postea inser.; S. 94, 21 ἰατρῶν in textu om., in marg. add. Einige Male sind bei Wörtern, die in einer der vorangehenden Handschriften nicht zu entziffern waren, freie Räume gelassen worden, z.B.: S. 62,17 προάγειν] προ' et spat. 3 fere litt.; S. 74,4 ἀνηγμένων, ἦν] ἀνη et spat. 4 fere litt. Hin und wieder wurde der niedergeschriebene Text durch Rasur korrigiert: S. 74,12 πεπληρωμένης] inter ω et μ 4 fere litt. eras.; S. 82,3 post ἔτι 3 fere litt. eras.; S. 106,11 ἀΐδιος] inter ΐ et δ 1 litt. erasa.

c) Die gemeinsame Vorlage der Handschriften L und F

Die beiden Kodizes L und F, die, wie ihre jeweiligen Sonderfehler zeigen (s. oben, S. 13f.; 18–20), verschiedene Zweige der Textüberlieferung repräsentieren, teilen eine nicht geringe Zahl gleicher oder vergleichbarer Korruptelen, die sie als Deszendenten einer gemeinsamen handschriftlichen Vorlage (= α) ausweisen, aus der diese Bindefehler übernommen worden sind. Da α außer L und F kein weiterer unabhängiger Textzeuge erhalten ist, sind sachliche und sprachliche Unstimmigkeiten die einzigen Kriterien, den überlieferten Text an den betreffenden Stellen als nicht korrekt zu erweisen.

Im einzelnen lassen sich aus der Übereinstimmung von L und F für α folgende Arten von Fehlern erschließen, von denen im Folgenden jeweils Beispiele zusammengestellt sind:

1. Auslassungen

S. 60,4	ἕτεραι γίγνονται non hab. α
S. 60,5	ἑνουμένων ἄλλαι non hab. α
S. 70,28	τὰ non hab. α: postea inser. L: om. F
S. 84,2	ἐστι non hab. α (Auslassung durch Haplographie zwischen συνεχές und τῇ)
S. 84,15	δ' ἡ non hab. α: supra lin. add. L^3
S. 90,8	καὶ ὁ σπλὴν non hab. α
S. 92,12	οὐδὲ κατὰ τύχην non hab. α
S. 94,1	ἀποφήνασθαι non hab. α
S. 98,20	ι' non hab. α

Um kleinere Textverluste, von denen bereits α betroffen war, dürfte es sich auch in den beiden Fällen handeln, in denen in L innerhalb des Textes Passagen fehlen, die von L^3 am Rand nachgetragen worden sind, während die betreffenden Stücke in F im Text offensichtlich an einer falschen Stelle erscheinen:

S. 54,8	ὑπονοίαις – τῶν om. L, in marg. add. L^3: post ἀνατομῆς trsp. F
S. 80,2	διὰ δὲ τοὺς om. L, in marg. add. L^3: post ἐνεργείας (p. 78,32) trsp. F

Der Befund in F ist nur so zu erklären, daß diese Passagen in einer Vorgängerhandschrift als Ergänzungen am Rand notiert waren – ähnlich wie in L von L^3 – und daß sie später beim Kopieren im Text an dem falschen Platz eingefügt worden sind, an dem sie in F stehen[1].

1 Die beiden Stellen beweisen, daß F nicht diejenige Handschrift gewesen sein kann, die L^3 als Quelle für die Ergänzung der in L fehlenden Textstücke gedient hat (s. oben, S. 15). Denn L^3 hat in den beiden Fällen die am Rand nachgetragenen Passagen durch Ein-

2. Zufügungen

S. 62,23	γεννᾶσθαι hab. α
S. 68,11	τὸ^{I} hab. α
S. 72,11	τὴν hab. α
S. 78,9	ἐν radendo delet. in L: hab. F
S. 100,2	ῥᾷον ἡγούμην] εἶναι ῥᾶον ἡγούμην L: ῥᾶον ἡγούμην εἶναι F

3. Falsche Lesarten

S. 62,6	μήτρας] μρσ̃` L: μητρὸς F
S. 64,17	τιν'] τὴν α
S. 72,2	ταύτην] τοῦτ' αὐτήν α
S. 72,7	ἐπί{πλοον] ὑπόλοιπον α
S. 74,2	διαπλάττεται] πλάττεται α (durch Haplographie nach καρδία)
S. 76,13	χρῄζει] χρήζειν α
S. 86,28	προάξει e προσάξει radendo correct. in L: προσάξει F
S. 88,1	ἀπεργαζομένη] ἀπεργάζεσθαι α
S. 90,10	ὑποτεταγμένη] τεταγμένη L: γε τεταγμένη F (γε durch Dittographie)
S. 98,22	ὁτιοῦν] ὁπωσοῦν α

An geringfügigeren Versehen kann aus der Übereinstimmung von L und F für α beispielsweise folgendes erschlossen werden: falsche Flexionsendungen: S. 58,24 ἀλλήλοις] ἀλλήλαις; S. 68,7 αὐταῖς] αὐτοῖς; S. 82,6 ἀχρήστων] ἀχρήστως; S. 88,13 αὐταῖς] αὐτὰ; S. 94,12 καμπτομένοις] καμπτομένων; S. 94,24 τῇ ῥυθμιζομένῃ φωνῇ] τῆς ῥυθμιζομένης φωνῆς; S. 100,10 εὕρισκον] εὑρίσκων; S. 102,6f. ἀθρόον ... πολύ ... ἔλαττόν] ἀθρόου ... πολλοῦ ... ἐλαττονός; S. 102,14 δευτέραν] δευτέρα; Fehler im Lautbestand: Itazismus (S. 68, 12 διοικῆται] διοικεῖται); Einfachschreibung von Doppelkonsonanten (S. 60, 14 ἀλλαντοειδῆ] ἀλαντ-; S. 76,4 ἅμμα] ἅμα; S. 86,20 γεννηθήσεται] γενηθήσεται).

Es ist anzunehmen, daß von den nicht eindeutigen Wortabkürzungen, die sich in L finden, etliche schon von dem Schreiber von α gebraucht worden waren. Dies ergibt sich aus Stellen, an denen F statt der Abkürzungen in L entweder falsche oder zweifelhafte Formen bietet, z.B.:

S. 54,4	γράφειν] $γρ^{α'}$ L: γράψαι F
S. 58,17	οὐδαμόθι] οὐδαμόθ (ambig.) L: οὐδαμόθεν F
S. 68,2	ἐγχειρουμένην] ἐγχειρουμν' (ambig.) L: ἐγχειρούμενα F
S. 70,10	καρποὺς] καρπ` (ambig.) L: καρποὶ F
S. 72,21	κατασχιζομένας] κατασχιζομν' (ambig.) L: κατασχιζόμενα F
S. 98,4	ὑπάρχει] ὑπάρχ (ambig.) L: ὑπάρχων F
S. 102,3	ἀνακλωμένης] ἀνακλωμν' (ambig.) L: ἀνακλωμένους F

fügungszeichen im Text jeweils der richtigen Stelle zugewiesen, was bei Benutzung des Textes von F nicht möglich gewesen wäre. – Um eine im Text von F falsch plazierte Randnotiz einer Vorgängerhandschrift handelt es sich anscheinend auch S. 96,3 τ'] τῶν α: post μυῶν add. τριακοσίων F.

An zwei Stellen steht die Lesart von F, obwohl auch sie nicht ganz korrekt ist, derjenigen des Archetypos näher als die von L:

S. 60,10 στόμα χωριζομένων] στόμαχωριζόμενον F: στόμαχ̄ω ῥιζομν' (ambig.) L

S. 98,26 ἤλπιζον μὲν] ἤλπιζονμεν F: ἠλπίζομεν L

In einem Fall ergibt sich aus der Kombination zweier verschiedener Schreibversehen in L und in F die für α anzusetzende richtige Lesart: S. 74,15 λεπάδες] λοπάδες L: λεπίδες F.

d) Die L-Deszendenten

Die beiden Handschriften Marcianus App. cl. V 4 und Parisinus Gr. 2164, die, soweit es den Text der Schrift De foetuum formatione betrifft, nahe miteinander verwandt sind, gehen mit diesem Text, wie zahlreiche Übereinstimmungen beweisen, auf den Kodex L im korrigierten Zustand als Quelle zurück.

1. Der Marcianus App. cl. V 4

M

Der Marcianus App. cl. V 4 (= M), ehemals im Besitz des Klosters Ss. Giovanni e Paolo zu Venedig[1], ist eine Pergamenthandschrift aus dem Anfang des 16. Jahrhunderts, die auf 310 Folia ausschließlich Texte aus dem Corpus der Galenischen Schriften enthält[2]. Der Bestand, über den das Inhaltsverzeichnis auf fol. 1^{r} unter der Überschrift „Galeni opera 200 annorum" Auskunft gibt, entspricht nur zu einem Teil demjenigen in L, wobei die Reihenfolge der in beiden Kodizes vorhandenen Schriften meistens differiert.

Die Folia im Format von 38,5 cm x 27 cm sind bei voller Ausnutzung des Raumes regelmäßig mit je 39 Zeilen pro Seite beschriftet. Die Schrift in schwarzbrauner Tinte ist äußerst sauber und wirkt wie gestochen. Als Schreiber war der Kalligraph Kaisar Strategos tätig. Der Schriftspiegel weist breite Ränder auf. Der Schriftentitel, für den der Kopist den entsprechenden Raum frei gelassen hat (fol. 213^{r}), wurde nicht nachgetragen. Am Beginn des Textes ist für die (nicht ausgeführte) Initiale Π(ερὶ) ein großes, scharf umgrenztes Rechteck ausgespart worden; am Innenrand steht π als Anhaltspunkt für den Rubrikator. Der letzte Abschnitt des Textes auf fol. 219^{v} ist kunstvoll in Kelchform gestaltet. Die Subscriptio, in blasser roter Tinte geschrieben, entspricht bei geringfügiger Abweichung derjenigen in L: τέλος γαληνοῦ περὶ τῆς τῶν κυουμένων διαπλάσεως.

Abkürzungen und Kürzel finden sich auffallend selten. Das Iota subscriptum wird nicht verwendet.

1 Die Innenseite des vorderen Einbanddeckels trägt ein Etikett mit der jetzigen Signatur und der Angabe: „Provenienza: / Ss. Giovanni / e Paolo 41 / Collocazione / 544"; zur Herkunft der Kodizes V 4–9 des Appendix s. auch Formentin, S. 18; 20.

2 Siehe Mioni, S. 254f.

Von wenigen Ausnahmen abgesehen (s. unten, S. 28), wiederholen sich in M diejenigen Korruptelen, die L im Vergleich mit F aufweist:

1. Auslassungen, z.B.

S. 54,3 ἰατροί τε] τι LM
S. 70,1 ἄλλου om. LM
S. 72,8 κατὰ om. LM
S. 90,3 ἀμφοτέροις om. LM
S. 96,1 λόγων om. LM
S. 98,26 οὖν om. LM
S. 102,6 μὲν om. LM

2. Zufügungen

S. 60,19 ante πάντα add. τὰ LM
S. 82,1 post κατειλημμένων add. ἢ μελαγχολώντων L M (-ούντων)
S. 88,19 ante κατὰ add. ἡ LM
S. 88,28 post διὰ add. τὴν LM
S. 94,11 ante ποτὲ add. πῶς LM
S. 98,5 ante ἐλευθέρᾳ postea inser. τὸν L, in textu hab. M

3. Falsche Lesarten (einschließlich Endungsfehler), z.B.

S. 76,2 ὑπάρχειν F: ὑπάρχον LM
S. 78,14 φύοιτο F: φύεται LM
S. 80,7 γένηται F: γεγένηται LM
S. 80,15 κτηθέντι F: κριθέντι LM
S. 82,3 ἤδη F: ἔτι LM
S. 92,9 κατασκευάσαι F: κατεσκεύασεν LM
S. 98,7 τ'] τριακοσίων F: τῶν LM
S. 98,12 μυῶν F: μορίων LM
S. 104,10 λελεγμένων F: λεγομένων LM

In solchen Fällen, in denen L und F unterschiedliche Fehler haben, reproduziert M die falsa lectio von L, z.B.:

S. 60,5 γενομένων] γενναμένων LM: γεννωμένων F
S. 74,4 ἀνηγμένων, ἣν] ἀνηγμένην LM: ἀνη et spat. 4 fere litt. F
S. 74,15 λεπάδες] λοπάδες LM: λεπίδες F
S. 86,1 δυναμένης] δυναμένοις LM: δυναμένη F
S. 88,20 ἀναπληρῶταί] ἀναπληροῦται LM: ἀναπληρῶσαί F
S. 100,1 καὶ[II]] & LM: om. F

In L festzustellende Veränderungen am ursprünglich niedergeschriebenen Text spiegeln sich in M in unterschiedlicher Weise wider:

S. 88,12 προάγειν in προσάγειν mut. L: προσάγειν M
S. 100,12 φιλοσόφων in φίλων mutat. in L: φιλοσόφων M

Eine ähnlich verschiedene Verfahrensweise zeigt sich in M an Stellen, an denen L alternative Lesungen bietet, z.B.:

ἀπο
S. 82,21 διατεμνομένων] διατεμνομένων L: ἀποτεμνομένων M

ἔτι
S. 98,1 ἔτι διαμένειν] ἐπιδιαμένειν L: ἐπὶ ἔτι διαμένειν M

Wörter, die in L ohne Endung geschrieben sind, wobei deren Ergänzung nicht eindeutig ist, bietet M in seltenen Fällen in der gleichen Verkürzung, z.B.:

S. 66,17 ἀλλήλων] ἀλλήλ (ambig.) L, ἀλληλ (ambig.) M

τ$^{τ\prime}$ τ$^{\prime}$
S. 92,24 ὑγρότητα τοιαύτην] ὑγρο τοιαυ LM

Gelegentlich finden sich in M statt der Abkürzung in L auch alternative Auflösungen; dabei steht die zweite Auflösungsmöglichkeit über der Zeile:

S. 70,24 κλάδων] κλάδ (ambig.) L: κλάδων/ου M
S. 82,28 τούτου] τούτ (ambig.) L: τούτων/ου M

Nicht selten waren aber die in L verwendeten Abkürzungen, die mehrere Auflösungsmöglichkeiten zulassen, eine Quelle von Fehlern, die M an diesen Stellen aufweist, z.B.:

S. 56,10 περιέλοι] περιέλ (ambig.) L: περιέλει M
S. 70,10 καρποὺς] καρπ᾽ (ambig.) L: καρποὶ M
S. 78,15 πρώτῳ] πρώτ (ambig.) L: πρώτως M
S. 80,2 ἀποδείξεις] ἀποδ᾽ (ambig.) L: ἀποδόσεις M
S. 82,19 τῶν Ἱπποκράτους καὶ Πλάτωνος] τῶν ἱπποκράτ καὶ πλάτν (ambig.) L: τὸν ἱπποκράτην καὶ πλάτωνα M
S. 88,30 βρόχων] βρόχ (ambig.) L: βρόχου M
S. 96,21 κυρίττων] κυρίτ (ambig.) L: κυρίτης M
S. 102,26 ἐλλιπῶς] ἐλλιπ῀ (ambig.) L: ἐλλιπῆ M (ergibt Hiat vor dem folgenden ὄντα)

Die Korrekturen oder Veränderungen, die von späteren Händen (L^2, L^3, L^4; s. oben, S. 14f. mit den Verweisen auf den kritischen Apparat) am Text von L vorgenommen worden sind, finden sich mit sehr wenigen Ausnahmen in M wieder. Sie sind hier in den fortlaufenden Text integriert, einmal in Form einer Doppellesart: S. 96,7 ὃ] ὃ L, ὃν supra lin. L^2: ὃν ὃ M. S. 56,13 hat M die ursprüngliche, richtige Lesart von L (εἰλημέναι) ohne Berücksichtigung der auf L^2 zurückgehenden „Korrektur“ (εἰλημμέναι) bewahrt. Ebenso hatte S. 56, 11 die von L^3 am Rand notierte Lesart (γρ τὸ ἀληθὲς εἰπεῖν) keine Auswirkung auf den Text von M.

Gelegentliche Übereinstimmungen von M mit F gegen L (oder gegenüber nicht eindeutigen Abkürzungen in L) fallen angesichts der Fülle der Indizien, die die Abhängigkeit der Handschrift M von L beweisen, nicht ins Gewicht. Diese Gemeinsamkeiten müssen auf Zufall beruhen und sind, soweit es sich um falsche Lesarten handelt, nicht als Bindefehler zu werten. Genannt seien die folgenden Stellen: S. 68,20 ἡμᾶς L: ὑμᾶς M F (itazistische Verschreibung); S. 70,11 τελεωθέντος L: τελειωθέντος M F; S. 80,32 βεβλαμμένων L: βεβλαμένων M F; S. 84,17 ἔμφυσιν L: ἔκφυσιν M F (durch Influenz des vorangehenden ἐκπεφυκυῖα); S. 84,23 τῆς L: τῆς e τοῖς corr. M: τοῖς F (itazistische Verschreibung); S. 86,25 τι] τί L: τὲ M: τί e τὲ corr. F (Verschreibung unter dem Einfluß des folgenden καὶ); S. 94,18 ἧς L: οἷς M F (itazistische Verschreibung); S. 104,16 ὁρῶν L: ὁρῶ M F. In einigen Fällen stimmen M und F in falschen Endungen überein, wo in L abgekürzte Wortformen zu lesen sind. Hier dürften bereits in α nicht eindeutige Abkürzungen vorgelegen haben, die auf dem Wege zu F oder durch den Schreiber von F (ebenso wie in M) falsch aufgelöst worden sind: S. 70,10 καρποὺς] καρπ' (ambig.) L: καρποὶ M F; S. 70,13 ἑαυτῆς] ἑαυτ˜ (ambig.) L: ἑαυτοῦ M F (fälschlich auf τοῦ κυήματος, Zeile 12, bezogen); S. 70,21 πρῶτον] πρῶτ (ambig.) L: πρώτῳ M F (durch Influenz des vorangehenden τῷ); S. 102,3 ἀνακλωμένης] ἀνακλωμν' (ambig.) L: ἀνακλωμένους M F (bezogen auf das vorangehende falsche τοὺς [statt τὴν^{III}]). Um eine nur scheinbare Übereinstimmung zwischen M und F handelt es sich S. 76,11 τῇ τῆς κυούσης μήτρᾳ] τῇ τῆς κυούσης μήτρας M (μήτρας ist eine Verschreibung unter dem Einfluß des vorangehenden Genitivs): τῆς κυούσης μήτρας F (nach dem Ausfall von τῇ ist μήτρᾳ an den vorangehenden Genitiv angeglichen worden). An wenigen Stellen gehen M und F in der richtigen Lesart zusammen: S. 70,17 οὖν M F: αὖ L; S. 78,16 γινομένη M F: γενομένη L.

Auffallend groß ist die Zahl der Fehler, die im Text von M im Vergleich mit demjenigen seines Vorgängers L festzustellen sind. Für die verschiedenen Arten von Korruptelen seien folgende Belege angeführt:

1. Auslassungen, z.B.

S. 60,3 αἱ σμικραὶ om. M
S. 64,13 οὐσία om. M
S. 70,11 ἅμα om. M
S. 88,21 τὸ^{II}] vestigia tantum in L^3: om. M
S. 92,25 ἐξαρκεῖν om. M
S. 94,7 δήπου om. M
S. 94,12f. ἢ παραγομένοις om. M
S. 94,25f. ἄρτον – φθέγγεσθαι om. M
S. 100,9 δεῦρο om. M

2. Zufügungen, z.B.

S. 58,12 βοῶν ἵππων τε] ὑῶν· βοῶν τε καὶ ἵππων M[1]
S. 70,1; 72,24 ante γὰρ add. μὲν M
S. 88,30 post νωτιαῖος add. μυελός M
S. 92,1 post κυούμενον (κυ||ούμενον L) add. οὖμενουν M

3. Veränderungen der Wortfolge

S. 62,8 δεῖται χρόνου] χρόνου δεῖται M
S. 76,17f. χρόνου τάξιν] τάξιν χρόνου M

[1] Die Zufügung von ὑῶν ist sachlich falsch. Der Zusatz könnte auf mechanische Weise durch Dittographie von βοῶν (auf Grund des Schriftbildes ὑο͡ in L) entstanden sein. Anschließend muß eine Umgruppierung der Konjunktionen stattgefunden haben.

4. Falsche Lesarten, z.B.

S. 54,20 ἐκπεσοῦσαν] ἐμπεσοῦσαν M

S. 64,3 τῆς ἀνατομῆς] τῶν ἀνατομικῶν M
S. 64,13 περιφυομένη] παραφυομένη M
S. 64,16 ἔσω] ἔξω M
S. 66,12 ἴσχει] εἴη M
S. 72,23 κάτω φερόμενον] καταφερόμενον M
S. 76,26 κύησιν] κίνησιν M
S. 78,24 τῶν γεννητῶν] τὰ γένη τῶν M
S. 80,6 πᾶν] εἰπεῖν M
S. 84,17 ἧπαρ ἔσχηκεν] ἧπαρ παρέσχηκεν M
S. 86,28 περιφύσει] παραφύειν M
S. 94,9 γυμνάσασϑαι] γυμνώσασϑαι M
S. 94,12 τε] τὸ καὶ M
S. 96,10 μεγίστους] τοὺς M (Ausfall von μεγίσ- durch Homoioteleuton nach εἰς)
S. 98,20 ,β] ,u L: τεσσαράκοντα (= μ') M
S. 100,5 γραμμικὰς] γραμματικὰς M
S. 102,5 συντρήσεις] συντρίψεις M
S. 102,25 προϑέντων] προϑέντ (ambig.) L: πρόσϑεν M
S. 104,5 ὕλῃ] ὅλη M
S. 104,20 αὖ] οὖν M

Zu erwähnen ist ferner eine Verlesung mit Angabe einer alternativen Variante: S. 92,24 ὁποία] ὅσην/ας (ας supra lin.) οὖν, bei einem Wort, dessen Schriftbild in L zu Mißverständnissen Anlaß geben konnte.

Außerdem weist der Text von M an einer ganzen Reihe von Stellen auch geringfügigere Versehen auf, wie z.B. falsche Flexionsendungen: S. 56,12 ἐφαίνοντο] ἐφαίνετο; S. 62,29 πόρῳ] πόρον; S. 66,2 μακρὸς] μακρὸν; S. 66,4 ἀπέχον] ἀπέχει; S. 78,1 χρῆται] χρῆσϑαι; S. 88,30 τομῆς] τομὰς; S. 94,12 ἑκάστην] ἑκάστου; S. 96,25 δύνηται] δύναται; eine Verwechselung von Steigerungsstufen: S. 74,6 ϑερμότερον] ϑερμότατον; Wortwiederholungen: S. 58, 17 ἄλλοϑι bis scr.; S. 106,10 γὰρ bis scr.; Fehler im Lautbestand: Verwechselung von ο/ω (S. 58,7 χορίου] χωρίου; S. 80,32 ὁπωσοῦν] ὁποσοῦν), Itazismen (S. 68,15 Χρύσιππον] χρίσιππον; S. 78,23 ἀρχὴν] ἀρχεῖν; S. 80,6 παραλυϑὲν] παραληϑέν; S. 80,26 προεληλύϑει] προεληλύϑη; S. 100,15 σμῆγμα] σμύγμα; S. 104,4 κυηϑησομένου] κυηϑισομένου), Einfachschreibung von Doppelkonsonanten (S. 78,2 ἀρρώστοις] ἀρώστοις; S. 86,13 γεννᾶσϑαι] γενᾶσϑαι), Doppelschreibung einfacher Konsonanten (S. 96,24 πέτεσϑαι] πέττεσϑαι), Schreibung von γκ statt γγ (S. 88,28 λάρυγγα] λάρυγκα), Schreibung von γχ statt γκ (S. 64,29 ἀναγκαῖόν] ἀναγχαῖον).

Am Text hat der Schreiber selbst einige Berichtigungen eigener Versehen vorgenommen; die wichtigste betrifft eine Auslassung: S. 64,13 ὥσπερ – φλεβῶν in textu om., in marg. add. (Ausfall durch Homoioteleuton nach φλεβῶν; das in diesem Passus enthaltene Wort οὐσία wurde in der Randnotiz seinerseits ausgelassen). Im übrigen handelt es sich um Korrekturen einzelner

Wörter oder Buchstaben (z.B. S. 66,4 τοῦ τῆς e τῆς corr.; S. 66,30 ἡπατίτιδος ex ἡπατιδος corr.). Eingriffe anderer Hände sind auf den Seiten mit dem Text von De foetuum formatione nicht festzustellen.

Nur an verhältnismäßig wenigen Stellen finden sich im Text von M Veränderungen, mit denen die von L übernommene Fassung verbessert werden sollte, beispielsweise:

S. 54,14	ante τῆς add. τὴν M
S. 56,9	ἐθηεῖτο M: ἐθειῆτο L
S. 64,18	περιλαμβάνουσαί] περιλαμβάνουσί L: παραλαμβάνουσαί M
S. 70,17	οὖν M: αὖ L
S. 88,15	τὰς – ἐνεργείας] τὰς οἰκείαις τῆς ἑαυτῶν οὐσίαις ἐνέργειαν L: ταῖς οἰκείαις τῆς ἑαυτῶν οὐσίας ἐνεργείαις M
S. 94,11	ἐκτεινομένοις] ἐκτεινομένων M (in Anpassung an die falsche Form καμπτομένων L, Zeile 12)
S. 100,10	εὕρισκον M: εὑρίσκων L

Sonstige Korrekturen erstrecken sich auf Schreibversehen in L (unter anderem auf Wortwiederholungen, die Verwechselung von αι/ε und ο/ω, Itazismen, Einfachschreibung von Doppelkonsonanten).

Das vorgelegte Material kann keinen Zweifel daran aufkommen lassen, daß sich der in M überlieferte Text der Abhandlung De foetuum formatione aus dem Kodex L in seinem korrigierten Zustand herleitet. Zu dem entsprechenden Ergebnis führte auch die Untersuchung der Überlieferungsverhältnisse bei der Galenschrift De instrumento odoratus[1]. Zu erwägen bleibt, ob L als unmittelbare Quelle für M angenommen werden darf. Dies ist nach dem Be-

[1] Siehe Kollesch, in: CMG Suppl. V, S. 15–18; vgl. auch ebd., S. 18, die Zusammenstellung von Endungsfehlern in M, die aus einer falschen Auflösung von Kompendien in L entstanden sind. – Daß der Marc. App. cl. V 4, eventuell über eine Zwischenstufe, auf L zurückgeht, hatte schon Helmreich, in: Gal., Scr. min. III, S. V, im Hinblick auf die Schrift Thrasybulus vermutet (allerdings auf der Grundlage nur unzureichender Kollationen). Schaefer, S. IX–XI, stellte die Abhängigkeitsverhältnisse bei dem Traktat De parvae pilae exercitio insofern nicht adäquat dar, als er nicht erkannte, daß der Marcianus (bei Schaefer = V) auf L einschließlich der darin enthaltenen späteren Korrekturen zurückgeht, und er ihn in die Nähe der verlorenen Handschrift rückte, die der Korrektor von L (bei Schaefer = L^2) benutzt hat. Vergleichbar sind die von Wenkebach, in: CMG V 10,3, S. XI–XX u. S. XXV–XXXVI, zu den Schriften Adversus Lycum und Adversus Iulianum vorgelegten Ergebnisse, nach denen M über eine nicht erhaltene Zwischenstufe (= x), die der Korrektor von L (bei Wenkebach = L^1) als Quelle seiner Beiträge herangezogen habe, mit L auf eine gemeinsame, verlorene Vorlage (= O) zurückgehe. Doch ist diese Konstruktion nicht notwendig, da sich, nach den von Wenkebach angeführten Beispielen zu urteilen, die Lesarten von M in der Regel ohne Schwierigkeit aus L unter Einbeziehung der späteren Korrekturen erklären lassen (vgl. auch Kollesch, in: CMG Suppl. V, S. 17 Anm. 1). Bei der pseudogalenischen Schrift An animal sit quod est in utero kam Wagner, S. III–V, zu dem Resultat, der Text des Marcianus (bei Wagner = V) stamme entweder aus einer Zwillingshandschrift von L oder sei, was in Anbetracht der von ihm angeführten Belege näherliegt, über ein verlorenes Zwischenglied aus L in dessen korrigiertem Zustand herzuleiten. Zur Kritik an der von Westenberger, in: CMG V 9,1, S. XLI, vorgetragenen These (zu dem unechten Text De diaeta Hippocratis in morbis acutis), M gehe nicht auf L zurück, s. Kollesch, in: CMG Suppl. V, S. 16 Anm. 2.

fund, der sich für unseren Text ergeben hat, eher unwahrscheinlich. Vielmehr sprechen Anzeichen dafür, daß der Schreiber von M den Text nach einer nicht erhaltenen Abschrift von L kopiert hat, in die die Korrekturen der späteren Hände eingearbeitet worden waren. Denn bei einigen Wörtern, die in L in den betreffenden Details korrekt geschrieben sind, zeigt M Korrekturen bzw. Kennzeichnungen von Verschreibungen, die als solche unangetastet gelassen wurden:

S. 74,11 ἀμφοτέρας L: ἀμφοτέρ(α)ως M
S. 82,26 τομῆς L: φώνῆς M
S. 86,28 προάξει L: προαύξει M
S. 96,15 κατεσκευᾶσθαι L: κατεσκεύασ(θ)ται M

vgl. auch S. 64,3 τῆς ἀνατομῆς] τῆς ἀνατμ˜ (ambig.) L: τῶ(ς)ν ἀνατομικῶ(ς)ν M

Die Fehler dürften in der unmittelbaren Vorlage von M gestanden haben. Auf die Existenz eines solchen Zwischengliedes, das verlorengegangen ist, deutet ferner die Zufügung S. 58,12 (s. oben, S. 26 Anm. 1). Mit einer Kopie von L als Vermittler des Textes an M rechnen auch Wagner und Kollesch für die von ihnen bearbeiteten Schriften (s. oben, S. 28 Anm. 1).

2. Der Parisinus Gr. 2164

Der Kodex Parisinus Gr. 2164 (= P), eine Papierhandschrift aus dem 16. P
Jahrhundert, die ehemals zu der Sammlung Colbert (Nr. 2619) gehörte, enthält auf 314 Folia ausschließlich Schriften des Corpus Galenicum[1]. Der Inhalt des ersten Teils der Handschrift entspricht dem im vorderen Abschnitt von M tradierten Bestand, wobei P auch in diesem Bereich nicht alle Texte aufweist, die in M vorhanden sind. Bei den in beiden Kodizes enthaltenen Schriften ist die Reihenfolge in P die gleiche wie in M. Die Folia weisen bei voller Beschriftung nahezu regelmäßig 30 Zeilen je Seite auf. Der Buchtitel περὶ κυουμένων διαπλάσεως ist von einer späteren Hand nachgetragen worden. Eine Subscriptio fehlt. Für die (nicht ausgeführte) Initiale Π(ερὶ) wurde ein rechteckiges Feld frei gelassen. Der obere Rand von fol. 3^r trägt den Widmungsvermerk: Thomę Filio, Io. pater donauit.[2] Kürzel verwendet der Schreiber verhältnismäßig sparsam. Gelegentlich setzt er das Iota subscriptum.

Insgesamt ist der in P enthaltene Text der Abhandlung De foetuum for-

1 Siehe H. Omont, Inventaire sommaire des manuscrits grecs de la Bibliothèque Nationale, Bd. II, Paris 1888, S. 207f.

2 Eine entsprechende, aber ausführlicher formulierte Widmung findet sich im Parisinus Gr. 2168, fol. 2^r: Thome unico filio Ioannes Clemens donauit. Ioannes Clemens Medicus dedit ... Beide Handschriften wie andere mit ähnlichen Eintragungen waren demnach im Besitz des englischen Arztes und Philologen John Clement (gest. 1572), der an den Arbeiten für die Drucklegung der Galenaldina beteiligt war; s. Wenkebach, Textkritische Beiträge, S. 206–208, bes. S. 207 Anm. 1; vgl. auch dens., John Clement, ein englischer Humanist und Arzt des sechzehnten Jahrhunderts. Ein Lebensbild in Umrissen, Leipzig 1925 (Studien z. Gesch. d. Med. 14), S. 54 Anm. 51 (mit weiteren Widmungsbelegen).

matione ein getreues Abbild des Textes, wie er in M vorliegt. Sieht man von unerheblichen Divergenzen ab, so gelten auch für P alle oben beschriebenen Merkmale, die einerseits M als einen Textzeugen in der Traditionslinie von L erweisen (s. oben, S. 24f.) und die andererseits M in seiner Besonderheit gegenüber L charakterisieren (s. oben, S. 26–29). Der zweite Punkt betrifft sowohl die Sonderfehler von M gegen L als auch die Korrekturen bzw. Korrekturversuche an Lesarten von L im Text von M.

Nach unserem Text zu urteilen, spricht alles dafür, daß der Schreiber von P den Kodex M als Vorlage benutzt hat, wie dies zuletzt auch für die Schrift De instrumento odoratus festgestellt worden ist[1]. Eigenheiten im Schriftbild von M spiegeln sich bei P in unterschiedlicher Weise wider. An denjenigen Stellen, an denen in M alternative Endungen notiert oder suspekte Endungen als solche gekennzeichnet sind, entscheidet sich der Kopist von P regelmäßig für die in M über der Zeile stehende Variante, z.B.:

S. 64,3 τῆς ἀνατομῆς] τῶν/ῆς ἀνατομικῶν/ῆς M: τῆς ἀνατομικῆς P
S. 70,24 κλάδων] κλάδων/ου M: κλάδου P
S. 82,28 τούτου] τούτων/ου M: τούτου P

Andere Möglichkeiten des Umgangs mit Besonderheiten in M werden durch folgende Stellen belegt:

S. 82,26 τομῆς] φώνῆς M: om. P
S. 86,28 προάξει] προαύξει MP

Im Vergleich mit dem Text von M weist derjenige von P Sonderfehler auf, unter denen die Auslassungen für den Kopisten von P besonders typisch sind. Folgende Arten von Versehen sind im Text dieser Handschrift festzustellen:

1. Auslassungen, häufig bedingt durch Homoioteleuton

S. 54,24f. καὶ – εἶδον om. P
S. 58,25 συνιόντων – ἀλλήλαις om. P
S. 60,24 ἄνευ – 26 μορίων om. P
S. 66,9 μεῖζον – 11 ἐγκέφαλος om. P
S. 68,8 ἀναγκαίαν – 10 ταῦτα om. P
S. 70,27f. ἡ – σχίσεων om. P

[1] Siehe Kollesch, in: CMG Suppl. V, S. 18f. Daß P mit großer Wahrscheinlichkeit auf M zurückgeht, hatte schon Müller, in: Gal., Scr. min. II, S. IV, festgestellt, dessen Auffassung Schaefer, S. VIII, bestätigte, während sich Helmreich, in: Gal., Scr. min. III, S. V, P – ebenso wie M – aus L direkt oder aus einer Abschrift von L herzuleiten dachte. Tatsächlich scheinen die Verhältnisse bei anderen Galenschriften nicht so durchsichtig zu sein wie in unserem Fall. So glaubte Wagner, S. Vf., für M und P (bei Wagner V bzw. Q) eine gemeinsame, verlorene Quelle ansetzen zu müssen, was sich jedoch angesichts der von ihm beigebrachten Belege als nicht notwendig erweist. Zu dem gleichen Resultat wie Wagner kam Wenkebach, in: CMG V 10,3, S. X–XIII; nach dem von ihm für die Schrift Adversus Lycum ermittelten Befund könnte in der Tat P nicht auf M zurückgehen, da M an einer Stelle einen Textausfall aufweist, der in L und P nicht zu verzeichnen ist (s. ebd., S. XII).

S. 80,15 εἶναί om. P
S. 84,16 τοῖσδε om. P
S. 88,16 μήτε τὰς κύστεις om. P[1]

Bis auf die zuletzt genannten beiden Textausfälle wurden die ausgelassenen Passagen von einer späteren Hand am Rand nachgetragen (s. unten, S. 32).

2. Zufügung

S. 86,11 ante μέγιστα add. τὰ P

3. Falsche Lesarten

S. 62,23 τοὺς] τάς P
S. 64,12 σχίσει] σχέσει P
S. 72,14 μέν τι] μέντοι P
S. 78,15; 96,8 τῷ] τό P
S. 86,9 γεννᾶσθαι] γενέσθαι P
S. 94,23 τε] τι P
S. 100,14 θεάσωμαι] θεάσωμεν P

Hinzu kommen weitere Versehen wie eine falsche Flexionsendung: S. 64, 2 φλέβα] φλέβαν (unter dem Einfluß des vorangehenden μίαν); Wiederholungen von Wörtern oder längeren Textstücken, z.B.: S. 60,6 πάνυ bis scr. et alterum del.; S. 62,14 post ἀγγείων iter. et del. ἕτοιμόν – μορίου (Zeile 11–13; Wiederholung durch Homoioteleuton); S. 72,10 post φλεβῶν iter. et del. αὐτοῦ – ῥιζῶν (Zeile 9; Wiederholung durch Homoioteleuton); S. 98,21 δ' bis scr.; Itazismen: S. 60,23 τρόφιμος] τρόφημος; S. 66,26 αὐτῆς] αὐτοῖς; Einfachschreibung von Doppelkonsonanten: S. 82,23 ἀπολλύντα] ἀπολύντα; Schreibung von γγ statt γκ: S. 66,18 ἐγκέφαλος] ἐγγέφαλος.

Mehrfach ist in P der aus M übernommene Text nachträglich korrigiert bzw. verändert worden. Bei diesen Eingriffen ist an den Filmaufnahmen nicht immer eindeutig zu entscheiden, ob sie von der Hand des Schreibers selbst herrühren, z.B.:

S. 54,12 ἀποφάσεις in ἀποφάνσεις mutat. in P
S. 54,18 Ἱπποκράτει] ἱπποκράτης M: ἱπποκράτης in ἱπποκράτῃ mutat. in P[2]
S. 56,2 οἰκέτις in οἰκέτης mutat. in P
S. 58,24 ἐπ'] ἔτ' LM: ἔπ' ex ἔτ' correct. in P
S. 62,11 καθηκόντων] καθηκότων M: καθηκόν̣των P
S. 100,7 ὅς] ὡς α M: ὅς ex ὡς corr. P

Weitere, meistens stillschweigend vollzogene Korrekturen betreffen mechanische Versehen oder orthographische Fehler in M (z.B. Wortwiederholun-

1 Derselbe Fehler lag bereits in L vor (s. oben, S. 13); er war dort von L³ korrigiert worden, so daß er sich auf den Text von M nicht ausgewirkt hat.
2 Die Veränderung erfolgte in Anlehnung an den Dativ τοῖς ἀξιοπιστοτάτοις (Zeile 19), obwohl das zugehörige Verb in P nicht im Passiv (γέγραπται), sondern im Aktiv (γέγραφε) erscheint.

gen, die Verwechselung von αι/ε und ο/ω, Itazismen, Einfachschreibung von Doppelkonsonanten, die Schreibung von γχ statt γκ)[1].

Am Text unserer Schrift sind in P mehrere spätere Hände tätig gewesen, deren Bestimmung nach den Filmaufnahmen in einzelnen Fällen unsicher bleibt. Die auffälligsten Korrekturen bestehen in den Ergänzungen der von dem Kopisten ausgelassenen Textpassagen (s. oben, S. 30f.), die auf den Innen-
P^{2} rändern von einer Hand mit kleiner, zierlicher Schrift (= P^{2}) nachgetragen worden sind[2]. Als Vorlage für die Ergänzungen diente wahrscheinlich M, da P^{2} einen Fehler wiederholt, der sich nur in dieser Handschrift findet: S. 66,10 ἀπολειπόμενα] ἀπολειπόμν (ambig.) L: ἀπολειπόμενον MP^{2}. In dem gleichen Textstück liegt in dem Nachtrag ein Sonderfehler vor: S. 66,11 ὁ om. P^{2}. Von demselben Korrektor wurden auch einige weitere Eingriffe vorgenommen, die mehrmals mit der Abkürzung „p." versehen sind (s. hierzu unten, S. 35), z.B.:

S. 64,20 ἅμα in textu P: „ἄλλα p." in marg. P^{2}
S. 72,8 κατὰ τὰ κυρτὰ] τὰ κυρτὰ LMP: „κα .p." in marg. P^{2} (= κατὰ κυρτὰ)
S. 72,16 πάνυ] πάντας MP, in πάντως mut. („p" in marg.) P^{2}
S. 86,29 περιφύειν] παραφύειν M: παραφύεις P, in παραφύειν mut. („p." in marg.) P^{2}
S. 98,13 πάντες ... κατωρϑωμένοι] πάντες ... κατορϑώμεναι MP, in πάντα ... κατορϑώμενα mut. („p." in marg.) P^{2}
S. 106,11 γραμμικαῖς] γραμματικαῖς P: γραμμικ(αῖς) in marg. P^{2}

Von derselben Hand sind auch in mehreren Fällen am Rand auf den Inhalt der Textstelle bezogene Stichwörter notiert worden, z.B. zu S. 60,9 οὐραχὸς; S. 60,14 ἀλλαντοειδὲς und ἀμνειὸν.

Mit ziemlicher Sicherheit können andere Korrekturen oder Korrektur-
P^{3} versuche einer weiteren Hand (= P^{3}) zugewiesen werden:

S. 54,6 τι] τε in marg. P^{3}[3]
S. 60,13. 14 τῷ] τὸ MP: τῷ in marg. P^{3}
S. 60,14 ϑατέρῳ] ϑάτερον MP, in ϑατέρῳ corr. P^{3}

Davon im Duktus verschieden sind die von einem anderen Korrektor (=
P^{4} P^{4}) an zwei Stellen eingetragenen Verbesserungen falscher Flexionsformen:

1 Ebenso, wie M (zusammen mit P) eine Reihe zufälliger Gemeinsamkeiten in Lesarten mit F aufweist (s. oben, S. 25f.), zeigt auch P allein an einigen Stellen Übereinstimmungen mit F, die jedoch unerheblich sind und als Indizien für eine mögliche Abhängigkeit nicht in Betracht kommen: S. 64,2 φλέβα M: φλέβαν P F (durch Influenz des vorangehenden μίαν); S. 64,12 συγγεννώμενα] συγγεννόμενα M: συγγενόμενα P F; S. 66,26 αὐτῆς M: αὐτοῖς P F (Itazismus); S. 72,14 μέν τι M: μέντοι P F; S. 96,8 τῶ M: τό P F (Verwechselung von ο/ω). S. 56,2 οἰκέτις M: οἰκέτις in οἰκέτης mutat. in P: οἰκέτης F wird eine Angleichung des Genus an die beiden folgenden Adjektive auf -ος vorliegen.

2 Die Schrift ist ihrem Duktus nach mit ziemlicher Sicherheit dieselbe wie die des Korrektors des Parisinus Gr. 2165 (= P^{2}); s. Nickel, in: CMG V 2,1, S. 18f.; 25f.

3 Von P^{3} wurde τι wegen des in LMP fehlenden καὶ^{II} (Zeile 5) in τε geändert. In F beruht das entsprechende τὲ auf einer Verlesung von τι, da in dieser Handschrift das καὶ vor διαφωνῆσαί vorhanden ist.

S. 58,23 ἀφικνεῖται] ἀφικνεῖσθαι α MP, in ἀφικνεῖται corr. P[4]
S. 60,22 τροφῆς] τροφῶν MP: τροφῆς in marg. P[4]

In der zweiten Hälfte der Schrift findet sich auf den Rändern häufig das ση(μείωσ)αι-Zeichen.

e) Schema der handschriftlichen Überlieferung

Die Ergebnisse, die aus den Untersuchungen der Verwandtschaftsverhältnisse der vier Handschriften gewonnen wurden, in denen der griechische Text der Schrift De foetuum formatione überliefert ist, lassen sich in einem Stemma wie folgt veranschaulichen:

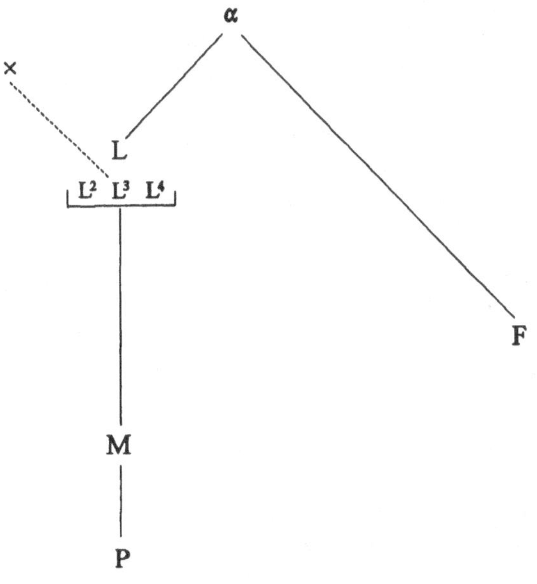

II. Die griechischen Editionen

Bisher liegt der Text unserer Schrift nur in den Gesamtausgaben der Werke Galens gedruckt vor[1], von denen jeweils die spätere auf der zeitlich vorangehenden Edition fußt:

Galeni Opera omnia, hrsg. v. J. B. Opizo, Venedig (Aldus Manutius u. Andreas Asulanus) 1525, Bd. I, fol. 98r–102r (2. Zählung)

Galeni Pergameni ... Opera omnia ..., hrsg. v. J. Camerarius, L. Fuchs u. H. Gemusaeus, Basel (A. Cratander) 1538, Bd. I, S. 213–221

1 Siehe L. Choulant, Handbuch der Bücherkunde für die ältere Medicin, Geschichte und Literatur der älteren Medicin, Erster Theil, 2. Aufl., Leipzig 1841, S. 112f.

Hippocratis Coi, et Claudii Galeni Pergameni ... Opera, griech. u. lat. hrsg. v. R. Chartier, Paris 1679, Bd. V, S. 285–301

Claudii Galeni Opera omnia, griech. u. lat. hrsg. v. C. G. Kühn, Bd. IV, Leipzig 1822, S. 652–702

Ald. Die Aldina (= Ald.) von 1525 steht mit ihrem Text der Abhandlung De foetuum formatione zweifellos in der Tradition der Handschriften M und P. Als markante Belege hierfür seien einige Fehler bzw. besondere Lesarten aufgeführt, die der Druck mit diesen beiden Handschriften teilt:

S. 58,12 βοῶν ἵππων τε] ὑῶν· βοῶν τε καὶ ἵππων MP Ald.
S. 60,3 αἱ σμικραὶ om. MP Ald.
S. 76,17f. χρόνου τάξιν] τάξιν χρόνου MP Ald.
S. 76,26 κύησιν] κίνησιν MP Ald.
S. 80,6 πᾶν] εἰπεῖν MP, *εἰπεῖν Ald.
S. 88,30 post νωτιαῖος add. μυελός MP Ald.
S. 92,1 post κυούμενον add. οὔμενουν MP Ald.
S. 92,25 ἐξαρκεῖν om. MP Ald.
S. 94,12f. ἢ παραγομένοις om. MP Ald.
S. 94,25f. ἄρτον – φθέγγεσθαι om. MP Ald.
S. 98,20 ,β] τεσσαράκοντα MP Ald.
S. 104,5 ὕλῃ] ὅλη MP, ὅλη* Ald.

Daß von diesen Kodizes nur P als Druckvorlage der Editio princeps in Frage kommt, ergibt sich aus Stellen, an denen Lesarten, die allein dieser Handschrift eigen sind, im Druck reproduziert werden oder an denen der Druck Fehler aufweist, die sich nur aus der besonderen Schreibung in P erklären lassen, z.B.:

S. 54,18 Ἱπποκράτει] ἱπποκράτης in ἱπποκράτῃ mutat. in P: ἱπποκράτῃ Ald.
S. 86,9 γεννᾶσθαι] γενέσθαι P Ald.
S. 86,11 ante μέγιστα add. τὰ P Ald.
S. 90,14 βραχέος] βαθέως in βραχέως mut. P: βραχέως Ald.
S. 94,8 ε'] πε$^{\tau'}$ν P: πάντας Ald.
S. 98,17 διπλασιάζεσθαι] διᾳπλάσιάζεσθαι P: διαπλασιάζεσθαι Ald.
S. 100,7 ὅς] ὡς α M: ὅς ex ὡς corr. P: ὅς Ald.
S. 100,14 θεάσωμαι] θεάσωμεν P Ald.
vgl. auch S. 88,16 μήτε τὰς κύστεις om. P Ald.[1]

Die von P^2 am Rand nachgetragenen Passagen (s. oben, S. 30f.; 32) sind in der Aldina in den Text integriert. Im übrigen finden sich im Druck die meisten Änderungen wieder, die in P von den späteren Händen vorgenommen worden sind (vgl. oben, S. 32f.), z.B.:

S. 58,23 ἀφικνεῖται] ἀφικνεῖσθαι in ἀφικνεῖται corr. P^4: ἀφικνεῖται Ald.
S. 60,13. 14 τῷ] τὸ P: τῷ in marg. P^3: τῷ Ald.

1 Vgl. oben, S. 31 mit Anm. 1.

S. 64,20 ἅμα] „ἄλλα p.“ in marg. P²: ἄλλα Ald.
S. 72,8 κατὰ τὰ κυρτὰ] τὰ κυρτά P: „κα .p.“ in marg. P² (= κατὰ κυρτὰ): κατὰ τὰ κυρτὰ Ald.
S. 72,16 πάνυ] πάντας in πάντως mut. („p“ in marg.) P²: πάντως Ald.
S. 86,29 περιφύειν] παραφύεις in παραφύειν mut. („p.“ in marg.) P²: παραφύειν Ald.
S. 98,13 πάντες ... κατωρθωμένοι] πάντες ... κατορθώμεναι in πάντα ... κατορθώμενα mut. („p.“ in marg.) P²: πάντα ... κατορθώμενα Ald.

Aus der Übereinstimmung der Aldina mit den Lesarten von P² kann geschlossen werden, daß der von diesem Korrektor zuweilen verwendete Vermerk „p.“ (= ponatur? s. oben, S. 32) als Anweisung für den Setzer gedacht war[1].

Die Belege rechtfertigen demnach die Annahme, daß für die Abhandlung De foetuum formatione die Handschrift P der Aldina als Druckvorlage gedient hat, wie es auch bei anderen Galenschriften erwiesen oder wahrscheinlich gemacht worden ist[2]. An unserer Schrift bestätigt sich auch die von E. Wenkebach getroffene Feststellung, daß noch während des Drucks im Text der Editio princeps Veränderungen vorgenommen worden sein müssen[3]. Denn die Aldina bietet an einer ganzen Reihe von Stellen Lesarten, für die sich in ihrer handschriftlichen Vorlage keine Anhaltspunkte finden. Es sind meistens Korrekturen von Fehlern, die erst im Verlauf der uns überschaubaren Überlieferung entstanden sind. Die von den Editoren vollzogenen Textemendationen wurden aus sachlichen, grammatischen oder stilistischen Gründen nahegelegt und ergaben sich zu einem Teil aus dem Kontext, ohne daß man in allen diesen Fällen die Benutzung von weiterem handschriftlichem Material annehmen müßte, z.B.:

S. 54,18 γέγραπται Ald.: γέγραφε P
S. 62,6 μήτρας] μητρὸς α MP: corr. Ald.
S. 64,12 σχίσει Ald. (vgl. Zeile 8 σχίσεως): σχέσει P
S. 64,13 οὐσία hab. Ald. (vgl. Zeile 9 τῆς κατὰ τὸ ἧπαρ οὐσίας): om. MP

1 Vgl. E. Wenkebach, Beiträge zur Textgeschichte der Epidemienkommentare Galens, I. Teil, Abh. d. Preuß. Akademie d. Wiss. 1927, phil.-hist. Kl. 4, Berlin 1928, S. 23, der den Gebrauch derselben Abkürzung auch im Parisinus 2165 festgestellt hat und sie als „pone“ oder „ponendum“ deutet.

2 Siehe Helmreich, in: CMG V 4,2, S. XLVf. (zu De bonis malisque sucis); Wenkebach, in: CMG V 10,3, S. XIVf. (zu Adversus Lycum; vgl. auch dens., Textkritische Beiträge, S. 207 Anm. 1); Kollesch, in: CMG Suppl. V, S. 19f. (zu De instrumento odoratus). Dagegen rechnet Schaefer, S. VIII (zu De parvae pilae exercitio), ohne P als Druckvorlage in Erwägung zu ziehen, mit einer gemeinsamen Quelle für den Marc. App. cl. V 4 und die Aldina oder mit der Benutzung dieser und einer weiteren Handschrift beim Druck. Ähnlich setzt Wagner, S. VI–VIII (zu [Gal.], An animal sit quod est in utero), für die Aldina und die Kodizes Marc. App. cl. V 4 und Paris. 2164 eine gemeinsame Vorlage an. Weshalb die verlorene Handschrift Nr. A 73 aus dem Besitz des Leoniceno (s. oben, S. 11 Anm. 3) die Druckvorlage für alle in ihr enthaltenen Galenschriften, darunter De foetuum formatione, gewesen sein soll (so Mugnai Carrara, S. 78f.; 99), ist nicht einleuchtend.

3 Siehe Wenkebach, in: CMG V 10,3, S. XIVf.

S. 64,16 ἔσω Ald.: ἔξω MP
S. 64,18 κατασχίζονται] κατασχίζοντ (ambig.) L: κατασχίζοντα MP: corr. Ald.: κατασχίζοντας F
S. 66,11 ὁ hab. Ald.: om. P^2
S. 70,10 καρποὺς] καρπ` (ambig.) L: καρποὶ MP F: corr. Ald.
S. 76,13 χρήζει] χρήζειν α MP: corr. Ald.
S. 80,2 ἀποδείξεις Ald. (vgl. Zeile 4 ἀποδείξεων): ἀποδ' (ambig.) L: ἀποδόσεις MP
S. 84,16 τοῖσδε hab. Ald.: om. P
S. 96,21 κυρίττων Ald.: κυρίτ (ambig.) L: κυρίτης MP
S. 100,5 γραμμικὰς Ald. (vgl. S. 106,11 γραμμικαῖς): γραμματικὰς MP
S. 102,5 συντρήσεις Ald.: συντρίψεις MP
S. 104,20 αὖ πάλιν Ald.: οὖν πάλιν MP

Daneben enthält der Aldinentext eine Anzahl von Lesungen, die als Verbesserungsversuche zu werten sind, beispielsweise:

S. 54,15 ἀπεφαίνετο] ἀπεφήνατο Ald. (= F)
S. 56,7 post ἐκελευσάμην (ἐκαλεσάμην Ald.) add. αὐτὴν Ald.
S. 56,8 πυγὴν] γῆν τὴν (sic) Ald.
S. 70,23 ante πολλὰ add. τὰ Ald.
S. 74,15 ὀλιγοστῆς] ὀλιγίστης Ald. (= F)
S. 78,33 post εὔχρηστον add. μὲν Ald.
S. 94,4 ante οὐδεὶς add. ὅτι* Ald.
S. 106,8 οὕτως] οὔτ (ambig.) L: οὔτ' MP: ὅτι οὔτ' Ald.

Um Versehen, die bei der Drucklegung der Aldina unterlaufen sind, handelt es sich z.B. in folgenden Fällen: S. 56,7 ἐκελευσάμην] ἐκαλεσάμην; S. 72, 10 φλεβῶν] φβεβῶν; S. 74,2 ἢ om.; S. 76,15 γεύεσθαι] γενέσθαι; S. 90,22 ἀποφάσεις] ἀποφύσεις; S. 94,4 ἐπαγγελλομένων] ἀπαγγελλομένων.

Bas. Von den Herausgebern der Basileensis (= Bas.) wurde die Qualität des Textes unserer Schrift in bescheidenem Umfang verbessert. An einigen Stellen sind Korruptelen der gesamten handschriftlichen Überlieferung korrigiert worden:

S. 64,22 ἑκάτερον] ἕτερον α MP Ald.: corr. Bas.
S. 82,18 οὐ om. Bas.
S. 94,6 ἐφ' add. Bas.

Nicht selten finden sich Emendationen von Fehlern, die bereits in L vorliegen oder die erst in den verschiedenen Stufen der L-Tradition (in M, in P oder in der Aldina) nachweisbar sind. Daß solche Korrekturen oder Korrekturversuche zu neuen Irrtümern oder zu einer weiteren Verschlechterung des überlieferten Textes führen konnten, zeigen die folgenden Beispiele:

S. 68,24 φυτῶν] φυγμῶν L, in σφυγμῶν mut. L^3: σφυγμῶν MP Ald.: φυτῶν σφυγμῶν Bas.
S. 86,28 καὶ περιφύσει] περιφύσει L: παραφύειν MP Ald.: om. Bas.

An Fehlern, die in der Basileensis neu in den Text gekommen sind, seien genannt: S. 54,19 αὐτόν] αὐτῶν; S. 62,6 post κατὰ add. τὰ; S. 62,28 post ἃ add. κατὰ; S. 66,24 δὲ] τε; S. 100,24 εὑρίσκων τι] εὑρίσκοντι.

Ohne Handschriften zur Verbesserung des Textes zu benutzen, hat Chartier (= Chart.) unsere Galenschrift im wesentlichen in der Fassung der Basile- **Chart.**
ensis nachgedruckt. Er korrigierte dabei einige Korruptelen, die schon auf L zurückgehen, beispielsweise:

S. 74,22 τῇ] τῷ LMP Ald. Bas.: corr. Chart.: ταῖς F

S. 78,7 σώμασιν Chart.: σώμασιν (ὄμ supra lin.) L: ὄμμασιν M: ὄμμασιν P Ald. Bas.

S. 78,22 ἄλλος Chart.: ἄλλο LMP Ald. Bas.

S. 82,1 post κατειλημμένων add. ἢ μελαγχολώντων L, ἢ -ούντων MP Ald. Bas.: om. Chart.

Zu weiteren Versuchen Chartiers, den ihm vorliegenden Text zu verbessern, sei auf den kritischen Apparat zu den Stellen S. 96,3 und 98,7 verwiesen. Im übrigen handelt es sich um Berichtigungen von orthographischen Versehen, vor allem von Itazismen, um Korrekturen falscher grammatischer Formen und um die Beseitigung von Druckfehlern in der Aldina und der Basileensis. Mehrfach ist der Zustand des Textes bei Chartier durch neue Fehler verschlechtert worden, z.B.: S. 54,4 παρεχόμενοι] περιεχόμενοι; S. 54,6 καὶ om.; S. 100,15 εἰ] τι; S. 104,19 ἡγοῦμαι] ἡγουμένων[1].

Der Text in der Ausgabe von Kühn weist gegenüber dem seines Vorgängers in mancher Hinsicht Verbesserungen auf, darunter Emendationen von Fehlern, die bereits auf α zurückgehen; zu erwähnen sind die Stellen

S. 102,14 δευτέραν] δευτέρα α MP Ald. Bas. Chart.: corr. Kühn

S. 106,9 τε hab. α MP Ald. Bas. Chart.: om. Kühn

Weiterhin sind kleinere Korrekturen und Korrekturversuche bei falschen Lesarten festzustellen, die schon in L vorhanden oder erst in den L-Deszendenten (M, P) oder in den Drucken von der Aldina bis zu Chartier neu hinzugekommen waren, z.B.:

S. 74,13 ἑαυτῇ[II]] ἑαυτῇ Kühn: ἑαυτῆς LMP Ald. Bas. Chart.

S. 76,2 τι] ὅτι LMP Ald. Bas. Chart.: corr. Kühn: om. F

S. 86,1 δυναμένης] δυναμένοις LMP Ald. Bas. Chart.: corr. Kühn: δυναμένη F

S. 98,23 ἀριθμῇ Kühn: ἀριθμεῖ LMP Ald. Bas. Chart.

Bemerkenswert ist, daß Kühn S. 56,13 die richtige Lesart εἰλημμέναι (εἰλημμέναι Ald. Bas. Chart.) wiederhergestellt hat. Andererseits ist sein Text aber unter anderem mit Korruptelen behaftet, die sich zwar auch im Druck bei Chartier finden, von diesem aber nachträglich korrigiert worden sind (s. Anm. 1), was Kühn nicht hinreichend zur Kenntnis genommen hat: S. 54,13 ἅπαξ om.; S. 88,13 τόπους om.

1 Einige weitere Versehen hat der Editor nachträglich berichtigt; s. Chartier, Bd. V, S. 470. Aus diesem Verzeichnis der menda emendata ergibt sich, daß die korrekte Form περιέλοι (S. 56,10) offenbar unbeabsichtigt gedruckt worden war, da Chartier dafür wieder die falsche Lesart περιέλει einsetzen will.

III. Die lateinischen Übersetzungen des 16. Jahrhunderts

Nach unserer Kenntnis sind die lateinischen Übersetzungen der Humanistenzeit die ersten Übertragungen der vorliegenden Galenschrift aus dem Griechischen in eine andere Sprache. Dafür, daß von der Abhandlung De foetuum formatione eine syrische oder arabische Version existiert hätte, gibt es keine Anhaltspunkte. In dem „Sendschreiben" des Arztes und Übersetzers Ḥunain ibn Isḥāq (809–873) über den ihm bekannten Bestand an Galenschriften, die in diese Sprachen übertragen worden sind, wird De foetuum formatione nicht aufgeführt[1]. Die Abhandlung findet sich auch nicht unter den zahlreichen Galenischen Werken, die der persische Arzt Rhazes (865–925) in seiner Schrift Zweifel an Galen ausgewertet und deren Kenntnis er durch Zitate dokumentiert hat[2].

Die Angabe bei Diels[3], daß eine lateinische Übersetzung von De foetuum formatione in der Handschrift Dresdensis Db 92. 93, s. XV, fol. 295c, vorliege, die auf den bekannten Galenübersetzer Nicolaus von Rhegium (1. Hälfte des 14. Jh.)[4] zurückgeht, beruht auf einem Irrtum. Denn bei dem kurzen Textstück handelt es sich in Wirklichkeit um den pseudogalenischen Traktat An omnes partes animalis, quod procreatur, fiant simul[5], der mit der echten Galenschrift nichts zu tun hat.

Rund ein Jahrzehnt nach Erscheinen der Editio princeps des griechischen Textes (1525) wurden in kurzem zeitlichem Abstand voneinander drei lateini-

1 Vgl. Ḥunain ibn Isḥāq, Über die syrischen und arabischen Galen-Übersetzungen. Der Titel fehlt ebenfalls in Ḥunains Traktat Über die Schriften, die Galen im Verzeichnis seiner Schriften nicht erwähnt hat; vgl. G. Bergsträßer, Neue Materialien zu Ḥunain ibn Isḥāq's Galen-Bibliographie, Leipzig 1932 (Abh. f. d. Kunde d. Morgenlandes 19,2), S. 91–98.

2 Vgl. G. Strohmaier, Bekannte und unbekannte Zitate in den „Zweifeln an Galen" des Rhazes, in: Text and tradition, S. 263–287. Auch gleichzeitige oder spätere arabische Bibliographen scheinen De foetuum formatione nicht zu kennen; vgl. M. Meyerhof, Über echte und unechte Schriften Galens nach arabischen Quellen, SB d. Preuß. Akademie d. Wiss., phil.-hist. Kl. 1928, 28, Berlin 1928, S. 542–548.

3 Siehe Diels, Handschriften, S. 70.

4 Zu Nicolaus von Rhegium (Niccolò da Reggio) s. zuletzt Fortuna, in: CMG V 1,3, S. 28 mit Anm. 1; Nutton, in: CMG V 3,2, S. 33 mit Anm. 1.

5 Dies ergibt sich aus dem Faksimiledruck der Initiale „U" auf fol. 295v in: E. C. van Leersum u. W. Martin, Miniaturen der lateinischen Galenos-Handschrift der Kgl. Öffentl. Bibliothek in Dresden Db 92-93 in phototypischer Reproduktion, Leiden 1910 (Codices Graeci et Latini photographice depicti, Suppl. VIII), Tafel 12 Nr. 61, der als Ersatz für einen kleinen Teil der Seite der Originalhandschrift dienen kann, deren erster Band (Db 92, bis fol. 319) infolge der im Zweiten Weltkrieg verursachten schweren Zerstörung nicht mehr benutzbar ist. Der Titel des Textes lautet: Liber gal(ieni) tractans de formacione fetus si successiue uel simul omnes partes fiant; inc.: Utrum omnes simul eius qui fetatur fiant particule vel vna aliqua prius aliis (= Durling, S. 282 Nr. 6; G. Fichtner, Corpus Galenicum. Verzeichnis der galenischen und pseudogalenischen Schriften, erweiterte u. verbesserte Ausgabe, Tübingen 1995, Nr. 144). Der Traktat ist auch in die Juntinendrucke aufgenommen worden. Eingesehen habe ich die Ausgabe: Galeni Opera, 9. Aufl., Venedig (Juntae) 1625, Bd. II, fol. 326rv.

sche Übersetzungen unserer Schrift im Rahmen von Teilsammlungen Galenischer Werke publiziert[1]:

De foetuum formatione, übers. v. J. B. Felicianus (fl. 1490–1552), zuerst veröffentlicht in Basel (A. Cratander) 1535; eingesehen habe ich die Version in der Ausgabe: Cl. Galeni Pergameni, Omnia ... opera ..., lat. hrsg. v. C. Gesnerus, Lyon (J. Frellonius) 1550, Bd. I, Sp. 1009–1024 (= Felic.)

De foetuum formatione, übers. v. J. Cornarius (1500–1558), zusammen mit anderen Galenschriften in Verbindung mit Marcellus, De medicamentis, zuerst publiziert in Basel (H. Froben u. N. Episcopius) 1536[2]; benutzt habe ich die Edition: Cl. Galeni Pergameni ... Opera ... omnia ..., lat. hrsg. v. J. Cornarius, Basel (H. Froben u. N. Episcopius) 1549, Bd. I, Sp. 1237–1254 (= Corn. vers.)

De formatione foetus, übers. v. J. Guinterius Andernacus (1505–1574), in: Claudii Galeni Pergameni Opera diversa ..., lat. hrsg. v. J. Guinterius Andernacus, Paris (S. Colinaeus) 1536, S. 91–103 (= Guint.)

Die Annahme, daß diese lateinischen Versionen auf der Grundlage des Aldinentextes angefertigt worden sind, wird durch die äußeren Umstände nahegelegt, da der griechische Text durch den Druck zum erstenmal eine größere Verbreitung gefunden hatte. Bestätigt wird sie durch den philologischen Befund. Denn obwohl der Text in der griechischen Editio princeps nur verhältnismäßig wenige spezifische Lesarten enthält, die den Druck zweifelsfrei als Vorlage für die Übersetzungen erweisen können, finden sich in den lateinischen Versionen doch mehrfach Lesungen, die eindeutig als Äquivalente von Sonderlesarten der Aldina zu erkennen sind:

S. 56,7f. πρὸς πυγὴν] πρὸς γῆν τὴν (sic) Ald.: in terram Felic. Guint.: ad terram Corn. vers.
S. 94,8 ε'] πάντας Ald.: omnes Felic. Corn. vers. Guint.
S. 102,25 προθέντων ἡμῶν] πρόσθεν ἡμῖν Ald.: prius a nobis Felic. Guint.: antea nobis Corn. vers.
vgl. auch S. 64,20 κάτω τε ἅμα] κατὰ τε ἅμα P, „ἄλλα p." in marg. P²: κατά τε ἄλλα Ald.: cum alio Felic.: tum aliorsum Corn. vers.: tum per alia Guint.

Wenn die lateinischen Übersetzungen prinzipiell nach dem Aldinentext gearbeitet worden sind[3], so schließt das nicht aus, daß die philologisch ver-

1 Siehe Durling, S. 285 Nr. 49.

2 Der von A. Ricci besorgte Nachdruck dieser Übersetzung in: Galeni Operum omnium sectio prima ... (= Bd. I), Venedig 1541, S. 616–642, enthält in Form von gedruckten Randnotizen „ex ueterum Graecorum exemplarium collatione" Hinweise auf richtige und falsche Lesarten in Handschriften, in erster Linie aber auf falsche Lesungen in der Aldina. Die Lesarten, die Ricci als handschriftlich bezeugt verzeichnet, gehen in keinem Fall über das uns bekannte Material hinaus; benutzt wurde vermutlich L; vgl. unten, S. 41 mit Anm. 2. Eine Zusammenstellung der Randnotizen verdanke ich Jutta Kollesch, die das in der British Library befindliche Exemplar der Ausgabe für mich eingesehen hat.

3 Vgl. auch das für die Galenschrift De uteri dissectione gewonnene gleiche Resultat bei Nickel, in: CMG V 2,1, S. 28f. Die Übersetzer sind in beiden Fällen identisch.

sierten Übersetzer den ihnen vorliegenden griechischen Text gelegentlich aus sachlichen oder sprachlichen Erwägungen emendiert haben oder zu emendieren versuchten, z.B.: S. 72,7 τὸ ἐπίπλοον] τὸ ὑπόλοιπον α MP Ald.: omentum Corn. vers.; S. 82,25f. ἀνωτέρω τῆς τομῆς] ἀνωτέρω τῆς P Ald.: supra incisionem Felic. Guint.: supra locum spinae ipsi medullae incumbentis sauciatum Corn. vers.; S. 94,1 τολμηρὸν ἀποφήνασθαι] τολμηρὸν α MP Ald.: affirmare temerarium est Guint.; S. 98,20 ‚β] τεσσαράκοντα MP Ald.: duo millia Felic. (s. auch den kritischen Apparat zu S. 58,20; 82,1. 18; 88,1; 98,20).

Für die Herstellung einer überarbeiteten Fassung der Übersetzung von Felicianus, von mir benutzt in der 9. Juntina von 1625 (s. oben, S. 38 Anm. 5), Bd. II, fol. 322ʳ–326ʳ, ist, wie mehrere Stellen erkennen lassen, die Handschrift F herangezogen worden; als Beispiele seien genannt: S. 56,8 πυγὴν] terram *in textu* (= γῆν τὴν Ald.), „Al. πηγὴν, id est nates." *in marg.* (= F); S. 80,15 κτηθέντι] recte iudicato *in textu* (= κριθέντι LMP Ald.), „In antiquo codic(e) habetur κτηθέντι, i. adepto." *in marg.* (= F); S. 98,12 μυῶν] particularum *in textu* (= μορίων LMP Ald.), „aliter μυῶν .i. musculorum." *in marg.* (= F).

Auf der Übersetzung Winters von Andernach, die sich an die des Felicianus anlehnt, basiert die von Chartier seinem Text beigegebene lateinische Version, die von Kühn übernommen wurde.

IV. Die Nebenüberlieferung

Wahrscheinlich ist der theoretische Charakter unserer Schrift, die Erörterung einer sehr speziellen Thematik unter Einbeziehung philosophischer Gesichtspunkte, die Ursache dafür gewesen, daß ihr in der Spätantike und in frühbyzantinischer Zeit anscheinend nur geringes Interesse entgegengebracht wurde. Der einzige Beleg für die Benutzung der Schrift liegt meines Wissens in Form eines kurzen Exzerptes in dem medizinischen Sammelwerk des Oreibasios (4. Jh.) vor: Coll. med. rel. lib. inc. 15,8: CMG VI 2,2, S. 103,32–104,2 = S. 58,14–20. Das Textstück vermittelt einige anatomische Details: es handelt von den Gefäßverbindungen zwischen Chorion und Uterus und den verschiedenen Formen des Kontakts des embryonalen Anhangsgebildes mit dem mütterlichen Organ. Der Passus war daher für einen anatomisch interessierten Arzt informativ, und Oreibasios hat ihn in ein Kapitel eingefügt, das unter der Überschrift Ἐκ τῶν Γαληνοῦ. Περὶ διαπλάσεως ἐμβρύου (die Kapitelüberschrift ist offensichtlich in Anlehnung an den Titel Περὶ κυουμένων διαπλάσεως formuliert worden) außerdem Material aus den Galenschriften De semine, De usu partium und De uteri dissectione enthält.

Seinen Gepflogenheiten entsprechend[1] hat der Exzerptor in dem übernommenen Textstück einige stilistische Umformungen vorgenommen: eine syntaktische Veränderung am Anfang, um den Anschluß an den vorangehenden Auszug herzustellen, eine Kürzung und die Umwandlung eines Hauptsatzes in einen genitivus absolutus. Textkritisch ist das Exzerpt nicht ergiebig. Interessant ist aber die Feststellung, daß bereits der von Oreibasios benutzte

[1] Vgl. z.B. De Lacy, in: CMG V 3,1, S. 44.

Galentext in diesem Bereich dieselbe Korruptel enthielt, die sich in unseren Galenhandschriften findet (s. unten, S. 112f., den Komm. zu S. 58,17f.).

V. Emendationen und Konjekturen

Überwiegend in handschriftlicher Form liegen für unsere Schrift Vorschläge zur Emendation einer Reihe von Textstellen vor. Das umfangreichste und ergiebigste Material stellen die von Janus Cornarius (= Corn.) in seinem Aldinenexemplar der Werke Galens (jetzt im Besitz der Universitätsbibliothek Jena) notierten Korrekturen und Konjekturen dar, die sich sowohl innerhalb des Textes als auch auf den Rändern der Druckseiten finden[1]. Zu einem großen Teil beziehen sich diese Emendationen auf Korruptelen, deren Entstehung wir noch in den uns zugänglichen Überlieferungsträgern verfolgen können; sie sind deshalb gegenstandslos. Eine Reihe von Verbesserungsvorschlägen wird man auch als Bemühungen um Textstellen werten, die keiner Emendation bedürfen. An einer Anzahl von Stellen hat Cornarius jedoch Fehler, die schon in den ältesten Textzeugen vorliegen, korrigiert oder erwägenswerte Vorschläge zu ihrer Emendation gemacht (s. den kritischen Apparat z.B. zu S. 60,23; 68,11. 17; 72,7; 74,22; 82,1; 102,3).

Einige Male ist den Notizen zu entnehmen, daß ihr Urheber (indirekte) Kenntnis von Lesarten gehabt hat, die nur in Handschriften bezeugt sind: S. 82,26 τῆς τομῆς ἀπ' L F: τῆς ἀπ' Ald.: „ἐπ' vet. quidam (?) τομῆς habet (?) utrumque recte hoc lego" in marg. Corn.; S. 92,26 ἄπιστον L F: ἄριστον L² MP Ald.: „ἄπιστον vet. recte" in marg. Corn.; S. 94,1 τολμηρὸν] „θαυμαστὸν vet ex lin. seq. 17." in marg. Corn. (handschriftlich nicht nachweisbar). Quelle der ersten beiden Lesarten waren mit großer Wahrscheinlichkeit die Marginalien in dem 1541 von Ricci publizierten Nachdruck der Übersetzung des Cornarius (s. oben, S. 39 Anm. 2)[2].

Daß sich die Vorschläge zur Gestaltung des griechischen Textes zuweilen auf den Wortlaut der lateinischen Version des Cornarius ausgewirkt haben, ist z.B. mit folgenden Stellen zu belegen: S. 72,7 ἐπίπλοον] ὑπόλοιπον Ald.: ἐπίπλοον in marg. Corn.: omentum Corn. vers.; S. 82,1 post κατειλημμένων add. ἢ μελαγχολούντων Ald.: del. in marg. Corn.: om. Corn. vers.; S. 98, 21 ,δ] δὶς ,η in marg. Corn.: bis octonis milibus Corn. vers.

Um handschriftliche Eintragungen in einer Edition handelt es sich auch bei den von dem englischen Arzt und Gelehrten John Caius (1510–1573) herrührenden Bemerkungen zum Text von De foetuum formatione. Sie finden sich in dem aus seinem Besitz stammenden Exemplar der Basileensis, das jetzt in der Bibliothek des Eton College aufbewahrt wird[3]. Zweimal nimmt Caius

1 Die von Chr. G. Gruner, Iani Cornarii ... coniecturae et emendationes Galenicae, Jena 1789, S. 55–57, gegebene Zusammenstellung ist sehr unzuverlässig.

2 Ricci notiert zu den betreffenden Stellen: S. 82,26 „in grae. impressis deest τομῆς" in marg.; S. 92,26 „in anti. legitur non ἄριστον sed καὶ ἄπιστον" in marg. (καὶ beruht auf einem Irrtum).

3 Siehe Nutton, John Caius, S. 4–11; 109. Jutta Kollesch danke ich für die Entzifferung der Notizen zu De foetuum formatione am Originalexemplar.

in diesen Notizen auf den sogenannten Codex Adelphi[1] (= Ad.) Bezug: S. 72,7 ἐπίπλοον] ὑπόλοιπον Bas.: „f(ortasse) ἐπίπλοον. ita cast. adelphi" in marg. Caius (die naheliegende Konjektur stimmt mit der des Cornarius überein; s. oben, S. 41); S. 78,24 τῶν γεννητῶν] τὰ γένη (τῶν) Ald.: τῷ γένει (τῶν) Bas.: „ita cast. adelp. ald τὰ γένη" in marg. Caius (damit wird der verfehlte Korrekturversuch in der Basileensis auch für den Codex Adelphi in Anspruch genommen). Zur Klärung der Frage, was es mit dem rätselhaften „Codex" auf sich hat, können diese Angaben nichts beitragen; doch läßt die zweite Stelle gegenüber dem Wert dieser Quelle Bedenken aufkommen. Andere von Caius notierte Änderungsvorschläge sind als mehr oder minder willkürliche Eingriffe zu bewerten: S. 54,2 ante κυουμένων supra lin. inser. τῆς τῶν Caius (veranlaßt durch den Wortlaut Zeile 3); S. 54,14 ἐμβρύων] -ο̉ν (sic) in marg. Caius; S. 76,19 εἴ τι] „ὅτι p." in marg. Caius (ebenso Corn.); S. 92,2 ἐνεὸς] ἐννεὸς Bas.: „ἄνους vel ανεος" in marg. Caius; S. 106,1 τὴν τῆς ὕλης ψυχὴν] „γρ τὴν τῆς ψυχῆς ὑλὴν" (sic) in marg. Caius[2].

Einige wenige Emendationsvorschläge sind Fragmentsammlungen zu entnehmen, in denen Textstücke aus De foetuum formatione abgedruckt worden sind, den „Epicurea" von H. Usener und den „Stoicorum Veterum Fragmenta" von H. v. Arnim. Die vorgeschlagenen Lesungen wurden im kritischen Apparat verzeichnet (s. zu S. 92,12; 68,10; 102,17). Eine einzelne Korrektur geht auf C. G. Cobet zurück (S. 98,26).

B. Die literarischen Verhältnisse der Schrift

I. Echtheit und Datierung

Mit dem Thema „Embryologie" hat sich Galen seit dem Beginn seiner medizinischen Studien beschäftigt, und sein Interesse für dieses Spezialgebiet hat er sich, wie an der vorliegenden Abhandlung zu zeigen sein wird, bis in die späteste Phase seiner schriftstellerischen Tätigkeit bewahrt. Embryologisches findet sich in Galens literarischem Werk an vielen Stellen und in mancherlei Kontext[3]. Doch ist nach unserer Kenntnis die Schrift De foetuum formatione neben dem zum größeren Teil nur in arabischer Übersetzung erhaltenen Traktat De septimestri partu, in dem die komplizierte Berechnung der unterschiedlichen Geburtstermine als spezielles Problem erörtert wird,[4] die ein-

[1] Siehe hierzu Nutton, John Caius, S. 60–63; dens., in: CMG V 3,2, S. 19f.

[2] Das Basileensisexemplar aus dem Besitz von Theodore Goulston (1572–1632) in der Marsh Library, Dublin, (s. Nutton, John Caius, S. 61 mit Anm. 81) enthält zu De foetuum formatione lediglich einige handschriftliche Korrekturen sekundärer Versehen (an drei Stellen). Im übrigen sind im Text mehrfach Wörter oder Teile von Wörtern, die textkritisch verdächtig erschienen, durch Unterstreichung markiert, ohne daß Emendationen verzeichnet worden sind. Es sind mehrere Male diejenigen Stellen, zu denen Caius in seinem Exemplar textkritische Bemerkungen notiert hatte. Frau Dr. Jennifer Petrie, Dublin, danke ich herzlich dafür, daß sie das Material für mich zusammengestellt hat.

[3] Siehe hierzu Nickel, Untersuchungen, S. 11–14.

[4] Siehe Galens Schrift „Über die Siebenmonatskinder", S. 335–357 Walzer.

zige Arbeit, die der Arzt ausschließlich der embryologischen Thematik gewidmet hat.

An der Echtheit der Schrift De foetuum formatione kann kein Zweifel bestehen: in den Anschauungen und in der Darstellungsweise, nach Sprache und Stil gibt sie sich deutlich als ein Erzeugnis der Galenischen Schriftstellerei zu erkennen. Daß sie in den autobibliographischen Arbeiten De ordine librorum suorum und De libris propriis[1] nicht aufgeführt ist, könnte seinen Grund darin haben, daß sie zu der Zeit, als diese Schriften verfaßt wurden,[2] noch nicht vorlag. Die einzige Stelle, an der Galen auf De foetuum formatione Bezug nimmt, ist ein Passus in der späten Schrift De propriis placitis[3]: sed uirtutem que format embrionem in matrice non determinaui in aliquo loco utrum substantia sua sit substantia istarum quatuor uirtutum, id est uirtutis appetitiue, uirtutis retentiue, uirtutis digestiue et uirtutis expulsiue, uel substantia alia magis subtilis. et narraui hoc in dictione quam scripsi de formatione embrionis. Durch die Anspielung auf den Titel der Abhandlung ist der beabsichtigte Verweis eindeutig gegeben, doch wird der skizzierte Gegenstand, ob die Substanz der den Embryo ausformenden Kraft mit derjenigen der aufgezählten vier (sogenannten natürlichen) Kräfte identisch ist, in De foetuum formatione nicht behandelt. Galen muß sich hier auf die nicht viel früher verfaßte Schrift berufen haben, ohne daß er sich deren Inhalt im einzelnen vergegenwärtigt hätte, ein Sachverhalt, der bei dem Autor nicht außergewöhnlich ist (vgl. unten, S. 123, den Komm. zu S. 68,5–9).

Auf der anderen Seite wird in De foetuum formatione auf mehrere abgeschlossene Arbeiten verwiesen, teils mit Angabe des Titels, teils in der Form, daß die Thematik der betreffenden Schrift mit wenigen Worten umrissen wird. Aus dem Bestand der uns überlieferten Schriften werden die folgenden zitiert:

De semine (S. 66,19; 78,20f.)
De respirationis usu (S. 68,5f.)
De usu pulsuum (S. 68,6f.)
Quod animi mores corporis temperamenta sequantur (S. 78,10f.)
De placitis Hippocratis et Platonis (S. 82,19)
De usu partium (S. 90,7. 14; 98,12; vgl. auch S. 90,4)

Daneben finden sich Verweise auf Abhandlungen, die nicht erhalten sind:

κατά τε τὸ βιβλίον, ἐν ᾧ περὶ τῶν ὑπὸ Χρυσίππου λελεγμένων ἐν τοῖς Περὶ ψυχῆς αὐτοῦ γράμμασιν ἐπισκέπτομαι (S. 104,9f.)

1 Gal., De ord. libror. suor.: Scr. min. II 80–90 Müller = XIX 49–61 K.; De libris propr.: ebd., 91–124 Müller = XIX 8–48 K.

2 Sie entstanden in dem Zeitraum seit 193; s. Ilberg, Rhein. Mus. 51, 1896, S. 195f. (= S. 90f.).

3 Gal., De propr. plac. 3,5: CMG V 3,2, S. 62,8–12. – Die in der Kühnschen Ausgabe abgedruckten Kommentare zu Hippokrates, De alimento, und zum 2. Buch der Epidemien, in denen unsere Schrift je einmal mit ihrem Titel zitiert wird (XV 407,7–11; XVII A 441, 13–15 K.), sind bekanntlich Fälschungen der Renaissancezeit.

καθ' ἕτερον (sc. βιβλίον), ἐν ᾧ σκοποῦμαι περὶ ὧν ἑαυτῷ διαφέρεσθαι δοκεῖ Πλάτων ἐν τοῖς περὶ ψυχῆς λόγοις (S. 104,11f.)
Περὶ τῶν τῆς ψυχῆς εἰδῶν (bzw. Περὶ τῶν εἰδῶν τῆς ψυχῆς, S. 106,9. 12)

Die Selbstzitate in Form von Bezugnahmen auf früher verfaßte Werke gehören ebenso zum gebräuchlichen schriftstellerischen Instrumentarium des Autors wie die wiederholt vorkommenden Verweise auf Ausführungen innerhalb der Schrift selbst (s. z.B. S. 70,27; 76,19; 78,16f.; 86,17). Nicht weniger typisch für Galen sind auch Wendungen, mit denen er in einem verfolgten Gedankengang innehält, um sich wieder auf sein eigentliches Thema zu besinnen (s. S. 78,31–33; 82,5; vgl. auch S. 90,17), oder ironische Formulierungen in der Polemik gegen Personengruppen, deren Auffassungen er nicht akzeptiert (s. S. 82,11; 94,8–10; 100,11–13).

Nach den chronologischen Untersuchungen J. Ilbergs[1] fällt die Abfassungszeit der Schrift De foetuum formatione in die mit dem Jahr 193 (Regierungsantritt des Kaisers Septimius Severus) beginnende letzte Schaffensperiode Galens. Die späteste der in De foetuum formatione zitierten datierbaren Arbeiten ist die Abhandlung Quod animi mores corporis temperamenta sequantur, deren Entstehungszeit damit für unsere Schrift den terminus ante quem non darstellt. Der zeitliche Ansatz für die Abfassung von Quod animi mores läßt sich allerdings auch nur annähernd sicher gewinnen, und Ilberg setzt die Entstehung dieser Arbeit ebenso wie die unserer Schrift in den mit dem Jahr 193 beginnenden Zeitabschnitt[2]. Die von Ilberg für die Festlegung der unteren Grenze der Entstehungszeit von De foetuum formatione herangezogenen „Testimonien" in den Kommentaren zu Buch II der Epidemien (in der Ausgabe von Kühn) und zu De alimento entfallen als verwendbare Kriterien, da sich die betreffenden Texte als Fälschungen der Neuzeit erwiesen haben (s. oben, S. 43 Anm. 3). Der einzige Anhaltspunkt für die Bestimmung der unteren zeitlichen Grenze ist das in De propriis placitis enthaltene Zeugnis (s. oben, S. 43). Dieses Werk kann nach V. Nuttons Erwägungen frühestens in den späten neunziger Jahren des 2. Jahrhunderts entstanden sein, ist aber möglicherweise auch erst mehr als ein Jahrzehnt später verfaßt worden[3], je nachdem, in welche Zeit man Galens Lebensende datiert (um 199 oder etwa 10 Jahre später). Als mögliche Abfassungszeit der Schrift De foetuum formatione, die die Existenz von Quod animi mores voraussetzt und die ihrerseits in De propriis placitis zitiert wird, ergibt sich also der Zeitraum zwischen 193 und der ebenfalls nicht genau zu datierenden Entstehung von De propriis placitis in den letzten Lebensjahren des Autors.

II. Sprache und Stil

Die Sprache zeigt im Wort- und Formenbestand nichts Auffälliges. In bezug auf die Syntax ist der bei Galen geläufige attributive Gebrauch präposi-

1 Siehe Ilberg, Rhein. Mus. 47, 1892, S. 510f.; 513 (= S. 55f.; 58).
2 Siehe ebd., S. 510f.; Rhein. Mus. 51, 1896, S. 195 (= S. 55f.; 90).
3 Siehe Nutton, in: CMG V 3,2, S. 37f.

tionaler Wendungen eine in De foetuum formatione häufig zu registrierende Erscheinung (besonders in der Funktion lokaler Bestimmungen)[1], z.B.: S. 58, 14f. ἐκ τῶν κατὰ τὰς μήτρας ἀρτηριῶν καὶ φλεβῶν (ebenso S. 60,2f.; 62, 25f.); S. 62,29 τῷ κατὰ τὸν οὐραχὸν πόρῳ (als Ausdruck der Identität); S. 64,7 τοῖς ἐπὶ τῶν δένδρων κλάδοις; S. 64,9. 13 τῆς κατὰ τὸ ἧπαρ οὐσίας (ohne Nuancierung statt des Genitivs; ebenso S. 68,19f.); S. 74,19 τοῦ παρὰ τῆς καρδίας θερμοῦ; S. 86,21f. ἡ ἐν τῷ σπέρματι δύναμις; S. 106,6f. τῆς τ' ἐξ ἐγκεφάλου διὰ νεύρων καὶ μυῶν (sc. κινήσεως) καὶ τῆς ἐκ καρδίας δι' ἀρτηριῶν καὶ τῆς ἐξ ἥπατος διὰ φλεβῶν.

Mehrfach ist die Neigung des Autors zu beobachten, Komposita von Verben durch den entsprechenden nominalen Ausdruck in Verbindung mit ἔχειν oder ποιεῖσθαι zu ersetzen, beispielsweise: S. 72,12 τὴν ἔκφυσιν ἔχουσαν (statt ἐκφυομένην zur Vermeidung eines Hiats nach ἑώρα); S. 74,14 τὴν διοίκησιν ἔχειν (statt διοικεῖσθαι); S. 84,17 ἐκπεφυκυῖα τὴν ἔμφυσιν εἰς ἧπαρ ἔσχηκεν (statt ἐμπέφυκεν, dessen Verwendung einen Hiat ergäbe: ἐκπεφυκυῖα εἰς ἧπαρ ἐμπέφυκεν); S. 64,3f. τῷ ἥπατι τὴν ἔμφυσιν ἡ φλὲψ αὕτη ποιεῖται (statt ἐμφύεται, das sowohl in der Stellung nach ἥπατι als auch nach αὕτη Hiate hervorriefe).

Hiate finden sich im Text unserer Schrift nur sehr vereinzelt. Daß Galen sie bewußt vermieden hat, zeigt unter anderem die Verwendung der weniger gebräuchlichen Stammform λέλεγμαι an Stellen, an denen die übliche Form εἴρημαι einen Hiat verursachte: S. 82,18 χρῄζει λελεγμένων (ebenso S. 104, 10); S. 98,14 οὔπω λέλεκται. Unproblematisch sind in diesem Zusammenhang solche Fälle, in denen ein auslautender Vokal in der gesprochenen Sprache elidiert wird, z.B.: S. 54,22; 70,6; 104,16 τε ἅμα; S. 68,10 εἰς ταῦτα ἀναγκαίων; S. 96,1 γε ὅλον (ebenso S. 80,7. 20; 100,11). Was an Hiaten verbleibt, gehört zu den als zulässig geltenden Erscheinungsformen[2]. Daß Hiate innerhalb von wörtlichen Zitaten aus anderen Autoren nicht als anstößig empfunden wurden, ist selbstverständlich, z.B.: S. 56,12 ὑμένι ἐφαίνοντο ἐνεοῦσαι ἶνες (Hippokrateszitat). Zu der Kategorie der zulässigen Hiate gehören ferner Verbindungen mit der Präposition περί: S. 70,27 περὶ ἧς; S. 82,5f.; 104,11 περὶ ὧν, stehende konjunktionale Wendungen: S. 78,2f.; 88,22; 100,5 μὴ ὅτι und Fälle, in denen der Auslaut auf Vokal oder Diphthong am Ende eines Kolons oder vor einer Pause steht: S. 90,29 ζητῆσαι, ἀλλ'; S. 92,9 κατασκευάσαι, ἢ (an diesen beiden Stellen handelt es sich zudem um den Auslaut verbaler Formen auf -αι, deren Zusammentreffen mit einem anlautenden Vokal oder Diphthong nicht als anstößig gilt[3]).

Hin und wieder bedient sich Galen besonderer Stilmittel wie der Antithese: S. 54,10f. οὐ λογικαῖς ὑπονοίαις ..., ἀλλ' αἰσθηταῖς διαγνώσεσιν; S. 100,5f. μὴ ὅτι γραμμικὰς ἀποδείξεις, ἀλλὰ μηδὲ ῥητορικὰς πίστεις; S. 102,

1 Vgl. J. Tüncher, Der Ersatz des Genitivs durch präpositionale Wendungen bei Galen und anderen griechischen Prosaikern des zweiten nachchristlichen Jahrhunderts, Diss. Gießen 1935, S. 12–34. In dieser Arbeit werden die mit der Verwendung präpositionaler Ausdrücke gegebenen Möglichkeiten sachlicher Nuancierung zu wenig berücksichtigt.

2 Vgl. Marquardt, in: Gal., Scr. min. I, S. LI–LV; De Lacy, in: CMG V 4,1,2, S. 52–55.

3 Dies rechtfertigt die auf Emendation beruhende Lesung <ἕτεραι γίγνονται>, εἶτα, S. 60, 4f.

6f. ἀϑρόον καὶ πολύ ... ἔλαττόν τε καὶ κατὰ βραχύ (sc. τὸ πνεῦμα ἐκφυσᾶσϑαι; chiastische Stellung); S. 102,12 τὴν ... ὑπόϑεσιν ἄγνωστον μὲν αἰσϑήσει, λόγῳ δ' ἀνεύρετον (chiastische Stellung) oder des Parallelismus der Satzglieder: S. 78,5 αἰσϑητοῦ παϑήματος ἢ λογικοῦ μαϑήματος (gleiche Silbenzahl, Gleichklang); S. 88,20f. ὅπως ἀναπληρῶταί τε τὸ κενούμενον ἐπανορϑῶταί τε τὸ ἀλλοιούμενον.

III. Inhaltsübersicht

Die Disposition der Abhandlung ist wenig durchdacht, die Gedankenführung verschlungen. Über den Grund für die Abfassung der Schrift und sein Anliegen, das er mit ihr verfolgt, äußert sich Galen an zwei Stellen: Der ausgewählte Gegenstand werde von ihm wegen gewisser Personen, ‚die die Prämissen für ihre Beweise Bereichen entnehmen, denen man sie nicht entnehmen darf, mit Notwendigkeit untersucht' (Kap. 4,4). Damit wird angedeutet, daß eine Gruppe von Personen der Embryologie Argumente entnimmt, die in methodisch anfechtbarer Weise in einer Beweisführung auf einem anderen Sachgebiet als Prämissen benutzt werden. Als sein ‚dringendstes Anliegen' bezeichnet Galen die Untersuchung der Frage, welches die eigentliche Ursache für die Entstehung des Keimlings ist (Kap. 6,1).

Kapitel 1: Galens Kritik, die sich gegen Ärzte und Philosophen richtet, setzt an der Unzulänglichkeit der Methode an, mit der embryologische „Kenntnisse" im allgemeinen gewonnen werden: Aussagen über Sachverhalte der Keimesentwicklung dürfen nicht lediglich auf Vermutungen beruhen, da diese zu Irrtümern und Widersprüchen führen; gesichertes Wissen kann auf diesem Gebiet nur aus anatomischer Untersuchung resultieren. Seine These, Hippokrates habe als erster auf der Grundlage von Beobachtungen eine zutreffende embryologische Darstellung gegeben, belegt er mit einem umfangreichen wörtlichen Zitat aus der hippokratischen Abhandlung De natura pueri, dem Bericht von einem provozierten „Samen"abgang bei einer Hetäre und den daran angeknüpften Erwägungen des Hippokratikers.

Kapitel 2: Einzelne Angaben aus dem Zitat bezieht Galen auf das Chorion mit den darin enthaltenen ersten Ansätzen von Venen und Arterien. Die anschließende Darstellung anatomischer und physiologischer Sachverhalte ist als Grundlage für das Verständnis der weiteren Ausführungen gedacht (s. Kap. 2,9). Galens Beschreibung der Fruchtanhangsorgane umfaßt das Chorion mit seinen Gefäßen, die aus dem kontinuierlichen Zusammenschluß der Choriongefäße hervorgehenden Nabelarterien und Nabelvenen, den Urachus, die Allantois und das Amnion.

Von den Körperteilen des Embryos selbst interessieren den Autor in diesem Zusammenhang neben der äußeren Körperhaut besonders die Gefäße innerhalb des sich bildenden Keimlingskörpers, die als Fortsetzungen der vier Nabelschnurgefäße das Leitungssystem darstellen, in dem das mütterliche Blut als Bildungs- und Nährmaterial zu den im Entstehen begriffenen Körperteilen transportiert wird. Die Körperteile selbst werden nach dem unterschiedlichen Bildungsmaterial differenziert: die weißen, blutlosen Teile (z.B. die Arterien und die Venen) entstehen aus der Substanz des Samens (spermatogene Körperteile), der sie anschließend mit uterinem Blut versorgt; die fleischartigen, Blut enthaltenden Teile (an erster Stelle die Leber) werden aus dem Blut gebildet (hämatogene Körperteile). Das entstehende embryonale Gefäßsystem vergleicht Galen mit den Abschnitten einer Pflanze (Wurzeln, Stamm, Äste). Diese Analogie wird im weiteren Verlauf der Darstellung oft wiederholt und variiert.

Kapitel 3: Nach der Behandlung einiger ausgewählter Einzelthemen beginnt mit diesem Abschnitt die Erörterung des embryonalen Bildungsprozesses in seinen einzelnen Stufen, wobei sich Galen an anatomischen Sachverhalten orientiert. Er registriert die Differenzen, die die Nabelschnurgefäße nach ihrem Eintreten in den Keimlingskörper aufweisen: während sich die Nabelvenen unmittelbar nach dem Passieren des Hautnabels zu einer einzigen Vene zusammenschließen, die sich anschließend wiederum in zwei Hauptäste mit zahlreichen Verzweigungen gabelt, verlaufen die Nabelarterien im Keimlingskörper voneinander getrennt, ohne sich aufzuspalten, bis sie am Kreuzbein auf die beiden Verzweigungen der Aorta treffen, durch die eine Gefäßverbindung zum linken Herzventrikel hin gegeben ist.

Im Unterschied zur Bildung der Leber, bei der sich für Galen keine Probleme ergeben, da sich ihm dieses Organ als eine Verfestigung von Blut an den Ausläufern des einen der beiden Venenäste darstellt, erhebt sich in bezug auf die Entstehung des Herzens die Frage, auf welchem Weg das Bildungsmaterial an die betreffende Stelle geleitet wird, entweder über die aus der Leber aufwärts führende Hohlvene oder über die Aorta. Da der Weg, den das Blut in den vorerst noch nicht vorhandenen Leitungsbahnen zurücklegen muß, in jedem Fall länger ist als bei der Leber, kann das Herz zwangsläufig erst zu einem späteren Zeitpunkt als die Leber entstehen. Als physiologisches Argument für eine relativ späte Herausbildung des Herzens dient die These, daß das Herz nicht benötigt wird, solange der Embryo in seiner frühesten Entwicklungsphase wie die Pflanzen eine ausschließlich vegetative Daseinsweise hat, da er wie diese nur von einer einzigen Seele verwaltet wird. Die Beobachtungen, die an den Pflanzen gemacht werden können, führen, auf den Embryo übertragen, zu dem Schluß, daß ein kontinuierlicher Wachstumsprozeß stattfindet und daß die den Keimling verwaltende Natur an vielen Körperteilen zugleich tätig ist.

Die erste Phase der Keimesentwicklung denkt sich Galen etwa dann abgeschlossen, wenn ein Zustand erreicht ist, in dem sich das Venensystem im Bereich der Leber noch nicht voll herausgebildet hat. Indem er die Erörterung der Gefäßsysteme wieder aufnimmt (Entstehung der Leberpforten, der beiden Teile der Hohlvene mit ihren Verzweigungen, Entwicklung der Aorta), verfolgt er den Bildungsprozeß bis zu dem Stadium, in dem das Herz mit der Aufnahme unterschiedlich warmen Blutes aus dem Venen- und dem Arteriensystem seine Funktion ausüben kann (Einsetzen des Herzschlags), womit die ausschließlich vegetative Existenzform des Embryos beendet ist. Da die zeitliche Reihenfolge, in der Leber, Herz und Gehirn entstehen, technisch gesehen, durch die jeweils verschiedene Entfernung der Organe von der Gebärmutter bedingt ist, aus der das Bildungsmaterial durch die Gefäße herangeführt werden muß, kann das Herz erst nach der Leber, das Gehirn erst nach dem Herzen entstehen. In physiologischer Hinsicht ist die Existenz des Gehirns beim Keimling nicht notwendig, da seine Funktionen noch nicht erforderlich sind, so daß es erst in der dritten Phase ausgeformt wird. In einem vierten (postnatalen) Zeitabschnitt werden die spät herausgebildeten Körperteile (z.B. der Schädelknochen) gekräftigt.

Kapitel 4: In diesem Abschnitt wird eines der wesentlichen Anliegen, das Galen in der Schrift verfolgt, zur Sprache gebracht, die Kritik an Thesen stoischer und peripatetischer Philosophen, die besagen, a) das Herz entstehe als erster Körperteil, b) es schaffe seinerseits die übrigen Teile, c) es sei auch bei der anschließenden Verwaltung der Körperteile die führende Instanz. Ohne es ausdrücklich zu sagen, hatte Galen erhebliche Teile seiner vorangegangenen Darstellung bereits als Entgegnungen auf diese Thesen konzipiert, so daß er jetzt teilweise auf schon bekannte Argumente zurückgreifen kann, vor allem darauf, daß die Arterien und Venen (wegen ihrer Funktion als Leitungsbahnen) die ersten Körperteile sind, die geschaffen werden müssen. Darüber hinaus fertige bei einem Herstellungsprozeß derselbe „Werkmeister“ alle Teile des Erzeugnisses an (was analog auch für den Keimbildungsprozeß zutreffe), und zudem seien die Ausgangspunkte für die Entstehung von Körperstrukturen andere als diejenigen ihrer Verwaltung.

Galens Kritik läuft auf folgendes hinaus: In ihrer Beweisführung, daß das Herz das (einzige) Zentralorgan sei (c), verwenden die genannten Philosophen vermeintliche embryologische Sachverhalte (a und b) als Prämissen. Diese Prämissen sind falsch, da sie nicht auf anatomischen Studien, sondern nur auf Mutmaßungen beruhen. Selbst wenn sie richtig wären, ließen sie nicht die Schlußfolgerung zu, die aus ihnen abgeleitet wird. Die Polemik gipfelt in dem Vorwurf, mit dieser Thematik hätten sich die Stoiker einem Gegenstand zugewandt, der für das eigentliche Anliegen ihres Philosophierens ohne Belang sei.

Kapitel 5: Einige ergänzende Überlegungen sollen die Argumentation stützen, z.B.: Funktionsausfälle im Bereich des Nerven- und des Arteriensystems, die durch künstliches Unterbrechen oder Blockieren der Leitungsbahnen hervorgerufen werden, beweisen, daß das Rückenmark und die Nerven im Gehirn, die Arterien im Herzen den Ausgangspunkt ihrer Funktionen haben. Die Identität der Substanz (bei Rückenmark, Nerven und Gehirn) ist ein sicheres Kriterium dafür, daß die dünneren Gebilde Ausläufer der dickeren sind, während die Ungleichartigkeit der Substanz (bei den Arterien gegenüber dem Herzen, bei den Venen im Vergleich mit der Leber) in dieser Hinsicht keine Schlüsse zuläßt. Die notwendige gegenseitige Unterstützung der drei Zentralorgane, die wie alle übrigen Körperteile in einer Wechselbeziehung zueinander stehen, spricht ebenfalls gegen die absolute Vorrangstellung des Herzens.

Kapitel 6: Im Mittelpunkt dieses Abschnitts steht die Frage nach dem Wesen der den Embryo ausformenden Ursache. Bei der Erörterung dieses Problems läßt sich Galen von der Überzeugung leiten, die Einrichtung des Körpers lasse höchste Weisheit und Macht der Instanz erkennen, die ihn geschaffen hat. Diese Instanz muß aber genauer definiert werden. Als Ursache in Betracht gezogen werden die Substanz der sogenannten Natur bzw. die im Samen enthaltene Seele, eine Vorstellung, von der mehrere Spielarten zur Sprache gebracht werden, die Vernunftseele, die beseelte Materie bzw. die Seele der Materie und die im ganzen Kosmos ausgebreitete Seele. Einige der erwogenen Möglichkeiten werden deshalb verworfen, weil den betreffenden Teilen oder Arten der Seele Weisheit, Vernunft und Kunstfertigkeit abzusprechen sind. Als der schwerwiegendste Einwand gegen die Annahme, der Vernunftseele könne die Funktion des Schöpfers zukommen, erweist sich für Galen der Umstand, daß sie von den körperlichen Strukturen, derer sie sich bei der Steuerung der willkürlichen Funktionen richtig bedient, selbst keine Kenntnis hat, die sie als ihr Schöpfer haben müßte. Das von ihm zur Sprache gebrachte Problem zu lösen, sieht sich Galen außerstande, zumal da seine anatomischen Studien hierfür kein beweiskräftiges Argument liefern. Seine Aporie bekennt er gleichfalls in der von ihm angeschnittenen Frage nach der Substanz der Seele.

Die positiven Ergebnisse der Untersuchung, deren Übersichtlichkeit durch ständiges Zurückgreifen auf schon Gesagtes nicht gefördert wird, faßt Galen in der Erkenntnis zusammen, daß Kunstfertigkeit und Weisheit der die Lebewesen ausformenden Ursache sehr groß sind und daß der Körper, solange er existiert, von drei Zentralorganen verwaltet wird.

* * *

Mein herzlicher Dank gilt Jutta Kollesch für die fördernde Kritik, mit der sie meine Arbeit an der vorliegenden Ausgabe bis zu ihrem Abschluß begleitet hat.

Berlin, im Januar 2001 Diethard Nickel

ΓΑΛΗΝΟΥ

ΠΕΡΙ ΚΥΟΥΜΕΝΩΝ ΔΙΑΠΛΑΣΕΩΣ

GALEN

ÜBER DIE AUSFORMUNG DER KEIMLINGE

CONSPECTVS SIGLORVM ET COMPENDIORVM

L	= Laurentianus Gr. 74,3; s. XII
L^2, L^3, L^4	= eiusdem codicis correctores
F	= Laurentianus Gr. 59,14; s. XV
F^+	= eiusdem codicis loci perditi
M	= Marcianus App. cl. V 4; s. XVI in.
P	= Parisinus Gr. 2164; s. XVI
P^2, P^3, P^4	= eiusdem codicis correctores

α = consensus codicum LF

Ald.	= editio Aldina, Venetiis a. 1525
Bas.	= editio Basileensis, a. 1538
Chart.	= editio Charterii, Lutetiae Parisiorum a. 1679
Kühn	= editio Kühnii, Lipsiae a. 1822

Felic.	= Feliciani versio Latina, Lugduni a. 1550
Corn. vers.	= Cornarii versio Latina, Basileae a. 1549
Guint.	= Guinterii versio Latina, Lutetiae Parisiorum a. 1536

Orib.	= excerptum ab Oribasio e Galeni libro sumptum
F	= Oribasii codex Parisinus Gr. 2237; s. XIV
Daremberg	= Œuvres d'Oribase, ed. et vert. U. C. Bussemaker et Ch. Daremberg, vol. III, Lutetiae Parisiorum a. 1858

Hipp.	= Hippocratis lectiones
M	= Hippocratis codex Marcianus Gr. 269; s. X
V	= Hippocratis codex Vaticanus Gr. 276; s. XII

Gal. De sem.	= lectiones loci Hippocratici a Galeno in De semine libro primo citati
M	= Galeni codex Mosquensis Gr. 466; s. XV
P	= Galeni codex Parisinus Gr. 2279; s. XVI

Ad.	= codex Adelphi qui vocatur

v. Arnim	= Stoicorum Veterum Fragmenta, ed. v. Arnim
Caius	= Caius in editionis Basileensis exemplari suo nunc bibliothecae collegii Etonensis proprio
Cobet	= C. G. Cobet, Mnemosyne, N.S. 3, a. 1875, p. 377
Corn.	= Cornarius in editionis Aldinae exemplari suo nunc bibliothecae universitatis Ienensis proprio
Usener	= Usener, Epicurea

ΓΑΛΗΝΟΥ

ΠΕΡΙ ΚΥΟΥΜΕΝΩΝ ΔΙΑΠΛΑΣΕΩΣ

V 652 K. 1. Περὶ τῆς τῶν κυουμένων διαπλάσεως ἐπεχείρησαν μὲν ἰατροί τε
καὶ φιλόσοφοι γράφειν μηδεμίαν ἀφορμὴν ὧν λέγουσιν ἐξ ἀνατομῆς παρ-
εχόμενοι. καὶ θαυμαστόν γ' οὐδέν ἐστιν ἁμαρτεῖν τῆς ἀληθείας αὐτοὺς καὶ
διαφωνῆσαί τι πρὸς ἀλλήλους. ὅπου γὰρ καὶ τοῖς ἀνατεμοῦσιν ἐπιμελῶς
ἠγνοήθη τινά, πολὺ δήπου μᾶλλον εἰκὸς ἦν ἁμαρτεῖν, ὅσοι ταῖς ἑαυτῶν
ὑπονοίαις ἐπίστευσαν ἄνευ τῶν ἐξ ἀνατομῆς φαινομένων.
653 2 Ἱπποκράτης δὲ πρῶτος ὧν ἴσμεν ἔγραψέ τι | περὶ διαπλάσεως ἐμ-
βρύων ἀληθῶς οὐ λογικαῖς ὑπονοίαις τὴν ἀκολουθίαν τῆς ζητήσεως ἐπι-
τρέψας, ἀλλ' αἰσθηταῖς διαγνώσεσιν, οὐδ' οὖν οὐδὲ ταύταις ὀλίγαις ὥσ-
περ ἔνιοι καθολικὰς ἀποφάσεις ἐκ τῶν ἅπαξ ἢ δὶς ὀφθέντων ποιησάμενοι.
3 καὶ νῦν γοῦν τις ἰατρὸς θεασάμενος ἅπαξ ἐκτρωθὲν ἔμβρυον ἡμερῶν λ' καὶ
δυοῖν ἔχον ἤδη σαφῆ τῆς διαπλάσεως ὑπογραφὴν ὡς ἐπὶ πάντων ἐμβρύων
οὕτω γιγνόμενον ἀπεφαίνετο μηδὲ τὰ πρὸς Ἱπποκράτους εἰρημένα, μή-
τι γε δὴ τῶν ἄλλων, ὅσοι περὶ τούτων ἱστόρησαν, ἀνεγνωκώς. οὐ γὰρ
ἀποτετμημένος εἷς ὅρος ἐστὶ τοῖς ἐμβρύοις οὔτε τῆς σαφοῦς διαπλάσεως
οὔτε τῆς κινήσεως οὔτε τῆς ἀποκυήσεως· ἀλλ' ὡς Ἱπποκράτει τε γέ-
γραπται καὶ τοῖς ἀξιοπιστοτάτοις τοῖς μετ' αὐτόν, ὧδ' ἔχει τὸ σύμπαν.
4 Ἑκταίαν γονὴν ἐκπεσοῦσαν ἰδὼν ὁ γράψας τὸ Περὶ φύσεως παιδίου
βιβλίον, εἴτ' αὐτὸς Ἱπποκράτης ἐστὶν εἴθ' ὁ μαθητὴς αὐτοῦ Πόλυ-
5 βος, ἀκριβῶς τε ἅμα καὶ σαφῶς διηγήσατο κατὰ τήνδε τὴν ῥῆσιν· «Καὶ
654 μὴν ἓξ ἡμέρας μείνασαν | ἐν τῇσι μήτρῃσι γονὴν καὶ ἔξω πεσοῦσαν αὐτός
τε εἶδον καὶ ὁκοίη μοι ἐφαίνετο ἐν τῇ γνώμῃ τότε, ἀπ' ἐκείνων τὰ λοιπὰ τε-

9 Ἱπποκράτης ... πρῶτος] *cf.* Gal. In Hipp. De nat. hom. comm. I 13: CMG V 9,1, p. 27,22sq. Quod animi mores corp. temp. sequu. 7. 8: Scr. min. II 57,10–13; 63,12sq. Müller = IV 798,2–5; 804,5sq. K. Meth. med. IX 8: X 632,4–7 K. 11 ὥσπερ – 12] *cf.* Gal. In Hipp. Epid. III comm. I 4: CMG V 10,2,1, p. 13,9–11 22–58,2] Hipp. De nat. pueri 13,1–4: p. 55,4–56,6 Joly = VII 488,22–492,1 L. *cf.* Gal. Adv. Lycum 7,3: CMG V 10,3, p. 24, 20–28 De fac. nat. II 3: Scr. min. III 163,18–20 Helmr. = II 86,9sq. K. 24 καὶ – 56,9 ἐγένετο] *cf.* Ioann. In Hipp. De nat. pueri comm. 16–20: CMG XI 1,4, p. 146,5–148,11

2 *ante* κυουμένων *add.* τῆς τῶν F 3 Περὶ – διαπλάσεως *post* γράφειν *(lin. 4) trsp.* F ἰατροί τε] τι L 4 γρ^α' L: γράψαι F 5 καὶ^II *om.* L 6 τι] τὲ F P3 *(in marg.) Bas.* 8 ὑπονοίαις – τῶν *om.* L, *in marg. add.* L3: *post* ἀνατομῆς *trsp.* F 12 ποιησάμενος F 14 *ante* τῆς *add.* τὴν M 15 ἀπεφήνατο F *Ald.* εἰρημένα] γεγραμμένα F μή τοι F 17 ἀποτεταγμένος *Corn.* 18 ἀπῆκυήσεως L ἱπποκρα^τη' L τε *om.* F 23 τῇ μήτρῃ *Hipp.* τισι L 24 τε *non hab. Hipp.*

GALEN

ÜBER DIE AUSFORMUNG DER KEIMLINGE

1. Über die Ausformung der Keimlinge zu schreiben, haben sowohl Ärzte als auch Philosophen unternommen, ohne daß sie für ihre Aussagen irgendeinen Anhaltspunkt aus der Anatomie bieten. So ist es auch überhaupt nicht verwunderlich, daß sie die Wahrheit verfehlten und in manchem miteinander in Widersprüche gerieten. Wo nämlich sogar von denen, die sorgfältig seziert haben, gewisse Sachverhalte nicht erkannt wurden, war es doch viel naheliegender, daß allen denjenigen Fehler unterliefen, die ohne Berücksichtigung der Phänomene, die durch das Sezieren zutage treten, (nur) ihren eigenen Vermutungen vertrauten.

Hippokrates hat, soweit wir wissen, als erster von der Ausformung 2
der Embryonen eine wahrheitsgetreue Darstellung gegeben, wobei er den fol-
gerichtigen Gang der Untersuchung nicht auf verstandesmäßige Vermutungen,
sondern auf wahrnehmbare Erkenntnisse gründete, und zwar durchaus nicht
auf eine geringe Zahl, wie einige (es taten), die auf Grund ein- oder zweimal
beobachteter Sachverhalte allgemeine Aussagen getroffen haben. So vertrat 3
denn auch jetzt ein Arzt, der (nur) einmal einen abortierten Embryo von 32
Tagen gesehen hatte, der schon einen deutlichen Umriß der Ausformung auf-
wies, die Ansicht, als sei es bei allen Embryonen so, wobei er nicht einmal die
von Hippokrates gemachten Ausführungen, geschweige denn die aller üb-
rigen gelesen hatte, die über diese (Fragen) Untersuchungen angestellt haben.
Bei den Embryonen ist nämlich weder für die deutliche Ausformung noch für
die Bewegung noch für die Geburt eine einzige (zeitliche) Abgrenzung genau
bestimmt; vielmehr verhält es sich, wie es sowohl von Hippokrates als
auch von den zuverlässigsten (Autoren) nach ihm beschrieben worden ist, im
ganzen folgendermaßen.

Nachdem der Verfasser des Buches Über das Werden des Kindes, sei es, 4
daß es Hippokrates selbst, sei es, daß es sein Schüler Polybos ist, einen
sechs Tage alten Samen gesehen hatte, der abgegangen war, berichtete er
(darüber) genau und deutlich zugleich in folgendem Wortlaut: „Tatsächlich 5
habe ich selbst Samen gesehen, der sechs Tage lang in der Gebärmutter ver-
blieben und (dann) herausgefallen war, und wie er mir damals in meiner Vor-

6 κμήρια ποιεῦμαι. ὡς δ' εἶδον τὴν γονὴν ἐκταίην οὖσαν, ἐγὼ διηγήσομαι·
γυναικὸς οἰκέτις μουσουργὸς ἦν πολύτιμος παρ' ἄνδρας φοιτῶσα, ἣν οὐκ
ἔδει λαβεῖν ἐν γαστρί, ὅκως μὴ ἀτιμοτέρη ᾖ. ἠκηκόει δὲ ἡ μουσουργός, οἷα
αἱ γυναῖκες πρὸς ἀλλήλας λέγουσιν· ἐπὴν γυνὴ μέλλῃ λήψεσθαι ἐν γα-
στρί, οὐκ ἐξέρχεται ἡ γονή, ἀλλ' ἐμμένει. ταῦτα ἀκούσασα συνῆκε, καὶ
τοῦτ' ἐφύλασσεν ἀεί. καί πως ᾔσθετο οὐκ ἐξιοῦσαν τὴν γονήν, καὶ ἔφρασε
τῇ δεσποίνῃ, καὶ ὁ λόγος ἦλθεν εἰς ἐμέ. καὶ ἐγὼ ἀκούσας ἐκελευσάμην πρὸς
πυγὴν πηδῆσαι. καὶ ἑπτά τοι ἤδη ἐπεπήδητο, καὶ ἡ γονὴ κατερρύη ἐπὶ τὴν
7 γῆν, καὶ ψόφος ἐγένετο, κἀκείνη ἐθηεῖτο καὶ ἐθαύμαζεν. ὁκοίη δ' ἦν, ἐγὼ
ἐρέω· οἷον εἴ τις ᾠοῦ ὠμοῦ τὸ ἔξω λεπύριον περιέλοι, ἐν δὲ τῷ ἔνδον ὑμένι
τὸ ἔσω ὑγρὸν διαφαίνοιτο. τρόπος μέν τις ἦν τοιοῦτος τὸ ἀληθὲς εἰπεῖν·
ἦν δ' ἐρυθρὸν καὶ στρογγύλον. ἐν δὲ τῷ ὑμένι ἐφαίνοντο ἐνεοῦσαι ἶνες λευ-
655 καὶ καὶ πα|χεῖαι εἰλημέναι ξὺν ἰχῶρι παχεῖ καὶ ἐρυθρῷ, καὶ ἀμφὶ τὸν ὑμένα
ἔξωθεν αἱμάλωπες· κατὰ δὲ τὸ μέσον ἀπεῖχε λεπτόν, ὅ τί μοι ἐδόκει εἶναι

1–11] *cf.* Gal. De sem. I 4,29–33: CMG V 3,1, p. 76,12–22

1 ποιοῦμαι F: ποιέομαι *Bas.* ἐκταίαν L² F *Gal. De sem.* M (-έαν) P ἐοῦσαν *Hipp. Gal. De sem.* M *Ald.* 2 οἰκέτης F: οἰκείης *Corn.* (ὀι-) *Hipp.* M *Gal. De sem. Ald.*: οἰκείηι *Hipp.* V: οἰκείαν *Gal. De sem.* M: οἰκέτης τινος *Gal. De sem.* P μουσοεργὸς *Hipp.* πολύτιμος ἦν *Gal. De sem.* P *Ald.* ἦν *om. Gal. De sem.* M παρ'] περὶ *Gal. De sem.* MP φοιτέουσα *Hipp.* M *(ε φυτ- corr.) Gal. De sem.*: φυτέουσα *Hipp.* V 3 ὅκως *supra lin. inser.* L ἀτιμοτέρα *Gal. De sem.* M ἔῃ M *Hipp.* (ἔηι M V) *Gal. De sem.* P *Ald.*: εἴη *Bas.* ἡ *e corr. in* F μοσουργὸς F: μουσοεργὸς *Hipp.* ὁκοῖα *Hipp.* 4 αἱ *ante lin. inser.* L: *non hab. Hipp. Gal. De sem.* γυναῖκες] γυνὴ *Gal. De sem.* M λέγουσι πρὸς ἀλλήλας *Hipp.* ἀλλήλους *Gal. De sem.* M: ἀλλήλαις *Gal. De sem.* P λέγοντας *Gal. De sem.* M: λέγουσαι *Gal. De sem.* P ἐπὴν] ὅτ' ἦν *Ald.*: ὅτι, ἦν *Kühn* μέλλῃ *om. Gal. De sem.* P: μέλλοι *Gal. De sem. Ald.* 5 ἔνδον μένει *Hipp. Gal. De sem. Ald.* ξυνῆκε(ν) *Hipp.* 6 τοῦτ' *om. Hipp.* V ἐφύλαξεν *Gal. De sem.* M: ἐφύλαττει *(sic) Gal. De sem.* P αἰεί *Hipp.* πως *e* πῶς *corr.* F: ὡς *Corn. Bas.*: κως ὡς *Hipp.*: πως, ὡς *Gal. De sem. Ald.* ἠσθίετο *in textu,* ᾔσθετο *in marg. Hipp.* M ἐξελθοῦσαν *Gal. De sem.* M καὶ *non hab. Gal. De sem.* 7 ἐς F: πρὸς M: ἕως *Hipp.* M V *Gal. De sem. Ald.*: ὡς *Gal. De sem.* P: ἐπ' *Gal. De sem.* M κἀγὼ *Gal. De sem.* *post* ἐκελευσάμην *add.* αὐτὴν *Ald. Gal. De sem. Ald.* πρὸς] εἰς *Gal. De sem.* M 8 πηγὴν F: γῆν τὴν *(sic) Ald.*: τὴν γῆν *Bas. Gal. De sem. Ald.*: τὴν γῆν πυγὴν *Hipp.* V: γῆν *Gal. De sem.* M ἑπτά τοι ἤδη] *supra* ἤδη *scr.* επεὶ L³: ἑπτάτοι ἐπεὶ M: ἑπτά τοι ἐπεὶ *Ald. Gal. De sem.* P: ἑπτά τοι ἐπιδὰν *Gal. De sem. Ald.*: ἐπεὶ ἑπτάκις *Bas.*: ἑπτά τέ ἤδη F: ἑπτά τέ οἱ ἤδη *Gal. De sem.* M ἑπτά τοι] „ἑπτάκις vel melius ἑπταίη" *Corn.* ἐπεπήδετο *Gal. De sem. Ald.* καὶ^II *om.* M *Gal. De sem.* P *Ald.* κατερρύει *Gal. De sem.* P *(ante corr.) Ald.* 9 ἐγίνετο *Hipp.* *post* κἀκείνη *hab.* ἰδοῦσα *Hipp. Gal. De sem.* ἐθειῆτο L: *corr.* M: αἰσθίητο F: ἐθεῆτο *Hipp.*: ἐθεῖτο *Gal. De sem.* M: ἐθεᾶτο *Gal. De sem.* P *Ald.* *post* ἐθηεῖτο *add.* αὐτὴν *Gal. De sem.* M *Ald.* ἐθαύμασεν *Hipp. Gal. De sem. Ald.* ὁκοία F: ὁκοῖον *Hipp. Gal. De sem.* 9sq. ἐρῶ ἐγὼ *Gal. De sem.* M 10 οἷον *om. Gal. De sem.* M ὠμοῦ ὠοῦ *Gal. De sem.* MP ὠμοῦ *om.* F λεπίδιον *Gal. De sem.* MP περιέλ *(ambig.)* L: περιέλει M: *corr. Chart.*: περιέλλει F: περιέλοιε *Gal. De sem.* P 11 τὸν ἔνδον *Hipp.* M V: τὸ ἔνδον *Gal. De sem.* διεφαίνετο *Gal. De sem. Ald.* ἦν τίς F τὸ ἀληθὲς εἰπεῖν] ἄλ *(in ras.)* εἰπεῖν L: γρ τὸ ἀληθὲς εἰπεῖν *in marg.* L³: ἅλις εἰπεῖν M (ἄλις) *Ald. Hipp.*: τὸ ἀληθές δ' εἰπεῖν F 12 δ' *om.* F *ante* ἐρυθρὸν *hab.* καὶ *Hipp., addiderit Corn.* ἐνεοῦ.αι F⁺ ἶνες] τινὲς L: ἶνες *supra lin. add.* L²: τινὲς ἶνες M 13 εἰλημεν' *(ambig.)* L, *in* εἰλημμέναι *mut.* L²: εἰλημμέναι F *Ald. Hipp.* M: *om. Hipp.* V ἐρυθρῷ] ἐρ.θρ. F⁺ 14 οἰμώλωπες *Hipp.* V τὸ *non hab. Hipp.* *post* μέσον *hab.* τοῦ ὑμένος *Hipp.* ἐπεῖχε *Kühn* εἶναι *om.* F

stellung erschien, daraus ziehe ich die übrigen Schlüsse. Wie ich aber den Sa- 6
men, der sechs Tage alt war, zu sehen bekam, will ich berichten: Einer Frau
gehörte eine wertvolle als Musikantin tätige Sklavin, die ständig Umgang mit
Männern hatte und die nicht schwanger werden durfte, damit sie nicht an
Wert einbüßte. Die Musikantin hatte aber gehört, was die Frauen so zueinan-
der sagen: wenn eine Frau in der Situation ist, schwanger zu werden, kommt
der Samen nicht (wieder) zum Vorschein, sondern bleibt darin. Als sie dies
gehört hatte, wußte sie Bescheid, und darauf gab sie immer acht. Sie hatte
nun irgendwie das Empfinden, daß der Samen nicht (wieder) zum Vorschein
kam, teilte es ihrer Herrin mit, und die Geschichte kam mir zu Ohren. Als ich
es gehört hatte, gab ich den Rat, im Sprung (mit den Fersen) gegen das Gesäß
zu schlagen. Siebenmal war sie schon gesprungen, da floß der Samen auf die
Erde, es gab ein Geräusch, und jene schaute hin und staunte. Von welcher Be- 7
schaffenheit er war, will ich sagen: wie wenn man von einem rohen Ei die äu-
ßere Schale entfernt, an der inneren Haut aber die innen befindliche Flüssig-
keit durchscheint. So etwa war, um die Wahrheit zu sagen, seine Beschaffen-
heit; es war aber rot und rund. In der Haut waren, wie sich zeigte, weiße, dik-
ke Fasern enthalten, umhüllt mit einer dicken, roten Blutflüssigkeit, und au-
ßen um die Haut herum befanden sich blutunterlaufene Stellen; in der Mitte
sprang etwas Dünnes vor, das mir der Nabel zu sein schien, und mit jenem

ὀμφαλὸς καὶ ἐκείνῳ τὴν πνοὴν καὶ ἔξω καὶ ἔσω ποιεῖσθαι τὸ πρῶτον· καὶ ὁ
ὑμὴν ἐξ ἐκείνου ἐτέτατο πᾶς περιέχων τὴν γονήν.»

2. Ἐν τούτῳ τῷ λόγῳ τὸν μὲν περιέχοντα τὴν γονὴν ὑμένα τὸ καλού-
μενον χόριον τὰς λευκὰς καὶ παχείας ἶνας ἔχον ἐν ἑαυτῷ σὺν ἰχῶρι παχεῖ
καὶ ἐρυθρῷ φλεβῶν καὶ ἀρτηριῶν ὑπογραφὴν τῆς γενέσεως ἡγητέον ὑπάρ-
χειν. αὐξανόμενον γοῦν τὸ κύημα διὰ παντὸς ὁρᾶται περιεχόμενον ὑπὸ
τοῦ χορίου μεστοῦ φλεβῶν τε καὶ ἀρτηριῶν ὄντος. οὐδὲ γὰρ ἄλλο τι παρὰ
ταυτὶ τὰ τρία τὴν οὐσίαν αὐτοῦ συντίθησιν, ἀλλ' εἰσὶ πάμπολλαι φλέβες
καὶ ἀρτηρίαι πλησίον ἀλλήλων ἐκτεταμέναι περιλαμβανόμεναί τε καὶ συν-
2 απτόμεναι συνεχεῖ σώματι λεπτῷ καὶ ὑμενοειδεῖ. διαιρουμένων δὲ τῶν κυ-
ούντων ζῴων, ὅσα μὴ πόρρω τῆς ἀνθρωπίνης ἐστὶ φύσεως, οἷον αἰγῶν καὶ
656 προβάτων καὶ | βοῶν ἵππων τε καὶ ὄνων, φαίνεται τὸ χόριον τοῦτο συμπε-
φυκὸς τῇ μήτρᾳ τοῦ κυοῦντος ζῴου κατὰ τὰς ἀρτηρίας τε καὶ τὰς φλέβας.
ἡ δ' ἀρχὴ τῆς γενέσεως τοῖς ἀγγείοις τούτοις ἐστὶν ἐκ τῶν κατὰ τὰς μή-
τρας ἀρτηριῶν καὶ φλεβῶν, ὧν εἰς τὴν ἐντὸς χώραν τῆς μήτρας ἀνεστόμω-
ται τὰ πέρατα, καὶ διὰ τούτων μόνων ἡ κοινωνία τοῖς κυουμένοις ἐστὶ
πρὸς τὰς κυούσας. οὐδαμόθι γὰρ ἄλλοθι τέτρηται τὸ χόριον, ἀλλ' οὐδὲ
συμπέφυκε κατά τι ταῖς μήτραις, ὅτι μὴ κατὰ ταῦτα μόνα· τὸ δ' ἄλλο κύ-
τος αὐτοῦ τὸ μεταξὺ ταῖς μήτραις μὲν ἔνδοθεν ὑποτέταται, ψαύει δ' αὐ-
τῶν μόνον ἄνευ συμφύσεως.

3 Τά γε μὴν ἀγγεῖα τὰ κατ' αὐτὸ στενοτάτας μὲν ἔχει τὰς ἀρχάς, δι'
ὧν, ὡς ἔφην, ἥνωται τοῖς πέρασι τῶν κατὰ τὴν μήτραν ἀγγείων· ἀποχω-
ροῦντα δ' αὐτῆς ἐς ταὐτὸν ἀλλήλοις ἀφικνεῖται τρόπον ὁμοιότατον ταῖς
ῥίζαις τῶν φυτῶν. ὡς γὰρ ἐπ' ἐκείνων ἐκ πολλῶν καὶ λεπτῶν περάτων ἀλ-
λήλοις συνιόντων ἕτεραι ῥίζαι παχύτεραι γεννῶνται κἀκείνων αὖθις ἀλλή-

6–7 χορίου] *cf.* Gal. De sem. I 4,25: CMG V 3,1, p. 74,26–76,2 7–20] *cf.* Gal. De usu part. XV 4: II 347,2–16 Helmr. = IV 224,14–225,9 K. 7–10] *cf.* Gal. De uteri dissect. 10,2: CMG V 2,1, p. 50,16–18 De usu part. VIII 8; XV 5: I 476,4–7; II 352,17–19 Helmr. = III 656,8–11; IV 232,1–3 K. De anat. administr. XII: II 108,29–32 Simon 8 ἀλλ' – 15 φλεβῶν] *cf.* Gal. De sem. I 7,15–17: CMG V 3,1, p. 88,20–24 10–11 φύσεως] *cf. infra,* p. 66,13sq. Ruf. De corp. hum. part. appellat. 9: p. 134,10sq. Daremberg-Ruelle 11sq. οἷον – ὄνων] *cf.* Gal. De sem. I 2,1: CMG V 3,1, p. 64,16sq. 14–20] *exc.* Orib. Coll. med. rel. lib. inc. 15,8: CMG VI 2,2, p. 103,32–104,2 17sq.] *cf.* Gal. De sem. I 6,4: CMG V 3,1, p. 84,24 21–60,11 γεννῆσαν] *cf.* Gal. De uteri dissect. 10,12–15: CMG V 2,1, p. 56,1–20 21–60,7 σύνοδος] *cf.* Gal. De usu part. XV 4: II 347,21–348,10 Helmr. = IV 225,13–226,7 K. 22 ὡς ἔφην] *cf. supra,* lin. 14–17 22–60,8 συντετρημένος] *cf.* Gal. De anat. administr. XII: II 108,22–28 Simon

1 κἀκείνῳ *Hipp.* ἔξω ... ἔσω] εἴσω ... ἔξω *Hipp.* 2 ἅπας *Hipp.* *ante* περιέχων *supra lin. add.* ὁ L^{2} 5 ὑπογραφὴν] περιοχὴν F 8 ταῦτ' ἢ L: *correxi*: ταῦτα ἢ M: ταῦτα *Ald.*: ταῦτα *et spat. 2 fere litt.* F συντίθησιν] ι^{1} *ex* η *corr.* L 11 εἰσὶ F 12 βοῶν – τε] ὑῶν· βοῶν τε καὶ ἵππων M 13 τε *om.* F 14 τῶν ἀγγείων τούτ *(ambig.)* L 16 μόνον *Orib.* 17 οὐδαμόθ *(ambig.)* L: οὐδαμόθεν F ἀλλαχόθι *Orib.* τετρη͗τ *(ambig.)* L: τέτρητο F 18 συμπέφυκε κατά τι ταῖς μήτραις *scripsi*: ψαύει κατά τι τῆς μήτρας α: ψαύει κατὰ τῆς μήτρας *Orib.* F ὅτι μὴ] ἢ *Orib.* 19 ἔνδον *Orib.* 20 μόνων α *Orib.* (μόνον *Daremberg*): *sec. Felic. Guint.* (solummodo) *et Corn. vers.* (solum) *correxi* φύσεως F 23 αὐτοῖς F εἰς F ἀφικνεῖσθαι α: *corr.* P^{4} *post* ὁμοιότατον *add.* τὸν F 24 ἐπ'] ἔτ' L ἀλλήλαις α: *correxi*

(Teil) schien mir (der Samen) zuerst aus- und einzuatmen; und die Haut, die
den Samen umgab, war, von jenem (vorspringenden Gebilde) ausgehend, ins-
gesamt straff gespannt."

2. In dieser Beschreibung, so muß man annehmen, stellt die den Samen
umgebende Haut das sogenannte Chorion dar, das die weißen, dicken Fasern
mit dicker, roter Blutflüssigkeit als eine Andeutung der Entstehung von Ve-
nen und Arterien in sich enthält. Während nun der Keimling wächst, sieht
man, daß er ständig von dem Chorion umgeben ist, das voll von Venen und
Arterien ist. Denn nichts anderes außer diesen drei (Bestandteilen) bildet
seine Substanz, vielmehr sind es sehr viele Venen und Arterien, die nahe bei-
einander verlaufen, von einem zusammenhängenden feinen und hautartigen
Körper umschlossen und zusammengehalten. Wenn man aber alle diejenigen 2
trächtigen Tiere zergliedert, die der menschlichen Natur nicht fernstehen,
wie Ziegen, Schafe und Kühe, Pferde und Esel, so zeigt es sich, daß dieses
Chorion an den Arterien und den Venen mit der Gebärmutter des trächtigen
Tieres zusammengewachsen ist. Den Anfang ihrer Entstehung haben diese Ge-
fäße in den Arterien und Venen in der Gebärmutter, deren Enden mit ihren
Mündungen in den inneren Raum der Gebärmutter hinein geöffnet sind, und
allein durch diese (Gefäßenden) besteht für die Keimlinge die Verbindung
mit den Schwangeren. Denn an keiner anderen Stelle ist das Chorion durch-
brochen, ja, es ist mit der Gebärmutter nicht einmal an irgendeiner Stelle, au-
ßer allein im Bereich dieser (Gefäßenden), zusammengewachsen; seine übrige
Wölbung, die sich zwischen (den Gefäßenden) befindet, schmiegt sich zwar
von innen an die Gebärmutter an, berührt sie aber lediglich, ohne daß es zu
einem Zusammenwachsen kommt.

Die Gefäße im Chorion haben tatsächlich sehr enge Anfänge, durch die 3
sie, wie ich sagte, mit den Enden der Gefäße in der Gebärmutter vereinigt
sind; indem sie sich aber von ihr entfernen, schließen sie sich, in sehr ähnli-
cher Weise wie die Wurzeln der Pflanzen, miteinander zusammen. Wie sich
nämlich bei jenen aus vielen feinen Enden dadurch, daß diese miteinander zu-
sammenlaufen, neue, dickere Wurzeln bilden und, indem sich jene wiederum

λαις ἑνουμένων ἕτεραι καὶ τοῦτο γιγνόμενον οὐ παύεται, μέχρις ἂν ἅπα-
657 σαι τελευτήσωσιν εἰς τὴν ἀρχὴν τοῦ πρέμνου, | κατὰ τὸν αὐτὸν τρόπον αἱ κατὰ τὸ χόριον ἀρτηρίαι καὶ φλέβες αἱ σμικραὶ συνιοῦσαι πρὸς ἀλλήλας ἑτέρας γεννῶσιν ἑαυτῶν εὐρυτέρας, ἐξ ὧν ἀλλήλαις συνιουσῶν ⟨ἕτεραι γίγνονται⟩, εἶτα τῶν γενομένων αὖθις ἀλλήλαις ⟨ἑνουμένων ἄλλαι⟩, καὶ τούτου πάνυ πολλάκις αὐταῖς συμβάντος εἰς δύο μὲν ἀρτηρίας, δύο δὲ φλέβας ἡ πάντων τῶν κατὰ μέρος ἀγγείων κεφαλαιοῦται σύνοδος, ὧν ἐν τῷ μεταξὺ γεννᾶταί τις πόρος εἰς τὸν πυθμένα τῆς κύστεως τοῦ κυουμένου συντε-
4 τρημένος, ὃν οἱ δεινοὶ περὶ τὰς ἀνατομὰς ὠνόμασαν οὐραχόν. τὸ δ' ἕτερον τοῦ πόρου τοῦδε στόμα χωριζομένων τῶν τεττάρων ἀγγείων εὐρύνεται κατὰ βραχὺ λεπτὸν ὑμένα παραπλήσιον ἀλλᾶντι τὸ σχῆμα γεννῆσαν ἐπιτεταμένον ἔξωθεν ἑτέρῳ τοιούτῳ τῷ περιέχοντι τὸ ἔμβρυον. ὀνόματα δὲ τοῖς δυσὶ τούτοις ὑμέσιν οἱ ἀνατομικοὶ τέθεινται, τῷ μὲν ἀπὸ τοῦ σχήματος ἀλλαντοειδῆ, θατέρῳ δὲ τῷ περιέχοντι τὸ ἔμβρυον ἀμνειόν. ταυτὶ μὲν οὖν ἔξωθέν ἐστι τοῦ κυουμένου.

5 Κατ' αὐτὸ δὲ τὸ ἔμβρυον ἴδια μόρια· πρῶτον μὲν ἁπάντων τὸ δέρμα, σκέπασμα καὶ ἀμφίεσμα σύμφυτον ὑπὸ τοῦ δημιουργήσαντος αὐτὸ γεγο-
658 νός, εἶθ' ἑξῆς | ἐπ' αὐτῷ τὰ συνεχῆ τοῖς τέτταρσιν ἀγγείοις ἔνδον τοῦ δέρματος μόρια, ὧν οὐδὲν οἷόν τ' ἐστὶ γεννηθῆναι πρὸ τοῦ πάντα τὰ κατὰ τὸ χόριον ἀγγεῖα τὴν συναγωγὴν εἰς τὰ προειρημένα τέτταρα σχεῖν. δεῖται γὰρ δηλονότι τῶν τοῦ κυουμένου μορίων ἕκαστον εἴς τε τὴν πρώτην γένεσιν ἅπασάν τε τὴν μετὰ ταῦτα διοίκησιν ἐπιτηδείου τροφῆς· οὐδεμία δ' ἄλλη τοῖς ἐμβρύοις ἔστι τρόφιμος ὕλη παρὰ τὴν ἐκ τῆς κυούσης αὐτοῖς χορηγουμένην. οὔκουν οἷόν τε γεννηθῆναί τι τῶν κατ' αὐτὰ μορίων ἄνευ τῆς αἱματικῆς οὐσίας.

6 Οὐ μὴν οὐδ' ὅσα λευκὰ καὶ ἄναιμα τῶν μορίων ἐστίν, ἐξ αὐτοῦ τοῦ

2 κατὰ – 11 γεννῆσαν] *cf.* Aet. XVI 3: p. 6,17–7,3 Zervòs κατὰ – 7 σύνοδος] *cf.* Gal. De ven. arter. dissect. 10: II 824,3–8 K. 6 εἰς – 9] *cf.* Gal. De usu part. XV 5: II 351,26–352,3 Helmr. = IV 231,3–6 K. 8 τις πόρος – 9] *cf.* Sor. Gyn. I 57,5: CMG IV, p. 42,23–25 τις πόρος – συντετρημένος] *cf.* Gal. De anat. administr. XII: II 108, 10sq. Simon 11 λεπτὸν – 14 ἀλλαντοειδῆ] *cf.* Gal. De sem. I 7,18: CMG V 3,1, p. 90,1–3 12–14] *cf.* Gal. De uteri dissect. 10,3: CMG V 2,1, p. 50,20–22 De usu part. XV 4. 5: II 346,22sq. 25; 352,4–6 Helmr. = IV 224,8sq. 11; 231,8sq. K. 17 σκέπασμα – σύμφυτον] *cf.* Gal. De morb. causis 6: VII 25,5sq. K. De sem. I 10,9: CMG V 3,1, p. 100,15–19 De alim. fac. III 32,1: CMG V 4,2, p. 376,12sq. De usu part. IV 13: I 222,14 Helmr. = III 303,4 K. 21sq. εἴς – διοίκησιν] *cf.* Gal. De plac. Hipp. et Plat. VI 7,12: CMG V 4,1,2, p. 408,2sq.

1 γ.νόμενον F+ 4 εὐρυυτέρας F ἕτεραι γίγνονται *addidi* 5 τῶν *om.* M γενναμένων (ν[II] *supra lin.*) L: γεννωμένων F *Ald.*: *correxi*: γενῶνται (*sic*) *Corn.* ἀλλήλαις] ἄλλας *Ald.*: ἄλλαι *Corn.* ἑνουμένων ἄλλαι *addidi* 6 *ante* δύο[II] *add.* εἰς F 10 στόμαχω ῥιζομν' (*ambig.*) L: στομάχω ῥιζόμενον *in* στόμα χωριζόμενον *mut.* P: στόμαχωριζόμενον F: *correxi* τεσσάρων F 11 *ante* λεπτὸν *add.* καὶ F ἄλλαν τι L: ἄλλαντι P: *corr. Bas.*: ἄλλον αὐτῇ F 12 τῷ περιέχοντι] περιέχεται *e* περιέχον *mut.* L: ᾧ περιέχεται *Ald.* ὄνομα F 13 δύο L 14 ἀλαντοειδῆ F: ἀλαντοειδεῖ L: ἀλλαντοειδεῖ M ἀμνειῶ L ταῦτα L (α[II] *supra lin.* L2(?)) 17 σύμφυτον *om.* F 18 ἐπ' *in* ὑπ' *mut.* L 19 τοῦ] τῆς F *ante* πάντα *add.* τὰ L 20 ἀγγεῖα] γ[I] *e* ν (?) *corr.* L: αἴτια F 23 αὐτ` (*ambig.*) L: αὐτὸ M: *corr. Corn.*: αὐτὰ F 24 τε *om.* L τι *om.* F αὐτὸ F 26 οὐδ' *om.* F

miteinander vereinigen, (wieder) neue und dieser Vorgang nicht aufhört, bis
alle im Anfang des Stammes ihr Ende erreicht haben, in derselben Weise bil-
den die kleinen Arterien und Venen im Chorion dadurch, daß sie miteinander
zusammenlaufen, neue (Arterien und Venen), die weiter sind als sie selbst, aus
denen, indem sie miteinander zusammenlaufen, neue entstehen, dann dadurch,
daß sich die so entstandenen wiederum miteinander vereinigen, (wieder) an-
dere, und nachdem sich dieser Vorgang bei ihnen sehr oft abgespielt hat,
führt der Zusammenschluß aller einzelnen Gefäße im Resultat zu zwei Arteri-
en und zwei Venen, in deren Zwischenraum sich ein Gang bildet, der in den
Boden der Harnblase des Keimlings mündet und den die Sachverständigen auf
dem Gebiet der Anatomie Harngang genannt haben. Die andere Mündung die- 4
ses Ganges erweitert sich durch das Auseinandertreten der vier Gefäße nach
und nach, wobei sie eine feine Haut bildet, die in der Form einer Wurst ähn-
lich ist und die außen über eine andere derartige (Haut) ausgebreitet ist, die
den Embryo umgibt. Diesen beiden Häuten haben die Anatomen Namen gege-
ben, der einen nach ihrer Form (den Namen) wurstförmige Haut, der anderen,
die den Embryo umgibt, (den Namen) Lammhaut. Diese (Gebilde) liegen au-
ßerhalb des Keimlings.

Am Embryo selbst gibt es (folgende) eigene Körperteile: als ersten von 5
allen die Körperhaut, die von der Instanz, die ihn geschaffen hat, als eine na-
turgegebene Schutzhülle und Umkleidung gefertigt worden ist, dann anschlie-
ßend nach ihr die mit den vier Gefäßen zusammenhängenden Teile innerhalb
der Körperhaut, von denen keiner gebildet werden kann, bevor alle Gefäße
im Chorion den Zusammenschluß zu den zuvor erwähnten vier (Gefäßen) er-
reicht haben. Denn offensichtlich braucht jeder einzelne Körperteil des
Keimlings sowohl für seine ursprüngliche Entstehung als auch für seine ganze
spätere Versorgung eine geeignete Nahrung; es gibt aber für die Embryonen
keinen anderen Nahrungsstoff außer dem, der ihnen von der Schwangeren her
zugeführt wird. Also ist es nicht möglich, daß irgendeiner von den Teilen an
ihnen ohne die Blutsubstanz gebildet wird.

Es ist jedoch auch nicht möglich, daß alle diejenigen Körperteile, die 6
weiß und blutlos sind, unmittelbar aus dem Blut gebildet werden wie die Sub-

αἵματος οἷόν τε γεννᾶσθαι καθάπερ ἡ τοῦ ἥπατος οὐσία. ταχίστην οὖν
ἴσχει τὸ σπλάγχνον τοῦτο τὴν γένεσιν ἐξ αἵματος ὡς ἂν ὁμοιοτάτην αὐ-
τῷ τὴν τοῦ σώματος οὐσίαν ἔχον. ἐὰν γὰρ διατεμὼν φλέβα ζῴου τοῦ ῥέ-
οντος αἵματος ἐάσῃς ἐμπεσεῖν τι συμμέτρως ὕδατι θερμῷ, παραπλησίαν
ἴσχει τὴν πῆξιν ἥπατος οὐσίᾳ. τοῦτο μὲν οὖν τὸ σπλάγχνον ἑτοιμότατα
πήγνυται μόνῳ τῷ περιέχεσθαι κατὰ τὸ τῆς μήτρας σῶμα πάσχον τοῦτο.
659 7 τῶν δ' ἄλλων | μορίων ἕκαστον, ὅσα σαρκοειδῆ τ' ἐστὶ καὶ ἔναιμα, πλείονος
δεῖται χρόνου πρὸς τὴν γένεσιν, ὥσπερ γε τὸ τῶν ἀρτηριῶν τε καὶ φλεβῶν
σῶμα παντάπασιν ἄναιμον ὑπάρχον ἐκ τῆς τοῦ σπέρματος οὐσίας εὔλο-
γόν ἐστι τὴν πρώτην γένεσιν ἐσχηκέναι προσπεσόντος αὐτοῦ τοῖς πέρασι
τῶν εἰς τὴν μήτραν καθηκόντων ἀγγείων· ἕτοιμόν τε γάρ ἐστι καὶ ῥᾷστον
ἐκ τῆς οὐσίας ἑαυτοῦ γλισχρότητα πολλὴν ἐχούσης τοιαύτην ἰδέαν ἐργά-
σασθαι μορίου.
8 Γενομένης δὲ τῆς πρώτης ῥιζώσεως τῶν ἀγγείων ἐπὶ τοῖς στόμασι
τῶν εἰς τὴν μήτραν καθηκόντων εἰκὸς δήπου τὸ διαπλάσαν αὐτὰ σπέρμα
τροφὴν αὐτοῖς ἐκπορίζειν ἕλκον ἐκ τῆς μήτρας τὸ αἷμα καὶ κατὰ σμικρὸν
οὕτως εὐρύνειν μὲν τὰ πρῶτα γεννηθέντα, προάγειν δ' εἰς μῆκος αὐξάνον
τε καὶ κατὰ βραχὺ συνάγον ἐς ταὐτὸ τὰ λεπτότερα πρὸς τὴν τῶν εὐρυτέ-
9 ρων γένεσιν. τὰ μὲν οὖν ἀγγεῖα καὶ τοὺς ὑμένας εὔλογον οὕτω γεννᾶσθαι
τὴν μὲν πρώτην σύστασιν ἐκ τῆς τοῦ σπέρματος οὐσίας λαβόντα, τὴν δ'
660 ἐφεξῆς εἰς μῆκός τε καὶ εὖρος ἐπί|δοσιν, ὡς ἐπὶ τῶν δένδρων ὁρῶμεν ἐκ τῆς
ἀρχῆς τοῦ πρέμνου τό θ' ὑπόλοιπον αὐτοῦ πρὸς ὕψος ἀνατεινόμενον εἴς
τε τοὺς κλάδους σχιζόμενον [γεννᾶσθαι]. ταυτὶ μὲν ἡμῖν οἷον θεμέλια τῶν
ἐφεξῆς εἰρησομένων ὑποβεβλήσθω.
3. Σκοπώμεθα δ' ἐπ' αὐτοῖς, ὅπως εἰκός ἐστι τὸ κυούμενον ὑπὸ τῆς
κατὰ τὸ σπέρμα δυνάμεως ἅπαν ἐφεξῆς διαπλασθῆναι, τὴν ἀρχὴν τῆς εὑ-
2 ρέσεως αὖθις ἀπὸ τῶν κατὰ τὰς ἀνατομὰς ὁρωμένων ποιησάμενοι. φαίνε-
ται γὰρ τῶν εἰρημένων τεττάρων ἀγγείων, ἃ τὸν ὀνομαζόμενον ὀμφαλὸν
ἅμα τῷ κατὰ τὸν οὐραχὸν πόρῳ συνίστησιν, εὐθὺς ἅμα τῷ διελθεῖν τὸ

1 καθάπερ – 3] *cf.* Gal. De sem. I 8,2: CMG V 3,1, p. 90,12 2 ὡς – 5] *cf.* Gal. De usu part. IV 12: I 219,1–4 Helmr. = III 298,8–12 K. ὡς – 3] *cf.* Gal. De plac. Hipp. et Plat. VI 8,29: CMG V 4,1,2, p. 414,4sq. 11–13] *cf.* Gal. De sem. I 5,3–5: CMG V 3,1, p. 80,3–11 23 οἷον θεμέλια] *cf. infra,* p. 86,20sq. 25sq. ὅπως – διαπλασθῆναι] *cf.* Gal. De propr. plac. 11,1: CMG V 3,2, p. 90,19sq. ὑπὸ – διαπλασθῆναι] *cf. infra,* p. 86, 17sq. 27–64,24] *cf.* Gal. De usu part. XV 4: II 349,2–351,25 Helmr. = IV 227,5–231,2 K. De plac. Hipp. et Plat. VI 6,50–52: CMG V 4,1,2, p. 404,13–20 De sem. I 8,3: CMG V 3,1, p. 90,13sq. 27–64,2] *cf.* Gal. De propr. plac. 11,4: CMG V 3,2, p. 92,23–94,2 27–29 συνίστησιν] *cf.* Gal. De uteri dissect. 10,14: CMG V 2,1, p. 56,14–16 De anat. administr. XII: II 108,32–38 Simon Sor. Gyn. I 57,3: CMG IV, p. 42,11–13 28 τῶν εἰρημένων τεττάρων ἀγγείων] *v. supra,* p. 60,6–9. 18. 20 29 εὐθὺς – 64,2] *cf.* Gal. De ven. arter. dissect. 10: II 824,11–13 K. De anat. administr. XII: II 109,13–16 Simon

1 γοῦν F 3 οὐσίαν *in textu om., in marg. add.* F 6 περιέρχεσθαι F μρσ͂' L: μητρὸς F: *corr. Ald.* 7 εἰσι F πλέονος F 8 γε *om.* F 10 ἐσχηκέναι] η *e corr. in* L 12 χλισχρότητα L 16 μικρὸν F 17 προάγειν] προ' *et spat. 3 fere litt.* F 18 εἰς F 19 *post* εὔλογον *add.* ἐστιν F 21 μῆκός ... εὖρος] εὖρος ... μῆκος F 21sq. τῦ ἀρχ῀ *(ambig.)* L 23 γεννᾶσθαι *seclusi* θεμέλ *(ambig.)* L: θεμέλιον M 29 διελθεῖν *in* διελεῖν *radendo mutat. in* L

stanz der Leber. Bei diesem Organ erfolgt die Entstehung aus dem Blut jeden-
falls sehr schnell, da es ja eine Körpersubstanz hat, die dem Blut sehr ähnlich
ist. Wenn man nämlich an einem Tier eine Vene durchschneidet und etwas
von dem herausfließenden Blut in mäßig warmes Wasser tropfen läßt, so
weist es eine der Substanz der Leber ähnliche feste Konsistenz auf. Dieses Or-
gan wird nun allein dadurch sehr leicht fest, daß es im Körper der Gebärmut-
ter eingeschlossen ist, während sich dieser Vorgang an ihm vollzieht. Jeder 7
einzelne von den übrigen Körperteilen, soweit sie fleischartig sind und Blut in
sich enthalten, braucht aber für seine Entstehung eine längere Zeit, wie es an-
dererseits naheliegt, daß der Körper der Arterien und Venen, der völlig blut-
los ist, seine ursprüngliche Entstehung aus der Substanz des Samens hat, nach-
dem dieser mit den Enden der in die Gebärmutter gelangenden Gefäße in Be-
rührung gekommen ist; denn er ist dazu bereit und sehr geneigt, aus seiner ei-
genen Substanz, die eine starke Zähigkeit aufweist, einen Körperteil von sol-
chem Aussehen hervorzubringen.

Nachdem aber an den Mündungen der in die Gebärmutter gelangenden 8
(Gefäße) der erste Ansatz zur Wurzelbildung der (neuen) Gefäße entstanden
ist, ist es doch nur natürlich, daß der Samen, der sie ausgeformt hat, ihnen
Nahrung verschafft, indem er aus der Gebärmutter das Blut herauszieht, und
daß er so die zuerst gebildeten (Gefäße) allmählich weiter werden und an
Länge zunehmen läßt, indem er ihr Wachstum fördert und die feineren (Gefä-
ße) nach und nach in eins zusammenschließt, damit so die (Gefäße) mit größe-
rer Weite entstehen. Es liegt nun nahe, daß die Gefäße und die Häute in der 9
Weise geschaffen werden, daß sie ihre erste Bildung aus der Substanz des Sa-
mens erhalten, die anschließende Zunahme an Länge und Weite aber so, wie
wir bei den Bäumen sehen, daß aus dem Anfang des Stammes sein übriger
Teil zur Höhe emporstrebt und sich in die Äste spaltet. Diese Dinge seien von
uns gleichsam als Fundament dessen, was anschließend erörtert werden soll,
zugrunde gelegt.

3. Hiernach wollen wir betrachten, wie aller Wahrscheinlichkeit nach
der Keimling von der im Samen enthaltenen Kraft Schritt für Schritt in seiner
Gesamtheit ausgeformt wird, indem wir bei unserem Bemühen, dies herauszu-
finden, wiederum mit den Gegebenheiten den Anfang machen, die bei den
Zergliederungen beobachtet werden. Das eine Paar der erwähnten vier Gefä- 2
ße, die zusammen mit dem Kanal, den der Harngang darstellt, die sogenannte
Nabelschnur bilden, scheint nämlich sofort, unmittelbar nachdem es die Kör-

δέρμα τοῦ κυουμένου τὸ μὲν ἕτερον ζεῦγος ἑνούμενόν τε παραχρῆμα καὶ μίαν φλέβα μεγάλην γεννῆσαν ἐμφύεσθαι τῷ ἥπατι. λέγω δ' ἐμφύεσθαι τὴν
3 ἐκ τῆς ἀνατομῆς ἰδέαν ἑρμηνεύων. οὐ γὰρ δὴ προϋπάρχοντί γε τῷ ἥπατι τὴν ἔμφυσιν ἡ φλὲψ αὕτη ποιεῖται· τοὐναντίον γοῦν ἅπαν εἰκός ἐστι γίγνεσθαι, ὁπόταν εἴσω διάσχῃ καθάπερ τι δένδρου στέλεχος ἡ κατὰ τὸν ὀμφαλὸν φλέψ, δισχιδῆ μὲν τὸ πρῶτον γίγνεσθαι, τῶν μερῶν δ' αὐτῆς
661 ἑκάτερον ἀποφύσεις ποιεῖσθαι πολλὰς | ἀνάλογον τοῖς ἐπὶ τῶν δένδρων κλάδοις, εἶτα τῷ μὲν ἑτέρῳ μορίῳ τῆς σχίσεως τῶν φλεβῶν ἐπιφύεσθαι τὴν εἰρημένην σάρκα τῆς κατὰ τὸ ἧπαρ οὐσίας, τῷ δ' ἑτέρῳ τῷ τὰ μεσεντέρια γεννῶντι τήν τε γαστέρα καὶ τὸν σπλῆνα καὶ τὴν τῶν ἐντέρων ἕλικα πᾶσαν ⟨τὸ⟩ ἐπίπλοόν τε καὶ τὸ καλούμενον ἀπευθυσμένον ἔντερον οὐ δήπου καὶ ταῦτα πρόσθεν ὑπάρχοντα, συγγεννώμενα δὲ τῇ σχίσει τῶν φλεβῶν, ὥσπερ ἡ κατὰ τὸ ἧπαρ οὐσία καθ' ἑκάστην τε τῶν φλεβῶν ἰδίᾳ περιφυομένη καὶ κοινῇ συμπάσαις ἔξωθεν ἅμα πρὸς μίαν ἰδέαν σπλάγχνου διαπλαττομένη.

4 Οὐ μὴν οὕτω γε καὶ αἱ ἀρτηρίαι μετὰ τὸ διασχεῖν ἔσω τοῦ δέρματος εὐθέως οὔτε περιφυομένην ἑαυταῖς ἔχουσί τιν' οὐσίαν ἑτέραν οὔτ' εἰς πολλὰ μόρια κατασχίζονται, διαμένουσι δὲ μέχρι πολλοῦ δύο, περιλαμβάνουσαί τε τὴν κύστιν τοῦ κυουμένου καὶ κατ' αὐτῆς στηριζόμεναι φέρονται κάτω τε ἅμα καὶ πρὸς τὸ βάθος τοῦ σώματος, ἄχρι περ ἂν ἐπὶ τὸ πλατὺ καὶ ἱερὸν ὀστοῦν ὀνομαζόμενον ἀφίκωνται, καθ' οὗ φαίνονται δύο τινὲς ἀρτηρίαι, μία καθ' ἑκάτερον μέρος, ἐπὶ τὰ σκέλη φερόμεναι τῆς ἐπὶ τῇ
662 ῥάχει μεγίστης εἰς αὐτὰς ἐσχισμένης, ἥτις | φαίνεται τῇ τῆς καρδίας ἀριστερᾷ κοιλίᾳ συνημμένη.

5 Οὐ μὴν ὥσπερ ἐπὶ τῆς τοῦ ἥπατος γενέσεως οὐδὲν ὑπολείπεται ζήτημα, κατὰ τὸν αὐτὸν τρόπον ἐπὶ τῆς καρδίας φαίνεται. τὸ μὲν γὰρ ἧπαρ ἐπὶ θατέρῳ μέρει τῆς ἐξ ὀμφαλοῦ φερομένης φλεβὸς σχισθείσης πολυειδῶς τὴν διάφυσίν τε καὶ περίφυσιν ἔσχε· τῇ καρδίᾳ δὲ τὴν ὕλην, ἐξ ἧς τὴν γένεσιν ἕξει, παρὰ τῆς κυούσης ἤτοι διὰ τῶν ἀρτηριῶν ἀναγκαῖόν ἐστιν ἢ διὰ

8sq. τὴν εἰρημένην σάρκα] *v. supra*, p. 60,26–62,3 16–24] *cf.* Gal. De propr. plac. 11,3: CMG V 3,2, p. 92,12–18 18 διαμένουσι – 24] *cf.* Gal. De plac. Hipp. et Plat. VI 6,50–53: CMG V 4,1,2, p. 404,13–24 περιλαμβάνουσαί – 23 ἐσχισμένης] *cf.* Gal. De ven. arter. dissect. 9. 10: II 822,8–12; 824,8–10; 828,5–10 K. De anat. administr. XII; XIII: II 109,4–10; 163,9–13 Simon Sor. Gyn. I 57,4: CMG IV, p. 42,18–21 περιλαμβάνουσαί – 20 ἅμα] *cf.* Gal. De usu part. XV 5: II 352,9–11 Helmr. = IV 231,13sq. K. 20sq. τὸ^{II} – ὀνομαζόμενον] *cf.* Gal. In Hipp. Prorrh. I comm. III 8: CMG V 9,2, p. 117,8sq. De nerv. dissect. 17: II 855,18 K. In Hipp. De artic. comm. III 41: XVIII A 543,5 K. 28–66,2] *cf.* Gal. De propr. plac. 11,2: CMG V 3,2, p. 92,3–11

1 κυομένου F 2 φλέβαν F 4 ἡ φλὲψ αὕτη] αὐτὴ ἡ φλὲψ F γοῦν] γάρ M ἅπαν *om.* F 6 δισχιδ` *(ambig.)* L: δισχιδὲς M: *correxi*: διχῆ F *post* μὲν *add.* δὴ F *post* πρῶτον *addiderit* αὐτὴν *Kollesch* αὐτοῖς F 9 τὸ μεσεντρ́ *(ambig.)* L 11 τὸ^{I} *addidi* 12 συγγενώμενα L, *corr.* L^{2}: συγγενόμενα F 13 τὲ *supra lin. scr.* F 17 ἑαυταῖς *ex* αὐταῖς *corr.* F τιν'] τὴν α: *correxi* 18 μόρια *om.* F κατασχίζοντ *(ambig.)* L: κατασχίζοντα M: *corr. Ald.*: κατασχίζοντας F περιλαμβάνουσί L: παραλαμβάνουσαί M 19 αὔτην L 22 ἕτερον α: *corr. Corn. Bas.* 23 αὐτὰ F 24 συμβημένη F 25 ἀπολείπεται F 27 σχιθὲν L: σχισθὲν M 28 *post* τὴν^{I} *add.* πολυειδῆ *in marg.* L^{3}, *in textu* M 29 ἕξει, παρὰ] ἐξεῖπε F

perhaut des Keimlings passiert hat, indem es sich augenblicklich vereinigt
und so eine einzige große Vene bildet, in die Leber einzuwachsen. Ich ver-
wende aber den Ausdruck „einwachsen“, indem ich das Erscheinungsbild wie-
dergebe, das sich aus der Zergliederung ergibt. Denn diese Vene wächst ja 3
nicht in die (schon) vorher existierende Leber ein; jedenfalls ist es wahr-
scheinlich, daß genau das Gegenteil geschieht, daß sich (nämlich) die Nabel-
vene, wenn sie wie ein Baumstamm nach innen hindurchgedrungen ist, zu-
nächst gabelt, daß aber jeder ihrer beiden Teile, den Ästen bei den Bäumen
entsprechend, viele Ausläufer bildet, daß dann an den einen Teil der Venen-
aufspaltung das erwähnte Fleisch der Lebersubstanz, an den anderen aber,
der das Gekröse hervorbringt, der Magen, die Milz, alle Windungen der Där-
me, das Netz und der sogenannte Mastdarm anwachsen, wobei ja auch diese
(Körperteile) vorher (noch) nicht existieren, sondern sich erst zusammen mit
der Venenaufspaltung herausbilden, wie die Lebersubstanz, die an jeder ein-
zelnen Vene für sich und außen um alle gemeinsam herumwächst und so zu-
gleich zu der einheitlichen Erscheinung eines Organs ausgeformt wird.

Nicht ebenso haben indessen auch die Arterien, nachdem sie in den 4
Raum innerhalb der Körperhaut hindurchgedrungen sind, sofort irgendeine
andere Substanz zur Verfügung, die um sie herumwächst, auch spalten sie sich
nicht sogleich in viele Teile auf, sondern bleiben über eine weite Strecke hin
zwei, und indem sie die Harnblase des Keimlings umgreifen und sich auf sie
stützen, führen sie zugleich nach unten und in die Tiefe des Körpers, bis sie
zu dem sogenannten breiten und heiligen Knochen gelangt sind, über den, wie
sich zeigt, zwei Arterien, eine auf jeder der beiden Seiten, zu den Schenkeln
hin verlaufen, nachdem sich die auf der Wirbelsäule (entlangführende) größte
(Arterie) in sie gespalten hat, die offensichtlich mit dem linken Herzventrikel
verbunden ist.

Es stellt sich jedoch beim Herzen nicht in derselben Weise wie bei der 5
Entstehung der Leber heraus, daß keine Frage zu untersuchen übrigbleibt. Die
Leber hatte nämlich die Möglichkeit, an dem einen Teil der aus der Nabel-
schnur kommenden Vene, die sich vielfältig gespalten hatte, in die Zwischen-
räume (zwischen den Verästelungen) hinein- und (um diese) herumzuwachsen;
dem Herzen muß aber das Material, aus dem es seine Entstehung haben soll,
von der Schwangeren her entweder durch die Arterien oder durch Vermitt-

μέσου τοῦ ἥπατος χορηγεῖσθαι κατὰ τὴν ἐξ αὐτοῦ φερομένην φλέβα μετέ-
6 ωρον εἰς τὴν τῶν ἄνω τοῦδε τοῦ σπλάγχνου μορίων γένεσιν. μακρὸς δ' ἂν
οὗτος ὁ χρόνος εἴη καὶ οὐκ εὐθέως ἅμα ταῖς πρώταις ἡμέραις, ἐν αἷς τὸ
ἧπαρ ⟨τὴν⟩ ἀρχὴν ἴσχει τῆς γενέσεως ὀλίγον ἀπέχον τοῦ τῆς μήτρας σώ-
ματος. ὃ γὰρ ὑποφαίνεσθαι στρογγύλον, ἐρυθρὸν ἔνδον τοῦ χορίου κατὰ
τὴν ἑκταίαν γονὴν Ἱπποκράτης ἔφη, τοῦτ' ἂν εἴη τὸ ἧπαρ ἀδιάρθρω-
7 τον ἔτι καὶ ἀδιάπλαστον. ἔν γε μὴν ταῖς ὑπὲρ τὰς τριάκονθ' ἡμέρας τῶν
ἐμβρύων ἐκτρώσεσιν ἐγγὺς ἀλλήλων σαφῶς φαίνεται τὰ τρία ταυτὶ τοῦ
ζῴου μόρια, τό θ' ἧπαρ καὶ ἡ καρδία καὶ ὁ ἐγκέφαλος, μεῖζον μὲν ἀμφοῖν
663 τῶν ἑτέρων τὸ ἧπαρ, ἀπο|λειπόμενα δ' αὐτοῦ πάμπολυ κατὰ μέγεθος ἥ τε
8 καρδία καὶ ὁ ἐγκέφαλος. οὐ μὴν ὁπηνίκα γε πρώτην ἡ καρδία τὴν ἀρχὴν
τῆς διαπλάσεως ἴσχει, δυνατὸν εὑρεῖν· αἵ τε γὰρ ἀμβλώσεις αἱ κατὰ τὸν
πρῶτον μῆνα γιγνόμεναι σαφὲς οὐδὲν διδάσκουσιν, ἥ τ' ἐπὶ τῶν ὁμοίων
ἀνθρώποις ζῴων ἀνατομὴ κατὰ τὸν αὐτὸν τρόπον οὐδ' αὐτή τι δηλοῖ βέ-
βαιον, ἔστ' ἂν ἀδιάρθρωτον ᾖ τὸ κύημα. διαρθροῦσθαι δ' ἀρξαμένου τῶν
μὲν ἄλλων μορίων τὰ πλεῖστα περιγραφὴν οὐδεμίαν ἴσχει σαφῆ, μόνα δ'
ἀλλήλων ἐγγὺς ὁρᾶται τὰ τρία ταυτί, καθάπερ ἀρτίως εἶπον, ἥ τε καρδία
καὶ ὁ ἐγκέφαλος καὶ τὸ ἧπαρ.

9 Κατ' ἀρχὰς μὲν οὖν, ἡνίκα τὰ Περὶ σπέρματος ὑπομνήματα γράφων
ἠναγκάσθην καὶ περὶ τῆς κατὰ τὸν χρόνον τάξεως ἑκάστου τῶν μορίων
τῆς διαπλάσεως εἰπεῖν τι, τὴν καρδίαν ἔφην ὁμοίως τῷ ἥπατι κατὰ τὰς
πρώτας ἡμέρας τῆς κυήσεως οἷον κρηπῖδά τινα τῆς γενέσεως ἴσχειν ἐκ τῆς
ἐπὶ τῶν τελείων χρείας αὐτῆς ἀξιολογωτάτης οὔσης ἐπὶ τὸν λογισμὸν
τοῦτον ἀγόμενος. ὡς δὲ καὶ τοῖς ἄλλοις ἅπασιν ἰατροῖς τε καὶ φιλοσόφοις
664 εὗρον ἀρέσκον ὁμοίως τοῖς φυτοῖς ἄχρι τῆς σαφοῦς διαρθρώσεως | διοικού-
μενον τὸ κύημα, πιθανώτερον ἔδοξέ μοι μηδεμίαν αὐτῆς εἶναι χρείαν ἐν ἀρ-
χῇ τῆς γενέσεως, ἀλλὰ τοῦ μὲν ἥπατος ὑστέραν αὐτὴν διαπλάττεσθαι
10 πάντως. ἐζήτουν δ' ὅπως γίγνεται τοῦτο· δυοῖν γὰρ δήπου τούτοιν
ἀναγκαῖον εἶναι τὸ ἕτερον, ἢ παρὰ τοῦ ἥπατος αἵματος ἀνιόντος ἅμα τῇ
τῆς ἡπατίτιδος φλεβὸς γενέσει καὶ τὴν καρδίαν ἐκ τούτου γεννᾶσθαι δεῖν
ἢ διὰ τῆς μεγάλης ἀρτηρίας ἐχούσης αἷμα καὶ αὐτῆς, οὐχ, ὡς Ἐρασί-
στρατος οἴεται, μόνον πνεῦμα.

11 Τοὺς πολλοὺς δ' εἰκὸς ἐξηπατῆσθαι, καὶ μάλιστα τοὺς φιλοσόφους ὡς

6 Ἱπποκράτης ἔφη] *v. supra*, p. 56,12 8sq. ἐγγὺς – ἐγκέφαλος] *cf.* Gal. De sem. I 8,8: CMG V 3,1, p. 92,4–8 13sq. ἥ – ἀνατομὴ] *cf. supra*, p. 58,10sq. 17 καθάπερ ἀρτίως εἶπον] *v. supra*, lin. 8sq. 27 ἀλλὰ – 28] *cf.* Gal. De propr. plac. 11,4: CMG V 3,2, p. 92,22sq. 28 δυοῖν – 32] *cf.* Gal. De propr. plac. 11,2: CMG V 3,2, p. 92,8–12 28sq. δυοῖν – ἕτερον] *cf.* Gal. In Hipp. Epid. I comm. II 77: CMG V 10,1, p. 91,12 31sq. ὡς Ἐρασίστρατος οἴεται] *cf. e.g.* Erasistr. fr. 45; 198: p. 75; 132 Garofalo *infra*, p. 74, 26sq.

4 τὴν *addidi* 5 χωρίου L 6 ἧπαρ] παρ L, *corr.* L^{2} 7 ἀδιάπλαστον *e* διαπλαστὸν *corr.* L 8 ταυτὶ *ante* τὰ *trsp.* F 9 καὶ^{I} *om.* F ἐγκέφαλος] ε^{II} *e* λ *corr.* F 11 πρώτην *scripsi*: ᾶ L: πρώτη M: πρῶτον F 14 δηλοῖ τί F 17 ἀλλήλ *(ambig.)* L: ἀλλήλοις *Ald.* τὰ *om.* L 19 Περὶ *om.* L, *add.* L^{3} γράφειν F 23 αὐτῆς *om.* F 24 καὶ^{I} *om. Kühn* 25 *post* ὁμοίως *add.* καὶ F διαρθρώσεως] διαπλάσεως *in marg.* L^{3}, *in textu* M 26 μοι *om.* F αὐτοῖς F 28 τούτοιν] τούτ *(ambig.)* L: τούτου M: τούτων *Ald.* 29 ἅμα *om.* F 31 *ante* Ἐρασίστρατος *add.* ὁ F

lung der Leber über diejenige Vene zugeleitet werden, die aus ihr in die Hö-
he geführt wird, damit die oberhalb dieses Organs liegenden Körperteile ent-
stehen können. Diese Zeitspanne dürfte wohl lang sein, und es dürfte wohl 6
nicht sofort, gleich an den ersten Tagen, erfolgen, an denen die Leber, die nur
wenig von dem Gebärmutterkörper entfernt ist, den Anfang ihrer Entstehung
hat. Was sich nämlich, wie Hippokrates sagte, an dem sechs Tage alten
Samen innerhalb des Chorions als rundes, rotes (Gebilde) abzeichnete, das
dürfte wohl die noch ungegliederte und unausgeformte Leber sein. Bei den 7
Abgängen der Embryonen nach den (ersten) dreißig Tagen zeigen sich jedoch
diese drei Körperteile des Lebewesens deutlich nahe beieinander, die Leber,
das Herz und das Gehirn, wobei die Leber größer ist als die beiden anderen,
das Herz und das Gehirn aber an Größe sehr weit hinter ihr zurückbleiben. Es 8
ist allerdings nicht möglich, herauszufinden, wann das Herz den ersten An-
fang seiner Ausformung hat; denn die im Verlauf des ersten Monats erfolgen-
den Aborte geben keinen deutlichen Aufschluß, und das Sezieren, das an den-
jenigen Tieren vorgenommen wird, die den Menschen ähnlich sind, zeigt in
derselben Weise auch seinerseits nichts Sicheres, solange der Keimling (noch)
ungegliedert ist. Nachdem aber seine Gliederung begonnen hat, haben die
meisten anderen Körperteile (noch) keinen deutlichen Umriß, lediglich diese
drei, wie ich soeben gesagt habe, sieht man nahe beieinander, das Herz, das
Gehirn und die Leber.

Am Anfang, als ich mich bei der Abfassung der Bücher Über den Samen 9
genötigt sah, auch über die zeitliche Reihenfolge der Ausformung jedes ein-
zelnen Körperteils etwas zu sagen, äußerte ich, daß das Herz in ähnlicher
Weise wie die Leber (bereits) in den ersten Tagen der Schwangerschaft
gleichsam einen Grundstein seiner Entstehung hat, wobei ich mich von seinem
Nutzen bei den voll ausgebildeten (Individuen), der sehr beachtlich ist, zu die-
ser Schlußfolgerung führen ließ. Als ich aber fand, daß auch alle anderen
Ärzte und Philosophen die Meinung vertreten, der Keimling werde bis zu sei-
ner deutlichen Gliederung in ähnlicher Weise wie die Pflanzen verwaltet,
schien es mir überzeugender, daß es am Anfang der Entstehung keinen Nut-
zen hat, daß es vielmehr auf jeden Fall später als die Leber ausgeformt wird.
Ich untersuchte aber, wie dies geschieht: denn von den folgenden zwei (Mög- 10
lichkeiten) muß doch eine zutreffen, daß nämlich entweder dadurch, daß von
der Leber her Blut aufsteigt, zusammen mit der Entstehung der Lebervene
auch das Herz aus diesem (Blut) gebildet werden muß oder auf dem Weg über
die große Arterie, die auch ihrerseits Blut und nicht, wie Erasistratos
glaubt, nur Pneuma enthält.

Es liegt aber nahe, daß sich die Leute in der Mehrzahl getäuscht haben, 11
und zwar besonders die Philosophen, da sie ja keinen von den Sachverhalten

ἂν οὐδὲν ἐπισταμένους τῶν ἐν ταῖς διαιρέσεσι τῶν ζῴων φαινομένων, ὧν
μάλιστ' ἐστὶ χρήσιμα τὰ κατὰ τὴν ἐπὶ τῶν ζώντων ἀνατομὴν ἐγχειρουμέ-
12 νην τεχνικῶς εἰς γύμνωσιν τῶν ἐν τῷ βάθει μορίων. ὥστε καὶ κατὰ τοῦτο
μακρὸς ὁ λόγος γίγνεται τοῖς ἐπιστημονικῶς αὐτὸν ὅλον ἐκμαθεῖν ὀρεγο-
μένοις. ἓν μὲν γάρ ἐστιν ὑπόμνημά μοι γεγραμμένον, ἐν ᾧ σκοποῦμαι τὴν
χρείαν τῆς ἀναπνοῆς, ἕτερον δ' ἐπ' αὐτῷ τὸ περὶ τῆς τῶν ἀρτηριῶν τε καὶ
665 τῶν ἐν αὐταῖς σφυγμῶν, ἐν οἷς ὁ γυμνασάμενος εἴσεται τὸ | κυούμενον
οὔτ' ἀρτηριῶν ἔχον ἀναγκαίαν χρείαν ἐν ἀρχῇ τῆς γενέσεως οὔτε σφυγ-
μῶν οὔτε καρδίας ὥσπερ οὐδὲ τὰ φυτά. καὶ μέντοι καὶ περὶ τῆς τῶν φυτῶν
γενέσεως ἐσκέφθαι τι χρὴ πρότερον. ἐκ γὰρ τῶν εἰς ταῦτα ἀναγκαίων ἔν-
εστι καὶ [τὸ] γιγνώσκειν, ὁποίων τε καὶ ὁπόσων δεῖται τὸ κύημα, μέχρις
13 ἂν ὑπὸ μιᾶς διοικῆται ψυχῆς ὡς τὰ φυτά. καλοῦμεν δὲ τὴν ψυχὴν ταύτην,
ὅταν μὴ περὶ τούτου προκείμενον ᾖ σκοπεῖν, τῷ κοινῷ πάσης οὐσίας
προσρήματι φύσιν ὀνομάζοντες, ὃ κἀν ταῖς ἀκριβέσι σκέψεσιν οἱ περὶ
Χρύσιππον ἐφύλαξαν, οὐχ ὡς Ἀριστοτέλης τε καὶ Πλάτων ἀπο-
στάντες ὠνόμασαν ἀμφότεροι μὲν ψυχήν, ἀλλ' ὁ μὲν Ἀριστοτέλης τὸ
14 θρεπτικὴν αὐτῇ προσθείς, ὁ δὲ Πλάτων τὸ ἐπιθυμητικήν. ἐπεὶ τοίνυν ὁ
νῦν ἡμῖν προκείμενος λόγος οὐ κατὰ τὸ πάρεργον, ὥσπερ ὅταν ἄλλο τι
προηγουμένως σκοπῶμεν, ἀλλ' εἰς ἐσχάτην ἀκρίβειαν ἐκπονεῖται, τῆς κατὰ
τὰ φυτὰ γενέσεώς τε καὶ διοικήσεως ἀναμνήσομεν ἡμᾶς αὐτοὺς πρότερον.
666 ἅτε γὰρ ἀμίκτου τε καὶ μόνης οὔσης | αὐτῆς ὡς ἂν μήτε τὸ θυμοειδὲς ἐχόν-
των μήτε τὸ λογιστικὸν ἐλπίς ἐστιν εἰλικρινῆ καὶ ἀνόθευτον εὑρεῖν αὐτῶν
τὴν διοίκησιν.
15 Ἡ δ' οὖν αὖθις ἀρχὴ περὶ τῆς τῶν φυτῶν γενέσεως ἡμῖν γιγνέσθω
σπέρματος ἀναμνησθεῖσιν εἰς γῆν συμμέτρως ὑγρὰν καὶ θερμὴν ἐμβληθέν-

5–6 ἀναπνοῆς] Gal. De respir. usu: p. 80–132 Furley-Wilkie = IV 470–511 K. 6sq. τὸ – σφυγμῶν] Gal. De usu puls.: p. 194–226 Furley-Wilkie = V 149–180 K. 9–15 ἐφύλαξαν] Chrys. fr. 712: SVF II, p. 204,17–24 9sq.] *cf.* Gal. De plac. Hipp. et Plat. VI 3,10: CMG V 4,1,2, p. 374,29sq. 12–17] *cf. infra*, p. 104,17–19 Gal. De plac. Hipp. et Plat. VI 3,7: CMG V 4,1,2, p. 374,14–19 12–17 προσθείς] *cf.* Gal. De usu part. IV 13: I 226,21sq. Helmr. = III 309,2sq. K. 12–16 ψυχήν] *cf.* Gal. In Hipp. Epid. VI comm. V 5: CMG V 10,2,2, p. 272,25–273,4 De propr. plac. 3,6; 13,1: CMG V 3,2, p. 62,12–15; 102, 17–19 15 ὡς – 17] *v. e.g.* Arist. De anima II 4: 415 a 23sq. De generat. anim. II 3. 4: 736 a 35sq.; 740 b 29. 36sq. *cf. e.g.* Plat. Resp. IV; VIII: 439 d–e; 550 b Tim. 70 d 18 οὐ κατὰ τὸ πάρεργον] *cf.* Gal. De plac. Hipp. et Plat. IX 1,25: CMG V 4,1,2, p. 544,24 De sem. I 16,25: CMG V 3,1, p. 138,4 In Hipp. Epid. III comm. I 3: CMG V 10,2,1, p. 8,2 19 τῆς – 70,11] *cf.* Gal. De plac. Hipp. et Plat. VI 3,10–15: CMG V 4,1,2, p. 374,29–376,20

2 ἐπὶ τῶν *om.* F ἀναστομὴν L ἐγχειρουμν' *(ambig.)* L: ἐγχειρούμενα F 5 σκοποῦμεν F 6 τῆς^{II} *om.* F 7 αὐτοῖς α: *correxi* 9sq. τῆς – γενέσεως] τούτων F *(cf. notam ad lin. 12 pertinentem)* 10 ἀναγκαῖον L ἔνεστι] ἔν ἐστι *v. Arnim* 11 καὶ τὸ *deleverit Corn.*: τὸ^{I} *seclusi* 12 διοικεῖται α: *corr. Chart.* *post* φυτά *iter. e lin. 9sq.* καὶ μέντοι καὶ περὶ τῆς τῶν φυτῶν γενέσεως F 13 ταύτης *Corn.* σκοπεῖν ᾖ σθαι *(i. e.* σκοπεῖν *[vel* -σθαι*]* ᾖ*)* F ᾖ *om.* L, *supra lin. add.* L$^{3(?)}$ 15 οὐχ *om.* F τε *om.* F 16 μὲν ἀμφότεροι F 17 θρεπτικὸν M αὐτὴν L: αὐτῆς M: *corr. Corn.*: ἄγειν F ἐπιθυμητικόν M 18 νῦν ἡμῖν *om.* F ὅταν *om.* F 19 σκοποῦμεν (ου *e corr.)* F 20 ἀναμνήσωμεν M ὑμᾶς M F 22 *post* εἰλικρινῆ *add.* τε M 24 ἤδ' (η *in ras.)* L: *corr.* P: ἦδε F φυγμῶν L, *in* σφυγμῶν *mut.* L^{3}

kennen, die bei den Zergliederungen der Lebewesen sichtbar werden, von de-
nen diejenigen am nützlichsten sind, die durch das Sezieren an den lebenden
(Tieren) zutage treten, wenn es zur Freilegung der in der Tiefe liegenden
Körperteile kunstgerecht vorgenommen wird. Folglich erweist sich auch an 12
diesem Punkt die Thematik für diejenigen, die sie in wissenschaftlicher Wei-
se in ihrem ganzen Umfang kennenzulernen wünschen, als weitläufig. Von mir
ist nämlich ein einzelnes Buch verfaßt worden, in dem ich den Nutzen der At-
mung betrachte, und außerdem als weiteres (Buch) das über den (Nutzen) der
Arterien und der Pulse in ihnen; wer sich mit diesen (Schriften) beschäftigt
hat, wird wissen, daß der Keimling am Anfang seiner Entstehung weder von
den Arterien noch von den Pulsen noch vom Herzen einen unumgänglichen
Nutzen hat, wie (ihn) auch die Pflanzen nicht (haben). Und tatsächlich muß
man zuvor auch über die Entstehung der Pflanzen Betrachtungen angestellt
haben. Denn an dem, was für sie notwendig ist, kann man auch erkennen, wel-
che und wie viele Dinge der (animalische) Keimling braucht, solange er wie
die Pflanzen (nur) von einer einzigen Seele verwaltet wird. Wir bezeichnen 13
aber diese Seele, wenn es nicht unser Anliegen ist, über diesen Gegenstand
(speziell) Betrachtungen anzustellen, als Natur, indem wir sie mit der allem
Sein gemeinsamen Bezeichnung benennen, was Chrysipp und seine Anhän-
ger auch in ihren gründlichen Betrachtungen beibehalten haben, nicht so, wie
Aristoteles und Platon sie, davon abweichend, zwar beide Seele ge-
nannt haben, wobei jedoch Aristoteles ihr den Zusatz „ernährend“ gab,
Platon aber das Attribut „begehrend“. Da nun also das uns jetzt vorliegende 14
Thema nicht als eine Nebensache, wie wenn wir etwas anderes vorrangig be-
trachteten, sondern mit äußerster Gründlichkeit bearbeitet wird, werden wir
uns zuvor die Entstehung und Verwaltung bei den Pflanzen vergegenwärtigen.
Da sie nämlich ungemischt ist und für sich allein steht – (die Pflanzen) haben
ja weder den zornartigen noch den vernünftigen Seelenteil –, besteht Hoff-
nung, die Verwaltung bei ihnen in echter und unverfälschter Form ausfindig
zu machen.

Bei der Entstehung der Pflanzen soll von uns nun wiederum der Anfang 15
damit gemacht werden, daß wir uns Samen vergegenwärtigen, der in angemes-

τος. ἔστω δὲ τοῦτο δρυὸς ἢ ἄλλου τινὸς οὕτως ὑψηλοῦ φυτοῦ· ῥᾷον γὰρ
ἐν μεγάλῳ σώματι κατοψόμεθα τῆς διοικούσης αὐτὸ φύσεως τὰς ἐνεργεί-
16 ας. αὐτίκα μὲν ἐκ τοῦ σπέρματος ὁρᾶται διττή τις ἀπόφυσις γιγνομένη,
κάτω μὲν εἰς τὴν γῆν ἑτέρα, πρὸς δὲ τὸν ὑπὲρ γῆς ἀέρα παραπλησία τις
ἄλλη. λεπταὶ δ' οὖσαι τό γε κατ' ἀρχὰς αἱ ἀποφύσεις αὗται τοῦ χρόνου
προϊόντος ἁδρύνονταί τε ἅμα καὶ κατὰ τὸ μῆκος ἐκτείνονται, κἀπειδὰν
ἤδη μέγεθος ἀξιόλογον ἔχωσιν, εἰς ἀποφύσεις σχίζονται. καὶ μέντοι τού-
των αὐτῶν αὖθις εἰς ἑτέρας ἀποφύσεις διαιρουμένων, εἶτ' ἐκείνων εἰς ἄλ-
λας ἐν ἑκάστῳ μορίῳ τοῦ χρόνου πάσας αὐτὰς ἅμα τρέφεσθαί τε καὶ αὐ-
ξάνεσθαι συμβαίνει καὶ δὴ καὶ καρποὺς ἐπιφύεσθαι τοῖς πέρασιν αὐτῶν
ἅπασιν ἅμα τελεωθέντος τοῦ φυτοῦ. |
667 17 Τὴν αὐτὴν οὖν ἔχοντος τοῦ κυήματος ἐν τῇ πρώτῃ γενέσει τοῖς φυ-
τοῖς διοίκησιν ἐλαχίστη μὲν εἰκότως ἡ αὔξησις ἑαυτῆς γίγνεται κατὰ τὸν
πρῶτον χρόνον· ὁπόταν δὲ σαφῶς ἄρξηται διαρθροῦσθαι, πλείων ὥσπερ
γε καὶ διαρθρωθέντος μεγίστη κατὰ πολλὰ μόρια τῆς διοικούσης αὐτὸ
φύσεως ἐνεργούσης ἅμα.
18 Τίς οὖν ὅρος ἐστὶ τοῦ πρώτου χρόνου, καθ' ὃν οὐδέπω δεῖται τῆς
καρδίας τὸ κυούμενον; ἐμοὶ μὲν δοκεῖ, καθ' ὃν οὐδὲ τῶν φλεβῶν ἡ κατὰ τὸ
ἧπαρ ἐγένετο σύμπασα σχίσις. καλῶ δὲ σύμπασαν, ἐπεὶ διττή τίς ἐστιν
οὐκ ἐμοὶ πρώτῳ φανεῖσα τοιαύτη, συμφωνουμένη δὲ τοῖς ἀνατομικοῖς ἀν-
19 δράσιν ἅπασιν. ἡ γὰρ ἐξ ὀμφαλοῦ φλὲψ ἅμα τῷ πρῶτον εἰς τὴν ἐντὸς χώ-
ραν ἀφικέσθαι τοῦ περὶ τὸ κυούμενον δέρματος εὐθέως σχίζεται δίχα,
καθάπερ εἰς δύο μόρια μέγιστα κατὰ πολλὰ τῶν δένδρων ὁρᾶται τὸ πρέ-
μνον διαιρούμενον, εἶθ' ἑκατέρας τῶν φλεβῶν τῶνδε δίκην κλάδων ἀποφυ-
ούσης ἑτέρας φλέβας ἐκείνων τε πάλιν ἑτέρας, εἶτα τῶν γενομένων ἄλλας,
20 ἄχρι περ ἂν εἴς τινα πέρατα τελευτήσωσιν. ἑκατέραις δὲ τῶν κατασχίσε-
668 ων ἡ τοῦ | ἥπατος ἴδιος οὐσία, περὶ ἧς διῆλθον ἔμπροσθεν, ἐν κύκλῳ τε πε-
ριφύεται καὶ τὰ μεταξὺ τῶν σχίσεων ἀναπληροῖ καθάπερ τις στοιβή. καὶ
οὕτως αἱ μὲν ἀπὸ τῆς ταπεινοτέρας φλεβὸς ἀποφύσεις ἐν τοῖς σιμοῖς τοῦ
σπλάγχνου γίγνονται μέρεσιν, οἷς περιλαμβάνει τὰ δεξιὰ τῆς γαστρός, αἱ

1 ῥᾷον – 3] *cf.* Gal. De fac. nat. III 2: Scr. min. III 206,16–20 Helmr. = II 146,6–10 K. 3–5] *cf.* Gal. In Hipp. Epid. II comm. IV: CMG V 10,1, p. 313,16–20 27 περὶ – ἔμπροσθεν] *v. supra,* p. 60,26–62,3; 64,8sq. 28 καθάπερ τις στοιβή] *cf.* Gal. De usu part. VII 2. 8: I 376,1; 390,7 Helmr. = III 517,10; 536,16 K. De anat. administr. VI 11: p. 391,15 Garofalo = II 576,14 K.

1 δὲ] δὴ F τινος ἄλλου F: *transposui* ἄλλου *om.* L 2 αὐτὰ L 5 ἄλλη] ἑτέρα F γε *ante* οὖσαι *trsp.* F αὗται] αἳτ *(ambig.)* L 6 ἀνδρύνονταί F 7 *ante* ἀποφύσεις *addiderit* ἄλλας *Corn.* 8 αὐτῶν *in textu om., in marg. add.* F 10 καρπ` *(ambig.)* L: καρποὶ M F: *corr. Ald.* 11 τελειωθέντος M F 13 ἑαυτῆς *scripsi*: ἑαυτ˜ *(ambig.)* L: ἑαυτοῦ M F: αὐτοῦ *Ald.* 14 πλεῖον L 15 διαρθρωθέντ *(ambig.)* L: διαρθρωθέντων M ἀυτ˜ *(ambig.)* L: αὐτῶν M: αὐτῶ F: *correxi* 17 οὖν] αὖ L 18 οὐδὲ] ἤδη *Corn.* 19 σύμπασα] σύνπασα L σύμπασαν] σύμπ (α suprascr.) L 21 πρῶτον *scripsi*: πρῶτ *(ambig.)* L: πρώτω M F: πρώτως *Ald.* 22 διχῆ F 24 τῶνδε *om.* F κλάδ *(ambig.)* L: κλάδων (ου suprascr.) M 25 τῶν] τούτων *Ald.* γενωμένων L, *in* γεννωμένων *mut.* L3(?) 26 τελευτήσωσιν ἑκάτεραι τῶν κατασχίσεων, *Ald.* ἑκάτεραι L: ἑκατέρας F: *correxi* σχίσεων F 28 τὰ *postea inser.* L: *om.* F 30 περιλαμβάν *(ambig.)* L: περιλαμβάνουσι F

sen feuchte und warme Erde eingesenkt worden ist. Dies sei aber (der Samen)
einer Eiche oder irgendeines anderen so hohen Gewächses; denn in einer gro-
ßen Struktur werden wir die Funktionen der sie verwaltenden Natur leichter
beobachten können. Sofort sieht man, wie aus dem Samen ein doppelter Trieb 16
entsteht, der eine nach unten in die Erde hinein, ein anderer, ähnlicher zur
Luft hin über der Erde. Am Anfang zart, werden diese Triebe mit fortschrei-
tender Zeit zugleich üppig und strecken sich in die Länge, und wenn sie schon
eine beachtliche Größe haben, spalten sie sich in Ausläufer. Während sich je-
doch diese ihrerseits wieder in weitere Ausläufer zerteilen, dann jene in an-
dere, ist es in jedem einzelnen Zeitabschnitt gegeben, daß sie alle zugleich er-
nährt werden und wachsen und daß sich an allen ihren Enden auch Früchte
entwickeln, womit die Pflanze zugleich ihre Vollendung erreicht hat.

Indem der (animalische) Keimling nun im ersten Abschnitt seiner Ent- 17
stehung dieselbe Verwaltung wie die Pflanzen hat, ist sein Wachstum in der
ersten Phase natürlich, im Vergleich gesehen, am geringsten; wenn aber seine
deutliche Gliederung begonnen hat, ist es größer, wie es andererseits nach
Abschluß seiner Gliederung am größten ist, wobei die ihn verwaltende Natur
in vielen Körperteilen zugleich aktiv ist.

Welches ist nun die Abgrenzung der ersten Phase, in der der Keimling 18
das Herz noch nicht braucht? Mir scheint es (die Phase zu sein), in der sich
auch die gesamte Aufspaltung der Venen im Bereich der Leber (noch) nicht
vollzogen hat. Ich verwende den Ausdruck „die gesamte“, da es sich um eine
doppelte (Aufspaltung) handelt; dabei bin ich nicht der erste, dem sie sich in
solcher Form zeigte, vielmehr wird sie von allen Anatomen anerkannt. Denn 19
die aus der Nabelschnur kommende Vene spaltet sich, sobald sie nur erst ein-
mal in den inneren Raum der den Keimling umschließenden Körperhaut ge-
langt ist, sofort in zwei Teile, wie man an vielen Bäumen sieht, daß sich der
Stamm in zwei mächtige Teile gabelt, woraufhin dann jede dieser beiden Ve-
nen nach Art von Ästen weitere Venen aus sich herauswachsen läßt und jene
wiederum weitere, dann die (so) entstandenen (wieder) andere, bis sie in letz-
ten Ausläufern ihr Ende gefunden haben. Um beide Gruppen der Aufspaltun- 20
gen wächst die der Leber eigene Substanz, über die ich vorher gehandelt ha-
be, im Kreise herum und füllt die Zwischenräume zwischen den Aufspaltun-
gen wie ein Polstermaterial aus. So gelangen die Ausläufer der tiefer gelege-
nen Vene in die konkaven Partien des Organs, mit denen es die rechten Ab-

δ' ἀπὸ τῆς ὑψηλοτέρας ἐν τοῖς κυρτοῖς, ἔνθα τοῦ διαφράγματος ψαύει. καὶ διὰ ταύτην γε τὴν αἰτίαν αἱ δύο πύλαι τοῦ ἥπατος ἐγένοντο τοῖς ἐμβρύοις· τῆς γάρ τοι μεγάλης φλεβός, ἣν δι' ὀμφαλοῦ φερομένην ὁρῶμεν, αἱ κατὰ τὸ σῶμα φλέβες ἅπασαι μόριά τε καὶ ἀποβλαστήματ' εἰσὶ τῆς μὲν ὑψηλοτέρας πύλης γενομένης ἕνεκα τοῦ γεννηθῆναι τὰς κατὰ τὸ ἧπαρ ἁπάσας, τῆς ταπεινοτέρας δ' ἕνεκα τοῦ τὰς εἰς τὴν γαστέρα καὶ ⟨τὸν⟩ σπλῆνα καὶ τὸ ἐπίπλοον ἔντερά τε πάντα.

21 Συμπληρωθέντος δὲ τοῦ ἥπατος ἐκ μὲν τῶν κατὰ τὰ κυρτὰ μέρη φλεβῶν αὐτοῦ καθάπερ ἔκ τινων ῥιζῶν ἀθροίζεται στέλεχος ἡ μεγίστη τῶν ἐν τῷ σώματι φλεβῶν, ἣν διὰ τοῦτο κοίλην ὀνομάζουσι κατ' ἐξοχὴν δή τινα [τὴν] πρὸς τὰς ἄλλας φλέβας ἐνδεικνύμενοι τὸ μέγεθος αὐτῆς· Ἱπποκράτης |
669 δ' ἀπὸ τοῦ ἥπατος, ὅθεν ἑώρα τὴν ἔκφυσιν ἔχουσαν, ἡπατῖτιν ἐκάλεσε. ταύτης οὖν τῆς φλεβὸς ἐκτεταμένης κατὰ τὸ μῆκος τοῦ ζῴου τὸ μέν τι κάτω φέρεται κατὰ μέσης τῆς ῥάχεως ἐστηριγμένον, τὸ δ' ἄνω διὰ μέσου τοῦ θώρακος ἐπὶ τὸν τράχηλον ἀναφέρεται πρώτας μὲν ἀποφύσεις εἰς τὸ διάφραγμα ποιούμενον οὐ σμικράς, ἐπ' αὐταῖς δ' ἑτέρας πάνυ λεπτὰς εἴς τε τοὺς διαφράττοντας ὑμένας τὸν θώρακα καὶ τὸν περικάρδιον χιτῶνα, μετὰ δὲ ταύτας εἰς τὴν δεξιὰν κοιλίαν τῆς καρδίας καὶ τὸν θώρακα.

22 Κατὰ δὲ τὸν αὐτὸν χρόνον εὔλογόν ἐστι καὶ τὰς ἐκ τῶν ταπεινοτέρων πυλῶν φλέβας εἰς πάντα τὰ κατὰ τὴν γαστέρα μόρια κατασχιζομένας αἰτίας τῆς γενέσεως αὐτοῖς γίγνεσθαι. ἐν ᾧ δ' ἐπὶ τὴν καρδίαν ἀναφέρεται τὸ ἄνω μέρος τῆς ἡπατίτιδος, ἐν τούτῳ τὸ κάτω φερόμενον ἀποφύσεις ἑαυτοῦ τάς τ' ἐπὶ τοὺς νεφροὺς ποιεῖται – πρῶτοι γὰρ οὗτοι κεῖνται πλησίον τοῦ ἥπατος – καὶ ⟨τὰς⟩ εἰς τὰ περὶ τὴν ῥάχιν χωρία τὰ κατ' ὀσφύν, ὥσπερ γε τὸ ἄνω τοῦ διαφράγματος μέρος τῆς ῥάχεώς τε καὶ τοῦ θώρα-

3–7] *cf.* Gal. De anat. administr. XIII: II 160,32–39 Simon   8 ἐκ – 13] *cf.* Gal. De plac. Hipp. et Plat. VIII 1,35: CMG V 4,1,2, p. 488,7–10   9 ἡ – 13] *cf.* Gal. In Hipp. Epid. II comm. IV: CMG V 10,1, p. 314,17–21   De anat. administr. XIII: II 133,19sq.; 140, 24–26 Simon   10sq. κατ' ἐξοχὴν ... τινα] *cf.* Gal. De causis puls. II 13: IX 100,16 K. In Hipp. Aphor. comm. V 22; VI 51: XVII B 809,3; XVIII A 87,7 K.   11–13] *v.* Hipp. Epid. II 4,1: V 120,13; 122,10; 124,5 L. = De oss. nat. 10: IX 178,3. 17; 180,8 L.   *cf.* Gal. In Hipp. Epid. II comm. IV: CMG V 10,1, p. 313,39–41   De plac. Hipp. et Plat. VI 8,59. 67: CMG V 4,1,2, p. 420,1sq. 29sq.   In Hipp. De nat. hom. comm. II 6: CMG V 9,1, p. 69,28sq. 13–19] *cf.* Gal. De ven. arter. dissect. 2: II 786,4–14. 17–787,7 K.   15 πρώτας – 19] *cf.* Gal. De anat. administr. XIII: II 140,38–40; 141,21–23; 142,6–11. 17–19. 23sq. 29–33 Simon 17 τοὺς – θώρακα] *cf.* Gal. De anat. administr. VII 2: p. 411,18sq. Garofalo = II 593,13sq. K.   De usu part. VI 3: I 304,6–8 Helmr. = III 416,9–11 K.   23 τὸ^{II} – 74,1 λαμβάνον] *cf.* Gal. De anat. administr. XIII: II 135,18sq.; 136,5–12 Simon   ἀποφύσεις – 25 ὀσφύν] *cf.* Gal. De ven. arter. dissect. 8: II 809,4–6; 810,4sq. 17–811,3 K.

2 ταύτην] τοῦτ' αὐτήν α: τοῦ ταῦτην M: ταυτήν *Ald.*: *corr. Chart.*   ἐγένετο L 4 τε – εἰσὶ] τ' εἰσι καὶ ἀποβλαστήματα F   τε *in ras.* L   6 τοῦ *om.* F   τὸν *addidi* 7 ἐπίπλοον *coni. Corn. Ad.*: ὑπόλοιπον α   8 κατὰ *om.* L   11 τὴν *seclusi*: τὲ M: *del. Ald.*   12 ἔχουσαν] αὐτῆς F   ἡπατήτιν *(sic) ex* ἥπατιν *corr.* F   14 μέν τι] μέντοι F φέρεσθαι F   16 αὐτῆς L   πάνυ] πάντ *(ambig.)* L: πάντας M: πάντας *in* πάντως *mut.* P2   20 ἐκ *om.* F   21 κατασχιζομν' *(ambig.)* L: κατασχιζομένην M: *corr. Ald.*: κατασχιζόμενα F   αἰτία F   22 αὐτῶν F   φέρεται F   25 τὰς *add. Kollesch*

schnitte des Magens umgreift, die der höher gelegenen aber in die konvexen, wo es das Zwerchfell berührt. Aus diesem Grund entstanden bei den Embryonen die beiden Leberpforten; sämtliche Venen im Körper sind nämlich Teile und Ausläufer der großen Vene, die wir durch den Nabel führen sehen; dabei entstand die höher gelegene Pforte zu dem Zweck, daß sämtliche (Venen) in der Leber, die tiefer gelegene aber deshalb, damit die in den Magen, die Milz, das Netz und alle Därme (führenden Venen) gebildet werden könnten.

Nachdem aber die Leber vollendet worden ist, sammelt sich aus ihren 21
Venen in den konvexen Partien – wie aus Wurzeln ein Stamm – die größte von den Venen im Körper, die man deshalb Hohl(vene) nennt, womit man in einer gewissen Hervorhebung gegenüber den anderen Venen ihre Größe deutlich macht; Hippokrates bezeichnete sie aber nach der Leber, wo er sie ihren Ausgang nehmen sah, als Lebervene. Der eine Teil dieser Vene, die sich über die Länge des Lebewesens hin erstreckt, wird nun nach unten geführt, mitten auf die Wirbelsäule gestützt, der andere aber wird mitten durch den Brustkorb hindurch nach oben zum Hals hinaufgeführt, wobei er seine ersten, nicht kleinen Ausläufer in das Zwerchfell hinein bildet, im Anschluß an sie andere, ganz feine, in die den Brustkorb als eine Scheidewand durchziehenden Häute und den Herzbeutel, nach diesen aber (Ausläufer) in den rechten Herzventrikel und den Brustkorb.

Man kann sich gut vorstellen, daß zu derselben Zeit auch die aus den tie- 22
fer gelegenen Pforten kommenden Venen, die sich in alle Körperteile in der Umgebung des Magens hinein aufspalten, für deren Entstehung zuständig sind. In der Phase, in der der obere Teil der Lebervene zum Herzen hinaufgeführt wird, bildet der nach unten geführte (Teil) seine Ausläufer, sowohl die zu den Nieren hin – diese haben nämlich als erste ihren Platz nahe der Leber – als auch die in die Region um die Wirbelsäule im Bereich der Lende, wie man sich andererseits gut vorstellen kann, daß der oberhalb des Zwerchfells liegende Teil der Wirbelsäule und des Brustkorbs, der von der nach oben ge-

κος εὔλογον ἀπὸ τῆς ἀναφερομένης ἡπατίτιδος ἀποφύσεις λαμβάνον ⟨τὴν⟩
670 ὕλην τῆς γενέσεως | ἐξ αὐτῶν ἴσχειν, ἐν ᾧ χρόνῳ καὶ ἡ καρδία ⟨δια⟩πλάτ-
23 τεται. παραγίγνεσθαι γὰρ ἐπ' αὐτὴν ἤδη δύναται καὶ τὸ τῶν προειρημέ-
νων ἀρτηριῶν ζεῦγος εἰς μίαν ἀνηγμένων, ἣν καὶ αὐτὴν ἐπὶ μέσης τῆς ῥάχε-
ως ἐστηριγμένην ὁρῶμεν, ἄχρι περ ἂν ἐγγὺς ἀφίκηται τῆς καρδίας. ἐκ ταύ-
της οὖν τὴν καρδίαν πιθανόν ἐστιν ἀρυομένην αἷμα θερμότερον πολλῷ τοῦ
κατὰ τὰς φλέβας εἰς τοσοῦτον καὶ αὐτὴν θερμοτέραν γίγνεσθαι τοῦ ἥπα-
τος, εἰς ὅσον καὶ τὸ αἷμα τοῦ αἵματός ἐστι θερμότερον. οὐσῶν δὲ δυοῖν
αὐτῆς κοιλιῶν εἰς μὲν τὴν δεξιὰν τὸ ἐκ τοῦ ἥπατος αἷμα παραγίγνεται με-
τρίως θερμὸν ὑπάρχον, εἰς δὲ τὴν ἀριστερὰν πολλῷ θερμότερον τοῦδε τὸ
24 διὰ τῶν ἀρτηριῶν. ὅταν δὲ τὰς κοιλίας σχῇ καὶ τὰς ὕλας ἀμφοτέρας, ὡς ἂν
ἤδη πεπληρωμένης αὐτῶν τῆς οὐσίας αὐτή τε σφύζει καὶ τὰς ἀρτηρίας ἅμ'
ἑαυτῇ κινεῖ τὴν αὐτὴν ἑαυτῇ κίνησιν ὥστε τὸ κυούμενον οὐ μόνον ὡς φυτὸν
ἔτι τὴν διοίκησιν ἔχειν, ἀλλ' ἤδη καὶ ὡς ζῷον, ὁποῖα ζῷα χῆμαί τ' εἰσὶ καὶ
κήρυκες καὶ πῖναι καὶ ὄστρεια καὶ λεπάδες, ἤτοι γ' ὀλιγοστῆς ἢ οὐδ' ὅλως
671 δεόμενον | κινήσεως σφυγμικῆς. ἐδείχθησαν γὰρ οἱ σφυγμοὶ τοῖς θερμοῖς
σώμασιν ὑπάρχοντες, οὐδὲν δ' οὔτ' ἄναιμον ζῷόν ἐστι σαφῶς θερμὸν οὔτε
τῶν σαφῶς θερμῶν ἄναιμον.

25 Ἦν μὲν οὖν καὶ χωρὶς τοῦ παρὰ τῆς καρδίας θερμοῦ σύμφυτος ὑπάρ-
χουσα χλιαρὰ θερμότης τῷ κατὰ τὰς φλέβας αἵματι καὶ διὰ τοῦτο καὶ τῷ
ἥπατι. τὴν καρδίαν δ' ἔχει τὰ ζῷα καθάπερ τινὰ πυρὸς ἑστίαν· καὶ γὰρ
καὶ χωρὶς ταύτης ἡ θερμασία τῶν ἐναίμων ζῴων παραπλησία τῇ κατὰ
τοὺς οἴκους ἐστὶν ὥρᾳ θέρους· ἀλλ' ὥσπερ οἶκος ἀναφθέντος ἐν αὐτῷ πυ-
ρὸς γίγνεται θερμότερος, οὕτω καὶ τὸ σῶμα τῶν ζῴων ἐκ τῆς καρδίας ἐπι-
κτᾶται θερμότητα πλείονα τῆς ἐμφύτου ταῖς τε φλεψὶ καὶ τῷ ἥπατι καὶ
26 δηλονότι καὶ τῷ αἵματι τῷ κατ' αὐτά. κατὰ γὰρ τὰς ἀρτηρίας Ἐρασί-
στρατος μὲν οὐδ' ὅλως οἴεται περιέχεσθαι τὸν χυμὸν τοῦτον, ἡμεῖς δ'

3sq. τῶν προειρημένων ἀρτηριῶν] *v. supra*, p. 64,16–24 14sq. ὁποῖα – λεπάδες] *cf.* Hipp. De diaeta II 48,3: CMG I 2,4, p. 170,16 15 λεπάδες] *cf.* Gal. Ling. s. dict. exolet. Hipp. explic.: XIX 118,1 K. 19–21] *cf.* Gal. In Hipp. Epid. VI comm. V 5: CMG V 10,2,2, p. 274,3–5 21 τὴν – ἑστίαν] *cf.* Arist. De part. anim. III 7: 670 a 23–25 Gal. De usu part. VI 7: I 318,15–17 Helmr. = III 436,3–5 K. In Hipp. Epid. VI comm. IV 25: CMG V 10,2,2, p. 237,2sq. 23sq. ὥσπερ – θερμότερος] *cf.* Gal. De cur. rat. per venae sect. 5: XI 265,1sq. K. 26sq. Ἐρασίστρατος ... οἴεται] *cf. supra*, p. 66,31sq. 27 ἡμεῖς – 76,3] *cf.* Gal. De locis affectis I 1: VIII 5,9–13 K.

1 λαμβάν͡ L τὴν *addidi* 2 πλάττεται α: *supplevi* 3sq. προειρημένων ἀρτηριῶν] προειρημν' *(ambig.)* L, ἀρτηριῶν *in marg. add.* L³: ἀρτηριῶν προειρημένον M 4 ἀνηγμένων, ἣν *scripsi*: ἀνηγμένην L: ἀνη *et spat. 4 fere litt.* F: ἀνηγμένον *Ald.*: ἀνηγμένον, ὃ *Corn.* 4sq. ἀυτ' ... ἐστηριγμν' *(ambig.)* L: αὐτὸ ... ἐστηριγμένον M 6 ἀρρυομένην F 8 αἷμα] ἧπαρ F τοῦ – θερμότερον] θερμότερόν ἐστι τοῦ αἵματος F 9 αὐτοῖν (-οῖν *ex* -οῖς *corr.?)* F 10 ὑπάρχον θερμόν F 12 πεπληρωμένης] *inter* ω *et* μ *4 fere litt. eras. in* F αὐτῶν] ἀυτ῀ *(ambig.)* L: αὐτῆς F 13 ἑαυτῇ[II]] ἑαυτῆς L 15 ὄστρια α: *correxi*: ὄστρεα M λεπάδες *scripsi*: λοπάδες L: λεπίδες F ὀλιγίστης F *Ald.* 16 δεόμενα F 17 θερμὸν σαφῶς F 18 ἄναιμον] ν[I] *e corr. in* F 19sq. χλιαρὰ ὑπάρχουσα F 21 καὶ] εἰ F 22 τῇ] τῶ L: *corr. Corn. Chart.*: ταῖς F 23 ὥρᾳ – οἶκος *om.* L, *in marg. add.* L³ οἶκος] οἴκου F 24 ἐπισπᾶται F 25 φεψὶ F 26 τὰς *om.* F

führten Lebervene Ausläufer empfängt, das Material für seine Entstehung aus
ihnen erhält, zu der Zeit, zu der auch das Herz ausgeformt wird. Denn zu ihm 23
kann (jetzt) auch schon das Paar der zuvor erwähnten Arterien gelangen, wo-
bei sie auf eine einzige (Arterie) reduziert sind, die wir auch ihrerseits mitten
auf die Wirbelsäule gestützt sehen, bis sie nahe an das Herz herangekommen
ist. Es ist nun einleuchtend, daß das Herz, da es aus dieser (Arterie) Blut
schöpft, das viel wärmer ist als das in den Venen, auch seinerseits um soviel
wärmer wird als die Leber, wie auch das eine Blut wärmer ist als das andere.
Da es zwei Herzventrikel gibt, so gelangt in den rechten das Blut aus der Le-
ber, das mäßig warm ist, in den linken aber das durch die Arterien (zugeführ-
te Blut), das viel wärmer ist als dieses. Wenn (das Herz) die Ventrikel besitzt 24
und die beiden Stoffe zur Verfügung hat, schlägt es selbst, da nunmehr seine
Substanz mit ihnen angefüllt ist, und bewegt mit sich zugleich die Arterien in
einer Bewegung, die mit seiner eigenen identisch ist, so daß der Keimling sei-
ne Verwaltung nicht mehr nur wie eine Pflanze hat, sondern auch schon wie
ein Tier, ein Tier von der Art, wie es Muscheln, Trompetenschnecken, Steck-
muscheln, Austern und Napfschnecken sind, das entweder einer sehr geringen
oder überhaupt keiner Pulsbewegung bedarf. Es wurde nämlich gezeigt, daß
die Pulse den warmen Körpern eigen sind, kein blutloses Lebewesen ist aber
deutlich warm, und keines von den deutlich warmen ist blutlos.

Es gab nun zwar auch ohne die vom Herzen kommende Wärme eine laue 25
Wärme, die dem Blut in den Venen und deshalb auch der Leber eingepflanzt
ist. Das Herz aber haben die Lebewesen wie einen Feuerherd: denn auch ohne
das Herz ist die Wärme der mit Blut ausgestatteten Lebewesen ähnlich der in
den Häusern zur Sommerszeit; aber wie ein Haus, wenn in ihm ein Feuer ent-
facht worden ist, wärmer wird, so gewinnt auch der Körper der Lebewesen
aus dem Herzen eine Wärme hinzu, die stärker ist als die den Venen, der Le-
ber und offensichtlich auch dem in ihnen enthaltenen Blut eingepflanzte
(Wärme). Denn in den Arterien sei, wie Erasistratos meint, dieser Saft 26
überhaupt nicht enthalten, wir aber glauben, wie es sich auch zeigt, daß in ih-

ἡγούμεθα, καθάπερ καὶ φαίνεται, λεπτομερέστερόν τε καὶ θερμότερον ἐν αὐταῖς ὑπάρχειν αἷμα· τοιοῦτον γάρ [ὅ]τι κἂν τῷ τρωθῆναι τὸ ῥέον ἐξ αὐτῶν ἐστι. καί μοι δοκεῖ καὶ Πλάτων ἐνδείκνυσθαι τοῦτο δι' ὧν φησιν
672 ἐν Τιμαίῳ· «τὴν δὲ δὴ καρδίαν ἅμ⟨μ⟩α τῶν φλεβῶν καὶ πηγὴν | τοῦ περιφερομένου κατὰ πάντα τὰ μέλη σφοδρῶς αἵματος εἰς τὴν δορυφορικὴν οἴκησιν κατέστησαν». οὐ γὰρ ἁπλῶς εἶπεν αἵματος αὐτὴν εἶναι πηγήν, ἀλλὰ «τοῦ περιφερομένου κατὰ πάντα τὰ μέλη σφοδρῶς»· οὐ τοιοῦτον δ' ἐστὶ τὸ κατὰ τὰς ἰδίως ὀνομαζομένας φλέβας, ὡς οἵ γε παλαιοὶ κοινὸν ὄνομα τὸ τῶν φλεβῶν ἑκατέρῳ τῷ γένει τῶν ἀγγείων ἐπέφερον.

27 Ὥσπερ δὲ τὴν καρδίαν ὑστέραν ⟨τοῦ⟩ ἥπατος εὔλογον ἦν γενέσθαι καὶ διὰ τοῦτο τῇ τῆς κυούσης μήτρᾳ πλησιέστερον ἐτάχθη τὸ ἧπαρ, οὕτω τὸν ἐγκέφαλον ἔτι καὶ ταύτης πορρωτέρω ταχθῆναι προσῆκον ἦν ὡς ἂν καὶ τῆς κατασκευῆς αὐτοῦ γενησομένης ὑστέρας, ὅτι μηδὲ χρῄζει[ν] τι τὸ κυούμενον ζῷον ἐγκεφάλου διὰ τὸ μήθ' ὁρᾶν αὐτὸ δεῖσθαι μήτ' ἀκούειν μήτε γεύεσθαι μήτ' ὀσφραίνεσθαι, καθάπερ οὐδὲ τοῖς κώλοις ἐνεργεῖν οὐδ' ὅλως ἑτέραν τινὰ προαιρετικὴν ἐνέργειαν ἢ τὴν τῆς ἁφῆς αἴσθησιν ἔχειν ἢ φαντασίαν ἢ λογισμὸν ἢ μνήμην. ὕστερον οὖν ποτε κατὰ τρίτην χρόνου τάξιν ἐγκέφαλός τε καὶ τὰ κατὰ τὸ πρόσωπον ἅπαντα διεπλάσθη, καθ'
673 ὃν καιρὸν ἤδη καὶ τὰ | κῶλα διηρθρώθη καὶ πᾶν εἴ τι πρόσθεν εἴρηται μόριον εἰς τελειότητα τῆς ἑαυτοῦ κατασκευῆς ἀφίκετο.

28 Πρόδηλον δ' ὅτι καὶ τὸ τῆς κεφαλῆς ὀστοῦν ὕστερον ἁπάντων τῶν ἄλλων ὀστῶν ἐπάγη, καὶ διὰ τοῦτο κατὰ τὸ βρέγμα λεπτὸν οὕτως ἐστὶ καὶ ἀσθενὲς ὡς ἐπὶ τῶν νεογενῶν παιδίων ὁρᾶσθαι τὴν κίνησιν τοῦ ἐγκεφάλου μὴ μόνον ψαυόντων ἡμῶν, ἀλλὰ καὶ βλεπόντων. καὶ τέταρτος ἤδη χρόνος οὗτος ἥκει μετὰ τὴν πρώτην σύλληψιν, ἐν ᾧ κρατύνεται τὰ κατὰ
29 τὴν κύησιν ὕστερα διαπλασθέντα μόρια. καὶ διὰ τοῦτο ταῖς μὲν τῆς θρε-

1 λεπτομερέστερόν – 2] *cf.* Gal. De sem. I 6,8; 8,1: CMG V 3,1, p. 86,6; 90,10sq. De plac. Hipp. et Plat. VI 8,36. 38: CMG V 4,1,2, p. 414,30–33; 416,5sq. De motu musc. I 1: IV 372,2–5 K. De usu puls. 2,3: p. 200 Furley-Wilkie = V 156,5sq. K. 4–9] *cf.* Gal. De plac. Hipp. et Plat. VI 8,40–42. 48sq.: CMG V 4,1,2, p. 416,9–12. 16sq.; 418,1–8 4–6] Plat. Tim. 70 a/b *cf.* Gal. De plac. Hipp. et Plat. III 1,31; VI 8,72: CMG V 4,1,2, p. 174, 11–13; 422,12–14 8 ὡς – 9] *cf.* Gal. In Hipp. De victu acut. comm. IV 26: CMG V 9,1, p. 294,26 In Hipp. Epid. VI comm. VI 2: CMG V 10,2,2, p. 324,22–24 Quod animi mores corp. temp. sequ. 8: Scr. min. II 63,8sq. Müller = IV 804,1sq. K. De morb. causis 3: VII 14,8sq. K. De cur. rat. per venae sect. 22: XI 312,7–9 K. De comp. med. sec. loc. VII 1: XIII 2,9sq. K. 10 τὴν – γενέσθαι] *cf. supra,* p. 66,27sq. 14sq. μήθ' – ὀσφραίνεσθαι. 16 ἢ[I] – ἔχειν] *cf.* Gal. De propr. plac. 15,7: CMG V 3,2, p. 122,14–17 15 καθάπερ – 17] *cf. infra,* p. 78,2–5 17 φαντασίαν – μνήμην] *cf.* Gal. De plac. Hipp. et Plat. VII 3,2: CMG V 4,1,2, p. 438,30sq. De elem. ex Hipp. sent. 3,29; 9,24: CMG V 1,2, p. 76,13; 134,11 In Hipp. Epid. VI comm. V 5: CMG V 10,2,2, p. 271,15sq. 21–23 ἀσθενὲς] *cf.* Arist. Hist. anim. I 7: 491 a 31–33 22sq. κατὰ – ἀσθενὲς] *cf.* Hipp. De cap. vuln. 2,1: CMG I 4,1, p. 64,9sq. 24 μὴ – βλεπόντων] *cf.* Gal. De anat. administr. IX: II 11,17sq. Simon

2 ὑπάρχον L ὅτι L: *corr. Kühn*: *om.* F: ὁποῖον *Corn.* 4 ἅμα α: *sec. Plat. correxi* καὶ *post* πηγὴν *trsp. Kühn* 6 αὐτὴν *post* πηγήν *trsp.* F 7 τοιοῦτον δ'] τοιόνδ' F 8 ἰδίας F φλέβας *om.* F 10 τοῦ *addidi* 11 τῇ *ante lin. scr.* L: *om.* F μήτρας F 13 χρῄζειν α: *corr. Ald.* 18 τὸ *om.* F 19 διήρθρωται F εἴ τι] ὅ, τι *in marg. Corn.*, „ὅτι p." *in marg. Caius* 22 βρέγμα] ρ *e* λ *corr.* F 23 φωρᾶσθαι *Corn.* 25 ἥκει οὗτος F 26 ὕστερον F

nen feinteiligeres und wärmeres Blut vorhanden ist; etwa von solcher Beschaffenheit ist nämlich auch das (Blut), das bei einer Verletzung aus ihnen herausfließt. Auch Platon scheint mir dies mit dem anzudeuten, was er im Timaios sagt: „das Herz aber haben sie als Verknüpfung der Adern und als Quelle des in allen Gliedern heftig umlaufenden Blutes in das Quartier der Leibwache gesetzt“. Er hat nämlich nicht einfach gesagt, das Herz sei die Quelle des Blutes, sondern „des in allen Gliedern heftig umlaufenden (Blutes)“; von solcher Art ist aber nicht das (Blut) in den Adern, die in der speziellen Bedeutung (dieses Wortes) als Venen bezeichnet werden, da die alten (Autoren) die gemeinsame Bezeichnung „Adern“ für jede der beiden Gefäßgattungen anwandten.

Wie es seinen guten Grund hatte, daß das Herz später als die Leber 27
entstand und deshalb die Leber in größerer Nähe zu der Gebärmutter der Schwangeren plaziert wurde, so war es angemessen, daß das Gehirn auch im Vergleich mit dem Herzen in noch weiterer Entfernung plaziert wurde, da ja auch seine Einrichtung erst später erfolgen sollte, weil das Lebewesen im Keimlingszustand ein Gehirn in keiner Beziehung benötigt, aus dem Grunde, weil es weder zu sehen noch zu hören noch zu schmecken noch zu riechen braucht, wie (es) auch nicht mit den Gliedmaßen aktiv zu sein und überhaupt keine andere willkürliche Funktion oder die Wahrnehmung der Berührung oder Vorstellungsvermögen, Denkfähigkeit oder Gedächtnis zu haben (braucht). Später irgendwann, in einer dritten Zeitphase, wurden nun sowohl das Gehirn als auch alle Gesichtsteile ausgeformt, zu einem Zeitpunkt, zu dem sich auch schon die Gliedmaßen differenziert hatten und jeder Körperteil, sofern er zuvor erwähnt worden ist, die Vollendung seiner Einrichtung erreicht hat.

Es ist offenkundig, daß auch der Schädelknochen später als alle übri- 28
gen Knochen fest wurde, und deshalb ist er am Vorderhaupt so dünn und schwach, daß bei den neugeborenen Kindern die Bewegung des Gehirns beobachtet werden kann, (und zwar) nicht nur, wenn wir es berühren, sondern auch, wenn wir es nur ansehen. Damit ist auch schon, nach der Empfängnis, die ganz am Anfang steht, der vierte Zeitabschnitt gekommen, in dem die Körperteile, die im Verlauf der Schwangerschaft erst später ausgeformt wurden, gekräftigt werden. Deshalb sind die Funktionen der ernährenden Seele 29

πτικῆς ψυχῆς ἐνεργείαις τὰ βρέφη ῥωμαλεωτάταις χρῆται, δευτέραις δὲ
κατὰ ῥώμην ταῖς ἀπὸ τῆς καρδίας, ἀρρώστοις δὲ ταῖς ἀπ' ἐγκεφάλου, μὴ
ὅτι θεῖν ἤδη τοῖς σκέλεσιν ἢ βαδίζειν, ἀλλὰ μηδὲ στῆναι δυνάμενα, πολὺ δὲ
μᾶλλον ἢ λογίσασθαί τι τῶν συμφερόντων ἢ μαθεῖν ἢ μνημονεῦσαί τινος
αἰσθητοῦ παθήματος ἢ λογικοῦ μαθήματος. ὕστερον δ' αὐτοῖς καὶ τὸ τῆς
κεφαλῆς ὀστοῦν κρατύνεται καὶ οἱ ὀδόντες ἐκφύονται τριχοῦταί τε τὸ
674 κρανίον, ὥστε καὶ τοῖς σώμασιν ἀτελῆ τὰ γεννηθέντα καὶ | τῷ τῆς ψυχῆς
ἀρίστῳ μορίῳ τῷ λογιστικῷ σαφῶς φαίνεται· σὺν γὰρ τοῖς ὀργάνοις τε-
λειουμένοις αἱ τῆς ψυχῆς δυνάμεις ἐνεργοῦσιν. ἔνεστι δὲ τοῦτο μαθεῖν [ἐν]
τῷ βουληθέντι τὸ βιβλίον ἀναγνῶναι, καθ' ὃ δείκνυμι ταῖς τοῦ σώματος
κράσεσιν ἕπεσθαι τὰς τῆς ψυχῆς δυνάμεις.

4. Τί ποτ' οὖν ἔδοξε Χρυσίππῳ καὶ ἄλλοις πολλοῖς φιλοσόφοις
Στωϊκοῖς τε καὶ Περιπατητικοῖς ἀποφήνασθαι περὶ καρδίας, ὡς
πρώτη τε φύοιτο τῶν τοῦ ζῴου μορίων ὑπ' αὐτῆς τε τἆλλα γίγνοιτο καὶ
ὡς τῷ πρώτῳ διαπλασθέντι καὶ φλεβῶν καὶ νεύρων ἀναγκαῖόν ἐστιν ὑπ-
2 άρχειν ἀρχήν; οὔτε γὰρ πρώτη σαφῶς φαίνεται γιγνομένη, καὶ δέδεικται
πρόσθεν, ὡς ἐπὶ πασῶν τῶν τεχνῶν ὁ αὐτὸς τεχνίτης ἐργάζεται τό τε
πρῶτον μέρος τοῦ δημιουργουμένου καὶ τὰ μετ' αὐτὸ πάντα μέχρι τῆς
συμπληρώσεως ἀρτηρίας τε καὶ φλέβας ἀναγκαῖόν ἐστιν ἐκ τῆς τοῦ σπέρ-
ματος οὐσίας πρώτας ἁπάντων γεννηθῆναι, καθότι κἀν τοῖς Περὶ σπέρμα-
τος ὑπομνήμασι δέδεικται.

3 Ὥστε κἂν ἄλλος τις ὁμοίως τοῖς ἀποφηναμένοις περὶ καρδίας ἢ τὸ χό-
675 ριον ἢ τὸ | ἧπαρ ἀρχὴν εἶναι λέγῃ πασῶν τῶν κατὰ τὸ ζῷον ἐνεργειῶν, οὐ
πεισθησόμεθα γενέσεως μὲν ἀρχὰς ἑκάστῳ τῶν γεννητῶν σωμάτων ἑτέρας
εἰδότες, ἑτέρας δὲ τῆς διοικήσεως. οἰκοδομοῦσι μὲν γὰρ ἄλλοι τὰς πόλεις,
διοικοῦσι δ' ἄλλοι, καθάπερ γε καὶ τὰς ναῦς καὶ πᾶν ὁτιοῦν ἄλλο δημι-
ουργοῦσι μὲν ἕτεροι, χρῶνται δ' ὀρθῶς ἕτεροι τοῖς δημιουργηθεῖσι. καὶ
κατά γε τὰς διοικούσας τὸν βίον ἡμῶν δυνάμεις ὁ λογισμὸς ἁπασῶν
ὕστατος γενόμενός τε καὶ τελειούμενος ὅμως αὐτὸς ἄρχει καὶ διοικεῖ τὰ
κατὰ τοὺς ἀνθρώπους, εὐδαιμόνως μὲν ὅταν ἡ σύμπασα ψυχὴ κατὰ φύσιν
4 ἔχῃ, κακοδαιμόνως δ' ὅταν εἰς τὸ παρὰ φύσιν ἐκτραπῇ. ἀλλ' οὔ μοι πρόκει-
ται νῦν σκοπεῖσθαι περὶ τῆς κατὰ τὰς πράξεις ἐνεργείας. ἐνεστησάμην
γὰρ ἐν τῷδε τῷ λόγῳ περὶ διαπλάσεως τῶν κυουμένων εἰπεῖν, εὔχρηστον

2 μὴ – 5] *cf. supra*, p. 76,15–17 10 τὸ βιβλίον – 11] Gal. Quod animi mores corp. temp. sequ.: Scr. min. II 32–79 Müller = IV 767–822 K. 12–16] Chrys. fr. 761: SVF II, p. 214,1–5 14 ὑπ' – γίγνοιτο] *cf.* Gal. De propr. plac. 11,5: CMG V 3,2, p. 94,3–6 16sq. δέδεικται πρόσθεν] *v. supra*, p. 62,8–13. 19sq. *cf. infra*, p. 102,22sq. 20 καθότι – 21] *v.* Gal. De sem. I 5,1–5. 12–17: CMG V 3,1, p. 78,24–80,11. 29–82,14

1 δευτέρ῀ L 3 *post* δὲ *add.* καὶ F 5 δ' αὐτοῖς] δὲ F 7 σώμασιν (ὄμ *supra*) L: ὄμμασιν M: ὄμμασιν P 8 τελειουμν' *(ambig.)* L: τελειούμεναι M 9 ἐν *radendo delet. in* L: *seclusi* 12 *ante* καὶ *add.* τε F *ante* ἄλλοις *add.* τοῖς F 14 φύεται L 15 πρώτ *(ambig.)* L: πρώτως M 16 γενομένη L 18 δημιουργημένου F 19 *post* τε *addiderit* οὖν *Corn.* 22 ἄλλο L τίς *supra lin. scr.* L χόριον *e* χωρίον *corr.* L 23 ἢ τὸ ἧπαρ *post* λέγῃ *trsp.* F λέγει L: λέγη *e* λέγει, *ut vid.*, *corr.* F 25 γὰρ *postea inser.* F 30 τοῦ ἀνθρώπου F 33 ἄχρηστον F *post* εὔχρηστον *add.* μὲν *Ald.*

die stärksten, über die die Säuglinge verfügen, an zweiter Stelle der Stärke nach stehen die vom Herzen ausgehenden, am schwächsten sind die mit dem Gehirn verbundenen (Funktionen), da die Säuglinge nicht nur nicht mit den Beinen schon laufen oder gehen, sondern sich nicht einmal hinstellen können, aber (noch) viel weniger imstande sind, sich etwas Nützliches zu überlegen, etwas zu lernen oder sich an einen wahrgenommenen Eindruck oder einen mit dem Verstand erfaßten Sachverhalt zu erinnern. Erst später wird bei ihnen auch der Schädelknochen gekräftigt, brechen die Zähne durch und bekommt der Schädel Haare, so daß sich die Kinder nach der Geburt sowohl in körperlicher Hinsicht als auch im Hinblick auf den besten, den vernünftigen Seelenteil deutlich als unvollkommen erweisen; denn (erst) mit der Vollendung der Organe werden die Kräfte der Seele aktiv. Dies kann derjenige erkennen, der das Buch lesen will, in dem ich zeige, daß die Kräfte der Seele den Mischungen des Körpers folgen.

4. Wie kamen nun eigentlich Chrysipp und viele andere stoische und peripatetische Philosophen auf den Gedanken, vom Herzen zu behaupten, daß es als erster von den Körperteilen des Lebewesens entstehe, daß von ihm die übrigen (Körperteile) geschaffen werden und daß der als erster ausgeformte (Teil) zwangsläufig der Ausgangspunkt sowohl der Venen als auch der Nerven sei? Denn einerseits erweist es sich deutlich, daß (das Herz) 2
nicht als erstes entsteht, und andererseits ist zuvor gezeigt worden, daß in allen Bereichen des Handwerks und der Kunst derselbe Werkmeister sowohl den ersten Teil des herzustellenden Erzeugnisses anfertigt als auch alle (Teile) danach bis zur Vollendung und daß die Arterien und Venen aus der Substanz des Samens als erste von allen (Körperteilen) geschaffen werden müssen, wie es auch in den Büchern Über den Samen gezeigt worden ist.

Folglich werden wir uns, auch wenn irgend jemand anders in ähnlicher 3
Weise wie diejenigen, die sich über das Herz geäußert haben, sagen sollte, entweder das Chorion oder die Leber sei Ausgangspunkt aller Funktionen im Lebewesen, nicht davon überzeugen lassen, da wir wissen, daß bei jeder einzelnen der erzeugten Körperstrukturen die Ausgangspunkte ihrer Entstehung andere sind als die Zentren ihrer Verwaltung. Denn die Menschen, die die Städte erbauen, sind (auch) andere als diejenigen, die sie verwalten, wie ja auch die Personen, die die Schiffe und alles beliebige andere herstellen, andere sind als diejenigen, die sich der hergestellten Erzeugnisse richtig bedienen. Und auf der Ebene der unser Leben verwaltenden Kräfte regiert die Vernunft, obwohl als letzte von allen (Kräften) entstanden und vollendet, dennoch in eigener Instanz und verwaltet die menschlichen Angelegenheiten, in glücklicher Weise, wenn sich die ganze Seele naturgemäß verhält, in unglücklicher, wenn sie sich zum widernatürlichen Zustand gewendet hat. Doch ist es 4
jetzt nicht mein Anliegen, Betrachtungen über die Funktion (der Vernunft) im Bereich des Handelns anzustellen. Denn ich habe mir vorgenommen, in dieser Schrift über die Ausformung der Keimlinge zu sprechen, einen Gegenstand,

λόγον αὐτὸν καθ' αὑτὸν οὐ μόνον τοῖς φιλοσόφοις, ἀλλὰ καὶ τοῖς ἰατροῖς,
διὰ δὲ τοὺς ἀφ' ὧν οὐ χρὴ τὰ λήμματα πρὸς τὰς ἀποδείξεις λαμβάνοντας
ἀναγκαίως ἡμῖν ζητηθέντα· παρέντες γὰρ ἐξ αὐτοῦ τοῦ ζητουμένου τῆς
676 οἰκείας φύσεως ἄρ|χεσθαι τῶν ἀποδείξεων ἔνιοι τὰς ἐκ τῶν ἀδήλων μετέρ-
5 χονται. τοῖς δ' ἰατροῖς χρήσιμον ἱκανῶς ἐστιν, ὁπόταν ἤτοι τὸ ἥμισυ τοῦ
σώματος ἢ καὶ πᾶν ὀλίγου δεῖν ἐξαίφνης παραλυθὲν ἀκίνητόν τε ταῖς κα-
τὰ προαίρεσιν ἐνεργείαις γένηται καὶ πρὸς τούτῳ γε ἤτοι παντάπασιν
ἀναίσθητον ἢ ἀμυδρῶς αἰσθανόμενον, ἐπίστασθαι, τίνι χρὴ τόπῳ τοῦ σώ-
ματος ἐπιβάλλειν τὰ βοηθήματα. τοῦτο δ' οὐχ οἷόν τε γνῶναι πρὸ τοῦ
ζητηθῆναι, πότερον ἐξ αὐτῶν τήν τ' αἴσθησιν ἔχει καὶ τὴν εἰρημένην κίνη-
σιν ἅπαντα τοῦ ζῴου τὰ μόρια ἢ διὰ νεύρων αὐτοῖς ἐπιρρεῖ τις ἐξ ἐγκεφά-
λου δύναμις, ὡς ἅπασιν ὡμολόγηται τοῖς ἀνατομικοῖς, ἤ, καθάπερ ἔνιοί
φασιν, ἐκ καρδίας.

6 Οἱ Στωϊκοὶ δ' οὐκ οἶδ' ὅπως ἄχρηστον εἰς τὴν τοῦ τέλους εὕρεσιν,
ἐν ᾧ κτηθέντι τὴν εὐδαιμονίαν εἶναί φασιν, ἐπεχείρησαν οὐ ζητῆσαι μόνον,
ἀλλὰ καὶ χωρὶς τῶν ἐξ ἀνατομῆς φαινομένων, ἐξ ὧν εὑρεθῆναι δυνατὸν ἦν
αὐτό. ἀλλὰ γάρ, ἐπειδήπερ ἧκον ὥσπερ ἐν ἄλλοις πολλοῖς οὕτω κἀνταῦ-
θα πρὸς ἀχρήστου πράγματος ἑαυτοῖς ἐπίσκεψιν, ἐχρῆν αὐτοὺς ἐκ τῶν
677 ἐναργῶς φαινο|μένων ὁμοίως τοῖς ἀνατομικοῖς ἰατροῖς τὰς ἀρχὰς τῆς ἀπο-
7 δείξεως πεποιῆσθαι. οἱ δέ γε ἀποφηνάμενοι τὴν καρδίαν πρώτην διαπε-
πλάσθαι μήτε φαινόμενον ἐξ ἀνατομῆς ἔχοντες εἰπεῖν, ἐξ οὗ τὴν ἀρχὴν τῆς
εὑρέσεως ἐποιήσαντο, μήτε λογικήν τινα ἀπόδειξιν ἄλλην ἑτέραν ἀφ' ἑτέ-
ρας συνάπτουσιν ἄγνοιαν ὑπὸ τῆς καρδίας τἆλλα γεγονέναι φάσκοντες
εἶναί τε ταύτην ὥσπερ τῆς γενέσεως αὐτῶν οὕτω καὶ τῆς διοικήσεως ἡγε-
μόνα.

8 Πρότερον μὲν οὖν, ὅτ' οὔπω τὰ τῆς ἀνατομῆς εἰς τοσοῦτον προεληλύ-
θει γνώσεως, εἰς ὅσον νῦν προελήλυθεν, εἰκὸς ἦν ἔτ' ἀπορεῖν τι περὶ τῆς
ἐπιπεμπούσης ἀρχῆς διὰ τῶν νεύρων τοῖς τοῦ ζῴου μορίοις αἴσθησίν τε
καὶ κίνησιν. ἤδη δ' ἐκ πολλοῦ τοῖς τ' ἀνατομικοῖς ὡμολογημένης ταύτης
τῶν τε παθῶν τῆς ἰάσεως ἐκ πολυχρονίου τε καὶ συμφώνου πείρας ἅπασι
τοῖς ἰατροῖς κεκριμένης καὶ μηδενὸς ἔτι μήτ' ἐπὶ τῶν ἄνευ πυρετοῦ μαινομέ-
νων ἢ μελαγχολώντων ἢ τὸν λογισμὸν ἢ τὴν μνήμην ὁπωσοῦν βεβλαμμένων

3sq. ἐξ – ἀποδείξεων] *cf.* Gal. De plac. Hipp. et Plat. II 3,3. 9; III 3,30; VII 1,7; VIII 1,3: CMG V 4,1,2, p. 108,27sq.; 110,23sq.; 192,3sq.; 430,2sq.; 480,18 5–9] *cf.* Gal. De plac. Hipp. et Plat. IX 7,7: CMG V 4,1,2, p. 586,34–588,2 8 ἐπίστασθαι – 9] *cf.* Gal. De locis affectis II 10: VIII 129,8sq. K. 12 ὡς – 13] *cf.* Gal. De locis affectis I 1: VIII 19,5–7 K. 14sq. εἰς – φασιν] *cf.* Cleanth. fr. 554: SVF I, p. 126,20–25 Chrys. fr. 16: SVF III, p. 6,7–19 Gal. De animi cuiusl. pecc. dign. et cur. 1,7: CMG V 4,1,1, p. 43,9–11 20–25] Chrys. fr. 761: SVF II, p. 214,6–11

2 διὰ δὲ τοὺς *om.* L, *in marg. add.* L³: *post* ἐνεργείας *(p. 78,32) trsp.* F ἀποδ' *(ambig.)* L: ἀποδόσεις M 6 *ante* τε *add.* ἐν F 7 ἐνεργείαις *om.* F γεγένηται L τοῦτο (το *[?] supra lin.)* F 10 αὐτῶν L: *corr. Chart.*: ἑαυτῶν F 14 ἀχρήστως *Bas.* 15 κριθέντι L 17 αὐ^τ (= αὐτὴν?) L: αὐτά M ἐπειδὴ F 22 ἐφ' ἑτέρα F 24 τε *om.* F ἡγεμόνα *ex* ἡγεμών *corr.* L 26 μὲν *om.* F οὖν *postea inser.* L ὅτ'] οὔτ' F προελήλυθε F 27 ἔτ' *radendo delet. in* L 30 πολυχρονίας L 32 βε-βλαμένων F

der an und für sich nicht nur für die Philosophen, sondern auch für die Ärzte nützlich ist, der aber von uns mit Notwendigkeit solcher Leute wegen untersucht wird, die die Prämissen für ihre Beweise Bereichen entnehmen, denen man sie nicht entnehmen darf; indem nämlich einige es unterlassen, mit ihren Beweisen von der natürlichen Beschaffenheit auszugehen, die dem Untersuchungsgegenstand selbst eigen ist, bemühen sie sich um solche (Beweise), die
aus undeutlichen Sachverhalten abgeleitet werden. Für die Ärzte ist es aber 5
ziemlich nützlich, zu wissen, wenn entweder die Hälfte des Körpers oder auch nahezu der ganze (Körper) plötzlich infolge einer Lähmung in seinen willkürlichen Funktionen bewegungsunfähig geworden ist und außerdem noch entweder völlig wahrnehmungslos oder (nur noch) schwach wahrnehmungsfähig, an welcher Stelle des Körpers man die Heilmittel applizieren muß. Dies zu erkennen ist aber nicht möglich, bevor nicht untersucht wurde, ob alle Körperteile des Lebewesens aus sich heraus über die Wahrnehmung und die genannte Bewegung verfügen oder ob ihnen durch die Nerven eine gewisse Kraft aus dem Gehirn zuströmt, wie es von allen Anatomen anerkannt ist, oder, wie einige sagen, aus dem Herzen.

Die Stoiker aber haben es unternommen, etwas für das Auffinden des 6
Zieles, in dessen Besitz, wie sie sagen, die Glückseligkeit besteht, irgendwie Nutzloses nicht nur zu untersuchen, sondern (dies) auch noch ohne Berücksichtigung der Phänomene (zu tun), die durch das Sezieren zutage treten, auf deren Grundlage es hätte ausfindig gemacht werden können. Indessen hätten sie, da sie ja nun einmal wie in vielen anderen Dingen so auch hier zur Betrachtung eines für sie selbst nutzlosen Gegenstandes gekommen sind, in ähnlicher Weise wie die anatomisch interessierten Ärzte die deutlichen Phäno-
mene zum Ausgangspunkt ihrer Beweisführung machen müssen. Doch sie 7
knüpfen, nachdem sie behauptet haben, das Herz sei als erstes ausgeformt worden – dafür können sie weder einen durch das Sezieren sichtbar gewordenen Tatbestand, den sie zum Ausgangspunkt ihres Auffindens gemacht hätten, noch irgendeinen anderen logischen Beweis angeben –, eine auf Unkenntnis beruhende Aussage an die andere, indem sie sagen, vom Herzen seien die übrigen (Körperteile) geschaffen worden und dieses sei die führende Instanz sowohl bei ihrer Entstehung als auch bei ihrer Verwaltung.

Früher, als das Gebiet der Anatomie noch nicht zu einem so hohen Er- 8
kenntnisstand vorangeschritten war, wie es ihn jetzt erreicht hat, war es nur natürlich, daß man über das Zentralorgan, das den Körperteilen des Lebewesens durch die Nerven Wahrnehmung und Bewegung zuleitet, in gewisser Hinsicht noch unschlüssig sein konnte. Während aber schon seit langem bei den Anatomen über dieses (Zentralorgan) eine einhellige Auffassung herrscht und die Entscheidung über die Behandlung seiner Erkrankungen auf Grund langjähriger Erprobung mit übereinstimmenden Ergebnissen bei allen Ärzten feststeht und niemand mehr bei Patienten, die ohne Fieber an Wahnsinn oder an Melancholie leiden oder in ihrem Verstand oder Gedächtnis irgendwie ge-

ἢ μετὰ πυρετοῦ φρενιτιζόντων ἢ ληθάργῳ κατειλημμένων ἢ ἐπιλήπτων ἢ
678 ἀποπλήκτων ἀφισταμένου | τῆς κατὰ τὴν κεφαλὴν ἐπιμελείας αὐτοὶ μόνοι
ζητοῦσιν ἔτι τὰ σαφῶς ἤδη γιγνωσκόμενα πᾶσι τοῖς εὑρεῖν αὐτὰ βουληθεῖσιν.

9 Ἀλλὰ τούτων μὲν ἅλις ἕν γε τῷ παρόντι· δέδεικται γὰρ ἑτέρωθι, περὶ ὧν ἀχρήστων ὡς πρὸς τὸ τέλος εἰς μακρὰς ζητήσεις ἐνέβαλον ἑαυτοὺς ἔνιοι τῶν φιλοσόφων οὐδὲ πιθανὴν πρόφασιν εὑρεῖν τῆς ζητήσεως αὐτῶν δυνάμενοι καθάπερ οἱ θεωρητικὴν ὑποθέμενοι τὴν εἴτε φιλοσοφίαν χρὴ λέγειν εἴτ' εὐδαιμονίαν.

5. Ὃ δὲ προσθεῖναι τοῖς προειρημένοις ἀναγκαῖόν ἐστιν ἀγνοούμενον καὶ αὐτὸ τοῖς γενναίοις φιλοσόφοις ὥσπερ καὶ τἄλλα τὰ ἐξ ἀνατομῆς φαινόμενα καιρὸς ἤδη μοι φράσαι τὴν ἀρχὴν ἀφ' ὧν Ἡρόφιλος ἔγραψε ποιησαμένῳ. τὰς γὰρ ἀνατομικὰς διηγήσεις ἀξιοῖ μηδεμίαν ἐκ τοῦ φάναι τόδε τι μόριον ἐκ τοῦδε πεφυκέναι πρόληψιν ἐργάζεσθαι πρὸς τὰ δόγματα, καθάπερ ἔνιοι κακῶς ἀκούοντες ποιοῦσιν· ἐξ ἄλλων γὰρ φαινομένων τὰς διοικούσας ἡμᾶς εὑρίσκεσθαι δυνάμεις, οὐκ ἐξ αὐτῆς ἁπλῶς τῆς θέας
679 τῶν | μορίων.

2 Διορισμῶν δέ τινων ὁ λόγος οὗτος [οὐ] χρῄζει λελεγμένων μὲν ἐπὶ πλέον ἐν τοῖς Περὶ τῶν Ἱπποκράτους καὶ Πλάτωνος δογμάτων ὑπομνήμασιν, ἐν κεφαλαίοις δὲ καὶ νῦν ἀναγκαίων ὄντων λεχθῆναι. πρῶτος μὲν οὖν διορισμός ἐστιν ἀπὸ τῶν διατεμνομένων ἢ βρόχῳ διαλαμβανομένων ἀρτηριῶν τε καὶ φλεβῶν καὶ νεύρων, ἐφ' ὧν ὁρᾶται τὰ μὲν ἐπὶ θάτερα μέρη τῶν βρόχων ἐνεργοῦντα τὰς οἰκείας ἐνεργείας, τὰ δ' ἀπολλύντα τελέως.
3 τὸ δ' αὐτὸ τοῦτο κἀπὶ τοῦ νωτιαίου μυελοῦ φαινόμενον ἐναργῶς ἰδεῖν ἔστι. διαιρεθέντος γὰρ αὐτοῦ κατά τινα τόπον τῆς ῥάχεως, ὅσα μὲν ἀνωτέρω τῆς τομῆς ἀπ' αὐτοῦ πέφυκε νεῦρα, διασῴζοντα φαίνεται τήν τε κίνησιν καὶ τὴν αἴσθησιν, ὅσα δὲ κατωτέρω, πάντ' ἀπολλύντα παραχρῆμα. δῆλον οὖν ἐκ τούτου γίγνεται τὰς δυνάμεις ταύτας ἄνωθεν ἐπιρρεῖν αὐτῷ

5 δέδεικται γὰρ ἑτέρωθι] *v.* Gal. De plac. Hipp. et Plat. IX 7,6–17: CMG V 4,1,2, p. 586,30–590,2 10–17] Heroph. T 57: p. 129sq. v. Staden 11 τοῖς γενναίοις φιλοσόφοις] *cf.* Gal. De difficult. respir. II 2: VII 828,15 K. De puls. diff. II 5: VIII 589,14 K. De fac. nat. II 9: Scr. min. III 197,14 Helmr. = II 132,15sq. K. 19 ἐν – ὑπομνήμασιν] *v.* Gal. De plac. Hipp. et Plat. II 4,31; VI 3,3. 5sq. 16–26. 32–42; VII 5,9. 12; 8,6–11: CMG V 4,1,2, p. 122,22–27; 372,22–27. 32–374,8; 376,24–378,35; 380,25–382,32; 454,21–23. 29–456,4; 476,14–36 *cf.* ibid. II 6,3–17: p. 148,14–152,8 24–84,1] *cf.* Gal. De locis affectis III 14: VIII 209,4–10 K. De constit. artis med. 3,4: CMG V 1,3, p. 62,10–13 De sympt. causis I 8: VII 139,18–140,4 K. 24–27] *cf.* Gal. De anat. administr. IX: II 19,38–42; 20,14–20 Simon

1 ληθάργου F *post* κατειλημμένων *add.* ἢ μελαγχολώντων L *(cf. p. 80,32)*: *del. Corn.*: *om. Chart. Felic. Corn. vers. Guint.* 2 τὴν *om.* F 3 *post* ἔτι *3 fere litt. eras. in* F ἤδη] ἔτι L 5 περὶ] που F 6 ἀχρήστως α: *correxi* ἑαυτοὺς *ex* αὐτοὺς *corr.* F 8 θεωρῆ (τι̇̀ supra) L: θεωρητικοὶ M 11 *ante* τοῖς *add.* καὶ F 14 τι *supra lin. scr.* F *ante* μόριον *add.* το F πρόσληψιν F 16 ἁπλῶς *om.* F 18 οὐ *om. Bas. Felic. Guint.*: *seclusi* μὲν *om.* F ἐπὶ *in ras. in* L 20 καὶ νῦν *om.* F ἀναγκαίοις οὖσι L: ἀναγκαῖον F: *correxi*: *post* ἀναγκαίοις οὖσι *addiderit* χρὴ *Corn.* 21 οὖν] ν *e* δ, *ut vid.*, *corr.* F διατεμνομένων (ἀπο supra) L: τεμνομένων F 27 δὲ] F+ ἀπόλλυνται F 28 τότου F

schädigt sind oder die in Verbindung mit Fieber an Phrenitis erkrankt oder von Lethargie befallen sind, bei Epileptikern oder bei Patienten, die einen Schlaganfall erlitten haben, (während also in solchen Fällen niemand mehr) von der Behandlung im Bereich des Kopfes Abstand nimmt, suchen allein sie noch nach dem, was von allen, die es nur herausfinden wollen, schon deutlich erkannt wird.

Doch genug davon zum gegenwärtigen Zeitpunkt; es ist nämlich an an- 9
derer Stelle gezeigt worden, über welche Probleme, die im Hinblick auf das Ziel nutzlos sind, sich einige Philosophen auf langwierige Untersuchungen eingelassen haben, ohne auch nur einen überzeugenden Grund für deren Untersuchung ausfindig machen zu können, wie diejenigen (es tun), die die Philosophie oder Glückseligkeit, wie immer man es bezeichnen soll, als etwas Theoretisches auffassen.

5. Was aber eine notwendige Ergänzung zu den bisher gemachten Ausführungen bildet – auch dies wird wie die anderen Phänomene, die durch das Sezieren zutage treten, von den erlauchten Philosophen nicht zur Kenntnis genommen –, das vorzubringen, habe ich nunmehr Gelegenheit, indem ich meinen Ausgangspunkt bei dem nehme, was Herophilos geschrieben hat. Er macht nämlich geltend, daß die anatomischen Beschreibungen mit der Aussage, dieser eine Teil habe in jenem seinen Ursprung, keine Vorstellung schaffen, die etwas zu den Lehrmeinungen beiträgt, wie einige, die die Sache falsch verstehen, es ableiten; denn auf Grund anderer Phänomene werden (seiner Auffassung nach) die uns verwaltenden Kräfte ausfindig gemacht, nicht einfach auf Grund des unmittelbaren Anblicks der Körperteile.

Dieser Sachverhalt erfordert gewisse differenzierende Bestimmungen, 2
die zwar ausführlicher in den Büchern Über die Lehrmeinungen des Hippokrates und des Platon vorgetragen worden sind, die in den Hauptpunkten aber auch jetzt dargelegt werden müssen. Die erste Differenzierung ergibt sich aus den Arterien, Venen und Nerven, die durchgeschnitten oder mit einer Schlinge abgebunden werden; bei ihnen beobachtet man, daß die Partien auf der einen Seite von den Schlingen die eigenen Funktionen (weiterhin) ausüben, die anderen sie aber völlig einstellen. Ebendies kann man auch am Rük- 3
kenmark deutlich in Erscheinung treten sehen. Wenn es nämlich an irgendeiner Stelle der Wirbelsäule durchtrennt worden ist, zeigt es sich, daß alle diejenigen Nerven, die oberhalb des Schnittes in ihm ihren Ursprung haben, die (Fähigkeit zur Vermittlung von) Bewegung und Wahrnehmung bewahren, alle, die weiter unten (entspringen), sie aber auf der Stelle verlieren. Daraus wird nun deutlich, daß dem Rückenmark diese Kräfte von oben vom Gehirn her zu-

4 παρ' ἐγκεφάλου. κατὰ δὲ τὸν αὐτὸν λόγον, ὅταν ἀρτηρίας ἡστινοσοῦν
βροχισθείσης ὅσον μὲν ἀνωτέρω τοῦ βρόχου συνεχές ⟨ἐστι⟩ τῇ καρδίᾳ
φαίνηται σφύζον ὡς ἔμπροσθεν, ἄσφυκτον δ' αὐτίκα γίγνηται τὸ ἄλλο,
πρόδηλον δήπου κἀνταῦθα ταῖς ἀρτηρίαις ἀπὸ τῆς καρδίας τὴν ἀρχὴν εἶ-
680 ναι τῆς κινήσεως. αὕτη μὲν οὖν | ἀρίστη τε καὶ σαφεστάτη κρίσις ἀρχῆς ἐν-
εργειῶν.

5 Ἐφεξῆς δ' αὐτῇ τῶν ἐξεταζομένων σωμάτων ἡ οὐσία, πότερον ἡ αὐτὴ
κατὰ πάντ' ἐστὶν ἢ διαφέρουσα παντοίως. ἡ μὲν γὰρ τοῦ νωτιαίου τε καὶ
τῶν νεύρων ἡ αὐτὴ κατὰ πάντ' ἐστὶν ἐγκεφάλῳ καθάπερ γε καὶ ἡ τῶν πε-
ριεχόντων αὐτὰ σκεπασμάτων τῇ τῶν περιεχουσῶν μηνίγγων τὸν ἐγκέ-
φαλον· ἡ δὲ τῶν ἀρτηριῶν οὐδὲν οὐδ' ἐγγὺς ἔχουσα τῇ τῆς καρδίας οὐσίᾳ
6 καθάπερ οὐδ' ἡ τῶν φλεβῶν τῇ τοῦ ἥπατος. ὅταν μὲν οὖν ἡ αὐτὴ φαίνηται,
πρόδηλόν ἐστιν ἀποβλαστήματ' εἶναι τὰ λεπτότερα τῶν παχυτέρων οὐ
δυνάμενα γεννηθῆναι χωρὶς ἐκείνων ὥσπερ οὐδ' οἱ κλάδοι χωρὶς τοῦ στελέ-
χους. ὅταν δ' ἄλλη μὲν ἡ τῆς φλεβὸς οὐσία φαίνηται σαφῶς, ἄλλη δ' ἥ τε
τῆς καρδίας καὶ τοῦ ἥπατος, ἄδηλόν ἐστιν, ὅσον ἐπὶ τοῖσδε τοῖς φαινομέ-
νοις, εἴτ' ἐκ καρδίας ἡ κοίλη φλὲψ ἐκπεφυκυῖα τὴν ἔμφυσιν εἰς ἧπαρ ἔσχηκεν
εἴτ' ἐξ ἥπατος ἔχουσα τὴν ἀρχὴν εἰς τὴν καρδίαν καταπέφυκεν ἢ τούτων
μὲν οὐδέτερον, ἄλλο δέ τι τρίτον ἐστὶ μόριον ἀρχὴ τῆς φλεβὸς ταύτης.
681 7 ὥστ' εἰκότως ἐπὶ μὲν | τῆς ἡπατίτιδος φλεβὸς ἐζήτηται τοῖς ἀνατομικοῖς ἡ
ἀρχὴ τῆς γενέσεως, περὶ δὲ τῶν νεύρων ὡμολόγηται· κἂν εὑρεθῇ τὸ ἧπαρ
ἀρχὴ τῆς γενέσεως τῇ κοίλῃ φλεβί, καὶ οὕτως ἄδηλον, ὅσον ἐπὶ τῷδε, πότε-
ρον, ὥσπερ ἐγένετο πρότερον, οὕτω καὶ τῆς ἐν τοῖς τελείοις διοικήσεως ἀρ-
χὴ καθέστηκεν ἢ παρ' ἄλλου τινὸς αὐτοῖς τοῦθ' ὑπάρχει.

8 Διορισθῆναι δὲ χρὴ καὶ περὶ τοῦ πότερον τὰ μεγάλα τῶν ἀγγείων
ἀρχαὶ τοῖς μικροῖς εἰσιν ἢ τὰ μικρὰ τοῖς μεγάλοις· ἡμάρτηται γάρ τι καὶ
περὶ τοῦδε τῶν ἰατρῶν ἐνίοις, ὥσπερ καὶ τῷ φάντι τῶν εἰς τὴν γαστέρα
καὶ τὰ ἔντερα καθηκουσῶν φλεβῶν ἀρχὰς εἶναι τὰ πέρατα μηδ' ἐπινοηθῆ-

1 ὅταν – 3 ἄλλο] *cf.* Gal. De usu puls. 1,2: p. 194 Furley-Wilkie = V 149,10–150,3 K. 8–9 ἐγκεφάλῳ] *cf.* Gal. De motu musc. I 1: IV 369,8–12 K. De usu part. VIII 6; XII 12; XIII 8: I 461,4sq.; 462,24–463,4; II 218,9; 263,3–7 Helmr. = III 636,13sq.; 638,15–639,1; IV 51,3; 112,6–10 K. De alim. fac. III 9,1. 2: CMG V 4,2, p. 343,2. 7–9 De plac. Hipp. et Plat. VII 5,13: CMG V 4,1,2, p. 456,7 9 καθάπερ – 11] *cf.* Gal. De usu part. XIII 8: II 262,20–22; 263,10–12 Helmr. = IV 111,16–18; 112,13sq. K. 17 ἐκ – ἔσχηκεν] *cf.* Gal. De plac. Hipp. et Plat. VIII 1,31: CMG V 4,1,2, p. 486,32–34

2 βροχιθείσης F ἐστι *addidi* 3 φαίνεται α: *correxi* ὡς *supra lin. inser.* F αὐτίκα] αὐτῇ F γίγνεται L 7 αὐτῇ] αὐτῆς L 8 ἢ] ἡ *in textu*, ἢ *in marg.* F τε *om.* F 9 ἐγκεφάλ *(ambig.)* L: ἐγκεφάλου M: τῇ ἐγκεφάλου *Ald.* 12 ἡ[I] *supra lin. scr.* L τῇ *bis scr.* (τῇ[II]] η *e corr.*) F *de collocatione verborum* τοῦ – *p. 86,28* τἄλλα *in* F *v. supra, p. 16* φαίνοιτο F 13 λεπτόμερέστερα (τερα *supra lin.*) L: λεπτομερέστερα F παχυμερῶν (τερων *supra lin.*) L: παχυμερῶν ὧν F 14 οὐδ'] ο *e corr. in* L οἱ *om.* F 15 τῶν φλεβῶν F δ' ἥ *om.* α: *supra lin. add.* L[3] 17 ἐκπεφυκύα (α *supra* υ[II]) L ἔκφυσιν F ἧπαρ ἔσχηκεν] ἦν παρέσχηκεν F 21 τῆς γενέσεως *om.* F 21sq. περὶ – γενέσεως *om.* L, *in marg. add.* L[3] 23 τῆς] τοῖς F 25 τοῦ] τῆς F πότρ *(ambig.)* L: πότερα F τῶν *postea inser.* L 27 τοῦδε] τῶνδε L: *correxi*: τούτου *e* τούτων *corr.* F 28 ἀρχ᾽ *(ambig.)* L: ἀρχήν M

strömen. Wenn aber nach dem Abbinden einer beliebigen Arterie mit einer 4
Schlinge das ganze Stück, das oberhalb der Schlinge mit dem Herzen zusam-
menhängt, offensichtlich wie vorher pulsiert, das andere aber sofort den Puls
verliert, so wird in derselben Weise doch auch hieran klar, daß die Arterien
im Herzen den Ursprung ihrer Bewegung haben. Dies ist das beste und deut-
lichste Kriterium für den Ursprung der Funktionen.

Daran anschließend kommt die Substanz der zu prüfenden Körperstruk- 5
turen, ob sie in allem dieselbe ist oder ob sie in jeder Hinsicht differiert.
Denn die (Substanz) des Rückenmarks und der Nerven ist in allem dieselbe
wie die des Gehirns, wie andererseits auch die der sie umschließenden Schutz-
hüllen (dieselbe ist) wie die der Häute, die das Gehirn umschließen; die der
Arterien steht aber in keiner Beziehung der Substanz des Herzens auch nur
nahe wie auch die der Venen derjenigen der Leber nicht. Wenn sich nun (die 6
Substanz) als dieselbe erweist, so ist es klar, daß die dünneren Gebilde Aus-
läufer der dickeren sind, da sie ohne jene nicht geschaffen werden können
wie auch die Äste nicht ohne den Stamm. Wenn sich aber die Substanz der
Vene deutlich anders zeigt als die des Herzens und die der Leber, so bleibt,
jedenfalls auf der Grundlage dieser Phänomene, unklar, ob die Hohlvene, aus
dem Herzen entspringend, in die Leber eingewachsen ist oder ob sie in der
Leber ihren Ursprung hatte und ins Herz eingewachsen ist oder ob keiner die-
ser beiden Körperteile, sondern irgendein anderer, dritter, den Ursprung die-
ser Vene darstellt. Folglich ist bei der Lebervene der Ursprung der Entste- 7
hung für die Anatomen zu Recht zu einem Gegenstand der Untersuchung ge-
worden, im Hinblick auf die Nerven herrscht hierin aber eine einhellige Auf-
fassung; und wenn sich für die Hohlvene die Leber als Ursprung der Entste-
hung herausstellt, dann ist auch so, jedenfalls auf dieser Grundlage, (noch)
unklar, ob sie, wie sie früher entstanden ist, ebenso auch das Zentralorgan der
Verwaltung bei den voll ausgebildeten (Individuen) darstellt oder ob ihnen
dies von irgendeinem anderen (Organ) her zukommt.

Man muß aber auch darin differenzieren, ob die großen Gefäße jeweils 8
den Ausgangspunkt für die kleinen darstellen oder die kleinen für die großen;
denn auch hierin ist einigen Ärzten ein Fehler unterlaufen, wie etwa demjeni-
gen, der behauptet, die Enden der in den Magen und die Därme führenden
Venen seien deren Ausgangspunkte, obwohl man sich die Entstehung dieser

ναι δυναμένης τοῖς πέρασι τούτοις τῆς γενέσεως ἄνευ τοῦ τὴν ἐκ τοῦ χορί-
ου φλέβα παραγενομένην εἰς ἧπαρ ἀπόφυσιν ἑαυτῆς πέμψαι διανεμηθησο-
9 μένην εἰς αὐτά. εὔλογον γάρ ἐστιν ἐκ τοῦ φαινομένου τούτου λογίζεσθαι
τὰς μὲν ἐν τῇ μήτρᾳ τῶν φλεβῶν ἀρχὰς ἐοικέναι τοῖς ἐπὶ τῶν δένδρων πέ-
ρασι τῶν ῥιζῶν, στελέχει δέ τινι τὴν εἰς ἧπαρ ἀφικνουμένην δι' ὀμφαλοῦ
καὶ τούτων οὕτως ἐχόντων ἅπαντα τὰ κατὰ τὸ ζῷον ὁρώμενα πέρατα
682 τῶν φλεβῶν ἀκρεμόσιν, οὐ | ῥίζαις ἀνάλογον ἔχειν.
10 Ἐπεχείρησα δέ ποτε καὶ περὶ τοῦδε τοῦ λόγου διασκέψασθαι, καθ'
ὃν ἐγχωρεῖ φάναι τρόπον πρώτους ἁπάντων ἐκ τοῦ σπέρματος γεννᾶσθαι
τοὺς χιτῶνας τῶν δύο τούτων ἀγγείων, ἃ καὶ τοῖς ἐμβρύοις καὶ τοῖς τελεί-
οις φαίνεται μέγιστα – λέγω δὲ τήν τε μεγάλην ἀρτηρίαν καὶ τὴν μεταξὺ
τοῦ ὀμφαλοῦ τε καὶ τοῦ ἥπατος φλέβα – καὶ τούτων σχιζομένων τὰς κα-
τὰ τὸ χόριον γεννᾶσθαι κἄπειτα τούτων τὰ πέρατα τοῖς ἐπὶ τῶν δένδρων
ἐοικέναι πέρασι τῶν ῥιζῶν. ἀλλὰ καὶ κατὰ τοῦτον τὸν λόγον οὔτε τὸ
ἧπαρ οὔθ' ἡ καρδία φαίνεται πρῶτα γιγνόμενα. δεῖται γὰρ δήπου προφα-
νῶς εἰς τὴν γένεσιν αἱματικῆς οὐσίας, ἣν διὰ τῶν ἀγγείων ἐκ τῆς μήτρας
11 ἀναγκαῖόν ἐστιν ἀφικνεῖσθαι. πάλιν οὖν, ὅπερ ἤδη καὶ πρόσθεν ἔφαμεν, τὸ
μὲν σπέρμα τὸν τοῦ δημιουργοῦ λόγον ἕξει, τὰ δ' ἀγγεῖα, δι' ὧν ἐπισπᾶ-
ται παρὰ τῆς κυούσης αἷμα πρὸς τὴν τῶν σπλάγχνων γένεσιν, ἁπάντων
πρῶτα γεννηθήσεται, δεύτερα δ' ἐπ' αὐτοῖς ἧπάρ τε καὶ καρδία ‚καθάπερ
12 οἰκίας θεμέλια καὶ πλοίου τρόπις'. ἐν ᾧ δὲ χρόνῳ διαπλάττει ταῦτα ἡ ἐν
683 τῷ | σπέρματι δύναμις, εὔλογον δήπου καὶ ἄλλα τινὰ διαπλάττεσθαι πα-
ρακείμενά τε τοῖσδε καὶ μεταξὺ κείμενα τούτων τε καὶ τῆς μήτρας. οὐδέπο-
τε γὰρ εἰκὸς ἵστασθαι τὴν περὶ τὰ φυτὰ καὶ τὰ ζῷα διαπλάττουσαν δύ-
ναμιν, ἀλλὰ πᾶσαν δύναμιν ἅπασιν ἅμα τοῖς μέρεσιν ἐπιφύειν τι καὶ
προσαύξειν. οὔκουν ἀποστήσεται τῆς τῶν ἄλλων δημιουργίας ἡ διαπλάτ-
τουσα τὰ ζῷα φύσις, ἀλλὰ τάς γε φλέβας ὥσπερ γε καὶ τὰς ἀρτηρίας ἀεὶ
προάξει κατασχίζουσα καὶ περιφύσει ταύταις τἄλλα σπλάγχνα, καθά-
περ ἧπάρ τε καὶ καρδίαν ἐλέχθη περιφύειν, ἅμα καὶ τὸ σχῆμα τὸ πρέπον

8 Ἐπεχείρησα – διασκέψασθαι] *v.* Gal. De plac. Hipp. et Plat. VI 6,33–40. 43. 48sq.: CMG V 4,1,2, p. 400,34–402,21. 28–31; 404,9–13 14–17] *cf.* Gal. De propr. plac. 11,4: CMG V 3,2, p. 92,20sq. 17 ὅπερ – ἔφαμεν] *v. supra,* p. 60,26–62,6. 8–19. 25sq.; 64,25–66,5 17sq. τὸ – ἕξει] *cf.* Gal. De san. tuenda I 2,2: CMG V 4,2, p. 4,7 De sem. I 5,8: CMG V 3,1, p. 80,21sq. 20sq. καθάπερ – τρόπις] *cf.* Arist. Metaph. Δ 1: 1013 a 4sq. Gal. De usu part. XV 6: II 359,23sq. Helmr. = IV 241,14sq. K. *cf. etiam* ibid. XIII 3: II 247,10sq.; 248,10 Helmr. = IV 91,2; 92,6 K. Gal. De plac. Hipp. et Plat. VI 5,32: CMG V 4,1,2, p. 394,19sq. 28sq. καθάπερ – περιφύειν] *v. supra,* p. 64,13–17. 26–66,2; 70,26–28

1 δυναμένοις L: *corr. Kühn*: δυναμένη F τῆς γενέσεως *post* ἀρχὰς *(p. 84,28) transposuerit Corn.* 2 ἑαυτοῖς F 7 ἀκρέμοσιν α: *correxi* 8 ποτε *om.* F 9 τρόπον *om.* F πρώτους *om.* L, *supra lin. add.* L^3: πρῶτον F 11 τὴν *postea inser.* F 13 χωρίον F 17 ἐφάνη F 18 ἔχει F 20 γενηθήσεται α: *corr.* P (γεννηθήσονται) 21 θεμέ^{λιοι} L: θεμέλιον *Ald.* 25 τί *e* τὲ *corr.* F 26 οὔκουν *ex* οὐκοῦν *corr.* F τῶν *postea inser.* L διατάττουσα F 28 προάξει *e* προσάξει *radendo correct. in* L: προσάξει F καὶ *om.* L περιφύσειε F *post* ταύταις *add.* τὲ L^2 τ' ἄλλα L

Enden nicht einmal vorstellen kann, ohne daß die Vene, die aus dem Chorion
in die Leber gelangt ist, einen Ausläufer von sich (dorthin) entsendet, der sich
(dann) in sie aufteilen soll. Es ist nämlich vernünftig, aus diesem Phänomen zu 9
schließen, daß die Anfänge der Venen in der Gebärmutter den Enden der
Wurzeln bei den Bäumen gleichen, die durch den Nabel in die Leber gelan-
gende (Vene) aber einem Stamm und daß unter diesen Verhältnissen alle Ve-
nenenden, die im Lebewesen zu sehen sind, Zweigen, nicht Wurzeln analog
sind.

Ich habe es irgendwann einmal unternommen, auch den folgenden Ge- 10
danken durchzuspielen, in welcher Weise man sagen kann, daß als erste von
allen (Körperteilen) aus dem Samen die Wände derjenigen zwei Gefäße gebil-
det werden, die sich sowohl bei den Embryonen als auch bei den voll ausge-
bildeten (Individuen) als die größten zeigen – ich meine die große Arterie
und die Vene zwischen dem Nabel und der Leber –, daß durch deren Spal-
tung die (Arterien und Venen) im Chorion gebildet werden und daß dann de-
ren Enden den Enden der Wurzeln bei den Bäumen gleichen. Aber auch bei
dieser Auffassung stellt sich heraus, daß weder die Leber noch das Herz als
erste (Körperteile) entstehen. Denn für deren Entstehung ist doch offensicht-
lich eine Blutsubstanz erforderlich, die durch die Gefäße aus der Gebärmutter
(dorthin) gelangen muß. Wiederum wird, was wir auch schon vorher sagten, 11
der Samen die Rolle des Schöpfers innehaben, die Gefäße aber, durch die von
der Schwangeren her Blut für die Entstehung der Organe herangezogen wird,
werden als erste von allen (Körperteilen) gebildet werden, an zweiter Stelle
nach ihnen aber Leber und Herz ‚wie die Fundamente eines Hauses und der
Kiel eines Schiffes'. Man kann sich aber gut vorstellen, daß in der Zeit, in der 12
die im Samen enthaltene Kraft diese (Organe) ausformt, doch auch manche
anderen (Körperteile) ausgeformt werden, die diesen anliegen und die zwi-
schen diesen und der Gebärmutter liegen. Denn es ist nicht wahrscheinlich,
daß die Kraft, die an den Pflanzen und den Lebewesen ausformend tätig ist,
jemals zum Stillstand kommt, vielmehr (ist es wahrscheinlich), daß die Kraft
als ganze an allen Teilen zugleich etwas anwachsen läßt und ihnen weiteres
Wachstum ermöglicht. Also wird sich die Natur, die die Lebewesen ausformt,
von der Schaffung der anderen (Teile) nicht zurückziehen, sondern sie wird
die Venen wie auch die Arterien durch Aufspaltung ständig weiter voranfüh-
ren und die übrigen Organe um sie herumwachsen lassen, wie von ihr gesagt
wurde, daß sie Leber und Herz (um sie) herumwachsen läßt, wobei sie zu-

καὶ θέσιν ὅσα τ' ἄλλα τοιαῦτα προσήκει τοῖς μορίοις ἔχειν ἀπεργαζομένη
προσηκόντως.
13 Παντοίως οὖν ἐλέγχονται προπετῶς ἀποφαινόμενοί τινες ὑπὸ τοῦ
πρώτου διαπλασθέντος μορίου τἆλλα γεννᾶσθαι. τὸ γὰρ ἐκεῖνο δημιουρ-
γῆσαν αἴτιον οὐ δήπου μετὰ τὸ συμπληρῶσαι τὸ μόριον ἐξῆλθεν ἐκ τοῦ
κυουμένου προστάξαν οἷς ἐποίησε τἆλλα γεννῆσαι· κατὰ γάρ τοι τὸν λό-
γον τοῦτον αἱ ἀρτηρίαι καὶ αἱ φλέβες αἱ πρῶται γεννηθεῖσαι τἆλλα γεν-
14 νήσουσιν. οὐ μὴν οὐδὲ φαίνονται τῆς ἥπατος ἢ καρδίας οὐσίας ἀποφύσεις
684 οὖσαι τὰ τῶν ἀρτηριῶν καὶ φλεβῶν | σώματα καθάπερ ἐγκεφάλου τε καὶ
μηνίγγων ὅ τε νωτιαῖος καὶ τὰ νεῦρα. πιθανώτατον οὖν ἐστιν ὡς ἐν ἀδή-
λοις ἀποφήνασθαι τὸ τὰς ἀρτηρίας καὶ φλέβας γεννῆσαν αὐτὸ τοῦτο κα-
τασχίζον αὐτὰς προάγειν ἐπὶ πάντα τοῦ κυουμένου τὰ μέρη περιπλάτ-
15 τον αὐταῖς κατὰ τοὺς οἰκείους τόπους τὰ μόρια. πιθανώτατον δὲ καὶ τὰ
διαπλασθέντα τὴν τελεωτάτην ἴσχοντα συμπλήρωσιν ἐνεργεῖν ἄρξασθαι
τὰς οἰκείας ταῖς ἑαυτῶν οὐσίαις ἐνεργείας καὶ μήτε τοὺς νεφροὺς δεῖσθαί
τινος ἄλλου μορίου πρὸς τὴν ἰδίαν ἐνέργειαν μήτε τὰς κύστεις μήτε τὰς
μήτρας μήτε σπλῆνα μήτ' ἔντερα μήθ' ὅλως ἄλλο μηδὲν ὄργανον φυσικόν.
16 ἐπεὶ δ' οὔτε κατὰ τὸ ποσὸν ἡ οὐσία διαμένει τῶν μορίων ἀπορροῆς αὐτῶν
ἱκανῆς ὁσημέραι γιγνομένης οὔτε κατὰ τὸ ποιόν – ἀλλοιοῦται γὰρ καὶ
κατὰ τοῦτο πολυειδῶς –, ἐπικουρίας δεῖται τῆς ἐξ ἀλλήλων, ὅπως ἀνα-
πληρῶταί τε τὸ κενούμενον ἐπανορθῶταί τε τὸ ἀλλοιούμενον. ἅστινας
ἐπικουρίας, ὅσαι τέ εἰσι καὶ ὁποῖαι, μὴ ὅτι τῶν φιλοσόφων τις εὗρεν ἀκρι-
βῶς, ἀλλ' οὐδὲ τῶν ἰατρῶν, ὅσοι χωρὶς ἀνατομῆς ἐπὶ τὴν ζήτησιν αὐτῶν
ἧκον. |
685 17 Ἡ γοῦν καρδία – ταύτην γὰρ μόνην ἔνιοι διοικεῖν βούλονται τὸ ζῷον –
ἐπειδὰν στερηθῇ τῆς ἀναπνοῆς, αὐτή τε παύεται κινουμένη, καὶ σὺν αὐτῇ
τὸ πᾶν ζῷον ἀπόλλυται. στερίσκεται δὲ τῆς ἀναπνοῆς οὐ μόνον τοῖς ἀπ-
αγξαμένοις ἢ διὰ φλεγμονὴν τῶν περὶ τὸν λάρυγγα μορίων φραχθέντος
τοῦ πόρου τῆς εἰσπνοῆς, ἀλλὰ καὶ τῶν κινούντων τὸν θώρακα νεύρων κα-
κωθέντων ἤτοι διὰ τομῆς ἢ θλάσεως ἢ βρόχων, ὧν ἁπάντων ἐστὶν ὁ νωτι-
αῖος ἀρχὴ καθάπερ ἐγκέφαλος ἐκείνου. ὥσπερ οὖν ὁ ἐγκέφαλος εἰς τὴν δια-

3–13] *cf.* Gal. De propr. plac. 11,5: CMG V 3,2, p. 94,3–11 4–6] *cf.* Gal. De sem. I 11,3: CMG V 3,1, p. 102,21sq. 8–10] *cf. supra,* p. 84,8–12 10 ὡς ἐν ἀδήλοις] *cf.* Gal. De locis affectis II 8: VIII 95,3 K.

1 τἆλλα F τοιαῦτα *om.* F ἀπεργάζεσθαι α: *sec. Corn. vers.* (una cum hoc quod ... operatur) *correxi* 4 γενέσθαι F ἐκεῖνα F 6 *et* 7 τ' ἄλλα F 9 τὰ *om.* L 10 μηνίγκων F 11 τὰς] α *e corr. in* L 12 προάγειν *in* προσάγειν *mut.* L 13 αὐτὰ α: *correxi* τὰ μόρια *om.* F 15 τὰς *(e* ταῖς *[?] corr.)* οἰκείαις τῆς (η *e corr.)* ἑαυτῶν οὐσίαις ἐνέργειαν L: ταῖς οἰκείαις τῆς ἑαυτῶν οὐσίας ἐνεργείαις M 16 μήτε τὰς κύστεις *om.* L, *in marg. add.* L^3 19 γινομένης ὁσημέραι F *ante* κατὰ *add.* ἢ L 20 ἀναπληροῦται L: ἀναπληρῶσαί F: *correxi* 21 τε^{I} *om.* L ἐπανορθῶταί – ἀλλοιούμενον *om.* L, *in marg. add.* L^3 ἐπανορθοῦται L^3: καὶ ἐπανορθῶσαί F: *correxi* τὸ^{II}] *vestigia tantum in* L^3 22 *post* ὅτι *add.* γε F ἀκριβῶς εὗρεν F 27 μόνοις L 28 *post* διὰ *add.* τὴν L τὸν *radendo delet. in* L 30 βρόχ *(ambig.)* L: βρόχου M

gleich auch die gehörige Form, die Lage und alle anderen derartigen (Merk-
male), die die Körperteile, wie es ihnen zukommt, haben sollen, in angemesse-
ner Weise zustande bringt.

In jeder Hinsicht werden nun gewisse Personen dessen überführt, daß sie 13
voreilig behaupten, von dem als erstem ausgeformten Körperteil werden die
übrigen (Körperteile) gebildet. Denn die Ursache, die jenen geschaffen hat,
ist doch nicht, nachdem sie den Körperteil vollendet hatte, aus dem Keimling
herausgetreten, wobei sie den (Teilen), die sie gefertigt hatte, den Auftrag
gegeben hätte, die übrigen zu bilden; nach dieser Auffassung werden nämlich
die Arterien und die Venen, die als erste gebildet worden sind, die übrigen
bilden. Die Körper der Arterien und Venen sind jedoch offensichtlich auch 14
keine Ausläufer der Substanz der Leber oder des Herzens, wie das Rücken-
mark und die Nerven (Ausläufer der Substanz) des Gehirns und der Hirnhäute
sind. Es ist nun in Anbetracht undeutlicher Sachverhalte am überzeugendsten,
zu sagen, daß das, was die Arterien und Venen gebildet hat, sie seinerseits, in-
dem es sie aufspaltet, zu allen Partien des Keimlings weiter voranführt, wobei
es die Körperteile an den ihnen eigenen Plätzen um sie herum ausformt. Es ist 15
aber auch am überzeugendsten, (zu sagen,) daß die ausgeformten (Körpertei-
le), wenn sie die vollkommenste Vollendung erreicht haben, die ihren Sub-
stanzen eigenen Funktionen auszuüben beginnen und daß weder die Nieren
für ihre spezielle Funktion irgendeines anderen Körperteils bedürfen noch
die Blasen, die Gebärmutter, die Milz, die Därme noch überhaupt ein anderes
natürliches Organ. Da aber die Substanz der Körperteile weder in der Quanti- 16
tät erhalten bleibt, weil Tag für Tag ein hinlänglich großer Abfluß von ihnen
erfolgt, noch in der Qualität – sie verändert sich nämlich auch in dieser Be-
ziehung mannigfaltig –, bedürfen sie der gegenseitigen Unterstützung, damit
das, was entleert wird, wieder aufgefüllt und das, was verändert wird, wieder
in Ordnung gebracht werden kann. Was diese Unterstützungen betrifft, so hat
nicht nur keiner von den Philosophen, sondern nicht einmal einer von allen
den Ärzten, die ohne Sezieren an deren Untersuchung herangegangen sind,
genau herausgefunden, wie viele es sind und von welcher Art sie sind.

Wenn nun dem Herzen – denn dieses allein verwalte, wie einige behaup- 17
ten, das Lebewesen – die Atmung entzogen wird, hört es selbst auf, sich zu
bewegen, und mit ihm geht das ganze Lebewesen zugrunde. Die Atmung wird
ihm aber nicht nur bei den Erhängten entzogen oder wenn infolge einer Ent-
zündung der Partien in der Umgebung des Kehlkopfes der Weg für das Einat-
men versperrt wurde, sondern auch, wenn die Nerven, die den Brustkorb be-
wegen, durch einen Schnitt, eine Quetschung oder durch Schlingen geschädigt
wurden; Ausgangsbereich aller dieser (Nerven) ist das Rückenmark, wie das
Gehirn dessen Ausgangspunkt ist. Wie nun das Gehirn für das Herz im Hin-

μονὴν τῇ καρδίᾳ χρήσιμος ὑπάρχει διὰ νεύρων τὸν θώρακα κινῶν, οὗ δια-
στελλομένου μὲν εἰσπνοὴ γίγνεται, συστελλομένου δ' ἐκπνοή, κατὰ τὸν
αὐτὸν τρόπον ἐγκεφάλῳ παρέχει τινὰ χρείαν ἡ καρδία καὶ τούτοις ἀμφο-
τέροις τὸ ἧπαρ, ὡς ἐν τοῖς περὶ τούτων ἀποδέδεικται λόγοις.
18 Οὐ μόνον δὲ ταῖς τρισὶ ταύταις ἀρχαῖς ὑπ' ἀλλήλων ὠφελεῖσθαι συμ-
βέβηκεν, ἀλλὰ καὶ τοῖς ἄλλοις ἅπασι μορίοις. αὐτίκα γοῦν ἵν' ἐφ' ἑνὸς ἀνα-
μνήσω τὰ καθ' ἕκαστον τῶν ἄλλων ἐν τοῖς Περὶ χρείας μορίων εἰρημένα, δι'
686 ἧπαρ ἐγένοντο καὶ οἱ νεφροὶ ⟨καὶ ὁ σπλὴν⟩ καὶ αἱ κύστεις δύο, | κατὰ μὲν
αὐτοῦ τοῦ σπλάγχνου τὴν ἐπίφυσιν ἡ χοληδόχος ἔχουσα, τοῖς νεφροῖς δ'
αὖθις ἡ οὐρηδόχος ⟨ὑπο⟩τεταγμένη, τὰ δ' ἰλυώδη περιττώματα τοῦ
19 σπλάγχνου καθαίρων ὁ σπλήν. ὅτι δὲ καὶ ἡ γαστὴρ προπέττει τῷ ἥπατι
τὴν τροφὴν ἥ τε τῶν ἐντέρων ἕλιξ ἀναδόσεως ἕνεκεν ἐγένετο τῆς εἰς αὐτό,
δέδεικται καὶ ταῦτα καὶ τἆλλα πάντα τὰ καθ' ἕκαστον τόπον τοῦ σώμα-
τος ἐν τοῖς Περὶ χρείας μορίων ὑπομνήμασιν, ὧν οὐδὲν οὐδ' ἄχρι βραχέος
ἐγνωκότες οἱ τῇ καρδίᾳ πάντ' ἀνατιθέντες ἰατροί τε καὶ φιλόσοφοι τολμη-
ρῶς ἀποφαίνονται.
20 Ἀλλὰ ταῦτα μὲν ἴσως ἐπὶ πλεῖον ἢ κατὰ τὰ προκείμενα νῦν ἐκτέτα-
ται πάντων εἰκότως τῶν ἀνατομικῶν ἰατρῶν ἀγανακτούντων ἐφ' οἷς οὐ
μόνον ἀποφαίνονταί τινες ὑπὲρ ὧν οὐκ ἴσασιν, ἀλλὰ καὶ θρασέως ἐπιτι-
21 μῶσι τοῖς ἐπισταμένοις. οἵ γε νομίζουσι τὸ πρῶτον διαπλασθὲν ὑπὸ τῆς
φύσεως μόριον αὐτὸ διαπλάττειν τἆλλα καὶ τοῦτ' εἶναι τὴν καρδίαν οὐ
μόνον ἀπατώμενοι κατ' ἀμφοτέρας τὰς ἀποφάσεις, ἀλλὰ κἂν συγχωρηθῇ
687 μὴ μόνον ἁπάντων πρώτην | διαπλάττεσθαι τὴν καρδίαν, ἀλλὰ καὶ τἆλλα
διαπλάττειν αὐτήν, οὐκ ἐξ ἀνάγκης ἑπομένου τοῖσδε τὰς ἐν τοῖς τελείοις
ζῴοις ἐνεργείας ὑπ' ἐκείνης γίγνεσθαι. οὐ γὰρ ταὐτόν ἐστιν ἢ γενέσεως ἢ
διοικήσεως ἀρχὴν εἶναί τι.
6. Μεταβάντες οὖν ἐπὶ τὸ μάλιστα προκείμενον ἐν τῇδε τῇ πραγμα-
τείᾳ δείξομεν αὐτοὺς μηδὲ τὰ πρὸς τῶν ἰατρῶν ἐζητημένα καλῶς ἀξιώσαν-
τας ζητῆσαι, ἀλλ' οἰομένους, ἐὰν εἴπωσιν ὑπὸ τῆς φύσεως διαπλάττεσθαι

1sq. τὸν – ἐκπνοή] *cf.* Gal. De praecogn. 5,18: CMG V 8,1, p. 98,17sq. De difficult. respir. I 4: VII 761,9–11 K. De usu part. VI 10: I 327,12–17 Helmr. = III 448,13–449,1 K. 7 δι' – 11] *cf.* Gal. De usu part. V 10: I 280,2–5 Helmr. = III 382,9–11 K. 10 τὰ – 11] *cf.* Gal. De usu part. IV 15: I 232,16–18 Helmr. = III 316,15–17 K. De atra bile 6,6: CMG V 4,1,1, p. 83,11–13 De comp. med. sec. loc. IX 2: XIII 236,17–237,1 K. De fac. nat. II 9: Scr. min. III 198,22–24 Helmr. = II 134,11–13 K. De locis affectis VI 1: VIII 377,10sq. K. 13sq. δέδεικται καὶ ταῦτα ... ἐν τοῖς Περὶ χρείας μορίων ὑπομνήμασιν] *v.* Gal. De usu part. IV 1sq. 3. 8. 17: I 195,13–196,7; 197,9–13; 208,3–11; 237,18–241,2; 242,15–22 Helmr. = III 267,4–268,4; 269,10–14; 284,1–8; 323,13–328,3; 330,4–10 K. 24 οὐκ – ἑπομένου] *cf.* Gal. De plac. Hipp. et Plat. I 10,6; II 4,15; 8,49: CMG V 4,1,2, p. 96,26; 118, 28sq.; 166,17

1 τῆς καρδίας F 1sq. διὰ – ἐκπνοή *om.* F 3 τούτων ἀμφοτέρων F: τούτοις L: *correxi* 6 ἄλλοις *om.* α: *supra lin. add.* L3(?) 8 καὶ ὁ σπλὴν *addidi* αἱ *om.* L δύο *om.* F 9 ἔχουσα] κύστις F 10 οὐριδόχος *(sic) ex* οὐροδόχος *corr.* L ὑποτεταγμένη *scripsi*: τεταγμένη L: γε τεταγμένη F 12 *ante* ἀναδόσεως *1 litt. erasa in* L ἕνεκα F 13 τ' ἄλλα F 18 πάντ *(ambig.)* L: πάντα M 21 *et* 23 τ' ἄλλα F 24 ἑπόμν' *(ambig.)* L: ἑπόμενον M 28 ἀξιώσαν̈ L

blick auf seine Erhaltung nützlich ist, weil es durch Nerven den Brustkorb be-
wegt, durch dessen Ausdehnung das Einatmen, durch dessen Zusammenzie-
hung das Ausatmen erfolgt, in derselben Weise bietet das Herz dem Gehirn
einen gewissen Nutzen und diesen beiden die Leber, wie in den Ausführungen
über diese (Organe) dargelegt worden ist.

Es ist aber nicht nur bei diesen drei Zentralorganen der Fall, daß sie 18
voneinander Nutzen haben, sondern auch bei allen anderen Körperteilen. Da-
mit ich nun sogleich an einem einzigen (Körperteil) in Erinnerung bringe, was
in den (Büchern) Über den Nutzen der Körperteile in bezug auf jeden einzel-
nen anderen gesagt worden ist, so sind wegen der Leber sowohl die Nieren
als auch die Milz und die zwei Blasen entstanden, wobei an dem Organ selbst
die Gallenblase angewachsen ist, unterhalb der Nieren wiederum die Harnbla-
se ihren Platz hat und für die Entfernung der schlammigen Rückstände des
Organs die Milz zuständig ist. Daß aber auch der Magen die Nahrung in ei- 19
nem (ersten) Verdauungsprozeß für die Leber vorbereitet und die Windungen
der Därme zum Zweck der Verteilung (der Nahrung) an sie entstanden sind,
dies und alles übrige, was jede einzelne Körperpartie betrifft, ist in den Bü-
chern Über den Nutzen der Körperteile gezeigt worden; ohne von diesen Din-
gen auch nur in geringem Umfang Kenntnis zu haben, stellen diejenigen Ärz-
te und Philosophen, die alles dem Herzen zuweisen, dreiste Behauptungen auf.

Aber dies ist vielleicht stärker ausgeweitet worden, als es bei der jetzt 20
vorliegenden Thematik angebracht ist, wobei natürlich alle anatomisch inter-
essierten Ärzte darüber verstimmt sind, daß gewisse Personen sich nicht nur
über Dinge äußern, die sie nicht verstehen, sondern auch noch kühn denjeni-
gen Vorhaltungen machen, die (entsprechende) Kenntnis haben. Die (betref- 21
fenden Personen) jedenfalls nehmen an, daß der von der Natur als erster aus-
geformte Körperteil seinerseits die übrigen ausformt und daß dies das Herz
ist, wobei nicht nur (der Sachverhalt gegeben ist, daß) sie sich in beiden Aus-
sagen täuschen, sondern wobei sich, auch wenn zugestanden wird, daß das
Herz nicht nur als erster von allen (Körperteilen) ausgeformt wird, sondern
auch seinerseits die übrigen ausformt, aus diesen (Annahmen) nicht zwingend
ergibt, daß die Funktionen bei den voll ausgebildeten Lebewesen von jenem
zustande gebracht werden. Es ist nämlich nicht dasselbe, ob etwas Ausgangs-
punkt für die Entstehung oder Zentrum der Verwaltung ist.

6. Indem wir nun zu dem übergehen, was in dieser Abhandlung das drin-
gendste Anliegen ist, werden wir zeigen, daß sie nicht einmal das, was von
seiten der Ärzte vortrefflich untersucht worden ist, zu untersuchen für wert
gehalten haben, sondern daß sie glauben, sie hätten, wenn sie sagen, der
Keimling werde von der Natur ausgeformt, etwas ausgesagt, was mehr ist als

τὸ κυούμενον, εἰρηκέναι τι πλέον ὀνόματος ἅπασι συνήθους. οὐδεὶς γοῦν
οὕτως ἐστὶν ἐνεὸς ὡς μὴ νοεῖν εἶναί τινα τῆς τοῦ κυουμένου γενέσεως αἰτί-
2 αν, ἣν ὀνομάζομεν ἅπαντες φύσιν ἀγνοοῦντες αὐτῆς τὴν οὐσίαν. ἐγὼ δ'
ὥσπερ ἔδειξα τὴν κατασκευὴν τοῦ σώματος ἡμῶν ἄκραν ἐνδείκνυσθαι τοῦ
ποιήσαντος αὐτὸ σοφίαν τε ἅμα καὶ δύναμιν, οὕτως εὔχομαι δεῖξαί μοι
τοὺς φιλοσόφους τὸν διαπλάσαντα, πότερον θεός τίς ἐστι σοφὸς καὶ δυ-
νατὸς ὡς ἐννοῆσαι μὲν πρότερον, ὁποῖον ἑκάστου ζῴου προσήκει κατα-
688 σκευασθῆναι τὸ σῶμα, δεύτερον δὲ τὴν δύναμιν αὐτοῦ, καθὰ | προὔθετο,
κατασκευάσαι, ἢ ψυχή τις ἑτέρα παρὰ τὴν τοῦ θεοῦ.
3 Οὐ γὰρ δὴ τῆς ὀνομαζομένης φύσεως τὴν οὐσίαν, εἴτ' ἀσώματός τίς
ἐστιν εἴτε σωματική, σοφίας εἰς ἄκρον ἥκειν ἐροῦσιν, ἥν γε μηδ' ὅλως ἔχειν
φασίν, ⟨οὐδὲ κατὰ τύχην⟩ οὕτω τεχνικῶς ἐνεργῆσαι περὶ τὴν τῶν ἐμβρύων
διάπλασιν οἷόν τε πεισθῆναι. τοῦτο γὰρ Ἐπικούρου τε καὶ τῶν ἄνευ
4 προνοίας ἅπαντα γίγνεσθαι νομιζόντων ἀκούοντες οὐ πειθόμεθα. καὶ μὴν
ἀναγκαῖόν ἐστιν ἢ κατά τινα κίνησιν ἄλογόν τε καὶ ἄτεχνον εἰς χρηστὸν
τέλος ἀφικνεῖσθαι τὴν διάπλασιν τῶν ἐμβρύων ἤ, καθάπερ οἱ τὰ θαύματα
κατασκευάζοντες ἀρχὴν κινήσεως αὐτοῖς παρασχόντες ἀπέρχονται μὲν
αὐτοί, τὰ δὲ κατασκευασθέντα μέχρι τινὸς οὐ πολλοῦ χρόνου κινεῖται τε-
χνικῶς, οὕτω καὶ τὰ σπέρματα τῶν τε φυτῶν καὶ τῶν ζῴων κατασκευά-
σαντας τοὺς θεοὺς εἰς τοσαύτας διαδοχὰς κινήσεων ἐπιτήδεια μηδὲν ἔτι
πράττειν αὐτούς.
5 Ἀλλὰ τὸ μὲν πρότερον ἐλέγχειν οὐ χρήζω κατεγνωσμένον ὑπὸ τῶν
ἀνθρώπων, πρὸς οὓς ὁ λόγος ἐστί μοι μάλιστα· τὸ δεύτερον δ' ἐπισκεπτέ-
689 ον ἀκριβέστερον, εἰ δυνατόν ἐστιν ὑγρότητα τοιαύτην, | ὁποία φαίνεται
κατὰ τὴν γονήν, εἰς τοσοῦτον ἀριθμὸν ἐξαρκεῖν ἀλλήλας διαδεχομένων κι-
νήσεων ὡς μηδὲν ἁμαρτεῖν ἄχρι τοῦ προσήκοντος τέλους. ὥσπερ γὰρ ἄπι-
στον τὸ κατὰ τύχην ἐν τοσούτῳ πλήθει μορίων ἁμαρτηθῆναι μηδέν, οὕτω

1–3] *cf.* Gal. De plac. Hipp. et Plat. IX 8,27: CMG V 4,1,2, p. 596,27–29 3–5 δύναμιν] *cf.* Gal. De plac. Hipp. et Plat. IX 9,3: CMG V 4,1,2, p. 598,5–7 5 σοφίαν – δύναμιν] *cf. infra*, p. 104,16 Gal. De usu part. XVII 1: II 445,5 Helmr. = IV 357,2sq. K. 6 πότερον – ἐστι] *cf.* Gal. De plac. Hipp. et Plat. IX 8,22: CMG V 4,1,2, p. 596,7 De propr. plac. 11,5: CMG V 3,2, p. 94,15–17 θεός – δυνατὸς] *cf.* Gal. De plac. Hipp. et Plat. IX 7,9: CMG V 4,1,2, p. 588,14sq. 10–14] Usener, Epicurea, fr. 381: p. 255,27–256,2 12 κατὰ – ἐνεργῆσαι] *cf.* Gal. De plac. Hipp. et Plat. IX 7,9: CMG V 4,1,2, p. 588,13sq. 16 καθάπερ – 18 τεχνικῶς] *cf.* Gal. De usu part. XIV 5: II 295,7–11 Helmr. = IV 156, 11–16 K. 20 τοσαύτας διαδοχὰς κινήσεων] *cf.* Gal. De sem. I 5,10: CMG V 3,1, p. 80,25 23 πρὸς – μάλιστα] *cf.* Gal. De sem. II 1,48: CMG V 3,1, p. 156,14

1 τι] γρ' μηδὲν *in marg.* L^4 συνήθους] ή *delet. in* F 5 αὐτὸ] τὴν F 8 καθὰ *scripsi*: καθ' ἣν ἃ L: καθ' ἣν ὃν F 9 κατεσκεύασεν L 10 *ante* Οὐ *1 litt. deleta (in ras.?) in* L 12 οὐδὲ κατὰ τύχην *addidi*: οὐδ' *add. Usener* 15 τε *bis scr.* L 16 θαύματα *e* θάματα *corr.* L 20 τοσαύτ διαδοχ` *(ambig.)* L: τοσαύτην διαδοχὴν M 23 δ'] μάλιστα F 24 ὑγρό$^{\tau\tau'}$ τοιαύ$^{\tau'}$ L: ὑγρότητι τοιαύτη *Ald.* 25sq. διαδεχομένων – μηδὲν] δεχο L, δια *supra lin.*, μένων κι(ν)ήσ(ε)ων μηδὲν *in marg. add.* L^3 *(litt. uncis inclusae legi non possunt)* 26 ἄριστον L^2

(nur) ein allen vertrauter Name. Niemand ist nun so töricht, daß er nicht ein-
sähe, daß es irgendeine Ursache für die Entstehung des Keimlings gibt, die
wir alle als Natur bezeichnen, ohne ihre Substanz zu kennen. Wie ich für mei- 2
ne Person aber gezeigt habe, daß die Einrichtung unseres Körpers die höchste
Weisheit und zugleich Macht der Instanz verrät, die ihn geschaffen hat, so
wünsche ich, daß die Philosophen mir den zeigen, der ihn ausgeformt hat, ob
es ein Gott ist, weise und mächtig, so daß er zunächst bedacht hat, in welcher
Weise der Körper jedes einzelnen Lebewesens angemessen eingerichtet wer-
den sollte, daß aber in einem zweiten Schritt seine Macht ihn dementspre-
chend eingerichtet hat, wie er es sich vorgenommen hatte, oder ob es eine an-
dere Seele ist außer der, die mit dem Gott identisch ist.

Denn sie werden doch nicht behaupten, daß die Substanz der sogenann- 3
ten Natur, sei es, daß sie unkörperlich, sei es, daß sie körperlich ist, den Gip-
fel der Weisheit erreicht habe, die sie nach ihrer Aussage überhaupt nicht
besitzt, und man kann sich auch nicht davon überzeugen lassen, daß sie durch
Zufall so kunstgerecht bei der Ausformung der Embryonen tätig gewesen ist.
Wenn wir dies nämlich von Epikur und denjenigen hören, die glauben, al-
les geschehe ohne Vorsehung, so folgen wir dem nicht. Tatsächlich ist es 4
(dann) unumgänglich, daß entweder die Ausformung der Embryonen in einer
vernunft- und kunstlosen Bewegung zu einem sinnvollen Ziel gelangt oder daß
ebenso, wie diejenigen, die die Wundergeräte einrichten, sich selbst, nachdem
sie ihnen einen Bewegungsanstoß gegeben haben, entfernen, die Apparate
sich aber über eine gewisse, nicht lange Zeit hin kunstgerecht bewegen, daß
also ebenso auch die Götter, nachdem sie die Samen der Pflanzen und der Le-
bewesen so eingerichtet haben, daß sie für so viele aufeinanderfolgende Stu-
fen von Bewegungen geeignet sind, selbst nichts mehr tun.

Indessen brauche ich die erste Möglichkeit nicht zu widerlegen, da sie 5
von den Personen, gegen die sich meine Argumentation in erster Linie richtet,
verworfen worden ist; die zweite ist aber genauer zu betrachten, ob es mög-
lich ist, daß eine solche Flüssigkeit, wie sie sich in Form des Zeugungsstoffes
zeigt, für eine so große Zahl einander ablösender Bewegungen hinlänglich ge-
eignet ist, so daß ihr bis zum angemessenen Ziel hin kein Fehler unterläuft.
Wie es nämlich nicht glaubhaft ist, daß bei einer so großen Menge von Kör-
perteilen durch Zufall kein Fehler unterläuft, so ist es auch kühn, zu behaup-

καὶ τολμηρὸν ⟨ἀποφήνασθαι⟩ τὴν ἀκολουθίαν τῶν κινήσεων γενέσθαι τε-
χνικὴν ὑπό τινος οὐσίας ἀλόγου, καθάπερ αὐτοί φασιν.
6 Ἔτι δὲ θαυμαστότερον, ὃ διὰ παντὸς τοῦ βίου γιγνόμενον ἁπάντων
ἡμῶν ὁρώντων οὐδεὶς τῶν τὴν φυσιολογίαν ἐπαγγελλομένων οὔτε κατενό-
ησεν οὔτ' ἐζήτησεν, ὅπως γίγνεται. τί δὲ τοῦτ' ἔστι τὸ κατὰ τὰς ἐνεργείας
τῶν μορίων; ἕνεκα δὲ σαφηνείας ⟨ἐφ'⟩ ἑνὸς ἢ δευτέρου παραδείγματος ὁ λό-
7 γος περανθήσεται. προκεχειρίσθω δὴ πρώτη μὲν ἄκρα χεὶρ ἔχουσα δήπου
δακτύλους ε' συγκειμένους ἐκ τριῶν ὀστῶν ἀλλήλοις διηρθρωμένων. ἐφ' ὧν,
οἶμαι, πρότερον ἄμεινον ἦν γυμνάσασθαι τοὺς μέλλοντας εὑρήσειν τὰ κα-
τὰ τὸν οὐρανὸν καὶ σύμπαντα τὸν κόσμον, ὅπως κατεσκεύασται, διὰ τί-
690 νων ὀργάνων ἡ κίνησις αὐτοῖς γίγνεται ποτὲ μὲν ἐκτεινομένοις κατὰ | τὰς
διαρθρώσεις, ὁμοῦ τε πολλὰς ἑκάστην τ' ἐν μέρει, ποτὲ δὲ καμπτομένοις ἢ
παραγομένοις εἰς τὰ πλάγια διττῶς, ἤτοι πρὸς τὸν μικρὸν ἢ τὸν μέγαν
8 δάκτυλον. εἰ γὰρ ἔγνωσαν, ὅτι διὰ μυῶν ἅπασαι γίγνονται μὴ γιγνωσκο-
μένων ἡμῖν πρὶν γυμνωθῆναι διὰ τῆς ἀνατομῆς, ἐθαύμασαν ἄν, ὅπως οὐ
μόνον ἡμεῖς, ἀλλὰ καὶ τὰ μικρὰ παιδία κελευσάντων ἐκτεῖναι τόνδε τὸν δά-
κτυλον ἢ κάμψαι παραχρῆμα τὸ κελευσθὲν πράττει μηδὲ γιγνώσκοντα
τὸν κινοῦντα μῦν. ἔτι δὲ μᾶλλον ἐπὶ τῆς γλώττης, ἐφ' ἧς οὐδὲ τοῖς ἀνατομι-
κοῖς συμπεφώνηται περὶ τοῦ πλήθους τῶν κινούντων αὐτὴν μυῶν· τοσοῦ-
τον ἀποδέουσι βεβαίως γιγνώσκειν τὸν ἐξηγούμενον μῦν ἑκάστης τῶν κα-
τὰ μέρος κινήσεων. ἀλλὰ καὶ τοῦτο τοῖς ἐπιμελεστέροις τῶν ἰατρῶν ἐζήτη-
ται· καί τις ἔφη καθάπερ τι ζῷον ἕκαστον μῦν τῆς βουλήσεως ἡμῶν αἰ-
σθανόμενον ἐπισπᾶσθαί τε καὶ περιάγειν τὴν γλῶτταν εἰς τὸ προσῆκον
σχῆμα τῇ ῥυθμιζομένῃ φωνῇ. ἀλλὰ τοῦτο μὲν ἅπασι τοῖς ἄλλοις οὐ πιθα-
691 9 νὸν εἶναι δοκεῖ. θαυμαστὸν δὲ φαίνεται παιδίον | σμικρὸν ἀκοῦσαν ἄρτον
ὀνομάζεσθαι τόδε τι τὸ σῶμα φθέγγεσθαι τὴν ἄρτος φωνὴν οὔτε πῶς ἡ
γλῶττα σχηματίζεται γιγνῶσκον οὔθ' ὑπὸ τίνων μυῶν ἄγεται πρὸς τὰς

6 ἐφ' ἑνὸς ... παραδείγματος] *cf.* Gal. De plac. Hipp. et Plat. IX 3,24: CMG V 4,1,2, p. 556,26 De constit. artis med. 15,7: CMG V 1,3, p. 106,1 In Hipp. Epid. VI comm. I 10: CMG V 10,2,2, p. 33,20 7 προκεχειρίσθω] *cf.* Gal. De plac. Hipp. et Plat. IX 8,3: CMG V 4,1,2, p. 590,20 De cris. III 4: p. 176,9 Alexanderson = IX 717,2 K. De dign. puls. II 1: VIII 839,5 K. 10 διὰ – 22. 25–96,2] *cf.* Gal. De locis affectis VI 6: VIII 445,1–15 K. 15 ὅπως – 18] *cf.* Gal. In Hipp. Epid. VI comm. V 2: CMG V 10,2,2, p. 260,3–9 22 καθάπερ – αἰσθανόμενον] *cf. infra,* p. 100,19sq. Gal. De usu part. XIV 5: II 295,1–3 Helmr. = IV 156,6–8 K. 25–96,1 κινήσεις] *cf.* Gal. In Hipp. Epid. VI comm. V 2: CMG V 10,2,2, p. 259,20–260,3

1 τολμηρὸν] „θαυμαστὸν vet ex lin. seq. 17." *(= lin. 3) in marg. Corn.* *post* τολμηρὸν *2 fere litt. eras. in* L ἀποφήνασθαι *sec. Guint.* (affirmare) *addidi* 3 ὅ] τὸ L 4 *ante* οὐδεὶς *add.* ὅτι* *Ald.* 6 ἐφ' *add. Bas.* 7 προκεχειρήσθω L: *correxi*: προειρήσθω F δὴ] δὲ F πρώτρ *(ambig.)* L: πρότερον M 8 πέντε F 9 ἦν] εἶναι F 10 *post* ὅπως *add.* τε F *ante* διὰ *add.* καὶ F, *addiderit Corn.* 11 *ante* ποτὲ *add.* πῶς L ἐκτεινομένων M 12 τε] τάς F καμπτομένων α: *correxi* 13 παραγομένων L: παραγενομένων F: *correxi* 15 γυμνασθῆναι F 17 μὴ F 18 οἷς F οὐδὲν F 21 ἰατρῶν *in textu om., in marg. add.* F 24 τῆς ῥυθμιζομένης φωνῆς α: *correxi* 27 σχηματίζεται *e* σχήζεται *corr.* L τινος μυός F

ten, die kunstgerechte Abfolge der Bewegungen werde von einer Substanz zu-
stande gebracht, die, wie sie selbst sagen, vernunftlos ist.

Noch erstaunlicher ist aber das, was keiner von denen, die die Naturkun- 6
de als ihr Fach angeben, zur Kenntnis genommen und untersucht hat, wie es
geschieht, obwohl wir alle es unser ganzes Leben hindurch geschehen sehen.
Was ist das, was bei den Funktionen der Körperteile abläuft? Der Deutlich-
keit wegen soll das Thema an einem oder einem zweiten Beispiel abgehandelt
werden. Ausgewählt sei also als erstes die Hand, die bekanntlich 5 Finger hat, 7
die aus drei Knochen bestehen, miteinander durch Gelenke verbunden. An
den Fingern, glaube ich, hätten sich diejenigen besser zuvor üben sollen, die
sich anschicken, herauszufinden, wie die Dinge am Himmel und im ganzen
Kosmos eingerichtet sind, (nämlich) durch welche organische Strukturen die
Bewegung bei den Fingern erfolgt, wenn sie das eine Mal in den Gelenkver-
bindungen gestreckt werden, in vielen zugleich und in jedem einzelnen der
Reihe nach, das andere Mal aber gebeugt oder in zweierlei Weise nach den
Seiten geführt werden, entweder nach dem kleinen Finger oder nach dem
Daumen hin. Denn wenn sie erkannt hätten, daß sämtliche (Funktionen) durch 8
Muskeln ablaufen, die von uns nicht erkannt werden, bevor sie nicht durch
Sezieren freigelegt wurden, hätten sie darüber gestaunt, daß nicht nur wir,
sondern auch die kleinen Kinder, wenn man sie dazu auffordert, einen be-
stimmten Finger zu strecken oder zu beugen, das Geforderte augenblicklich
tun, ohne den bewegenden Muskel zu kennen. Noch mehr aber bei der Zunge,
bei der nicht einmal unter den Anatomen Einmütigkeit über die Anzahl der
sie bewegenden Muskeln herrscht; so weit sind sie davon entfernt, mit Sicher-
heit den Muskel zu kennen, der jede der Bewegungen im einzelnen ausführt.
Aber auch dies ist von den sorgfältigeren Ärzten untersucht worden; und je-
mand behauptete, jeder einzelne Muskel ziehe, indem er wie ein Lebewesen
unseren Willen wahrnehme, die Zunge an sich heran und bringe sie in die
Form, die für den zu artikulierenden Laut angemessen ist. Doch dies scheint
allen anderen nicht überzeugend zu sein. Es erscheint aber erstaunlich, daß 9
ein kleines Kind, wenn es gehört hat, daß dieser eine Gegenstand Brot ge-
nannt wird, das lautliche Gebilde „Brot“ ausspricht, ohne zu wissen, wie die
Zunge in eine bestimmte Form gebracht und von welchen Muskeln sie zu den

κατὰ μέρος κινήσεις, καὶ στίχον γε ὅλον λόγων ἐφεξῆς λέγειν πολλὰς μεταβολὰς τῆς γλώττης ποιούμενον ἑκάστῃ φωνῇ προσηκούσας.

10 Ὄντων οὖν ἐν ἡμῖν πλεόνων ⟨ἢ⟩ τ΄ μυῶν οὐ πιθανὸν ἕκαστον αὐτῶν
ζῷον ὑπάρχειν. ὥστ' ἐγὼ διὰ τοῦτ' ἀποστὰς ὡς ἀπιθάνου ⟨ταύτης⟩ τῆς
δόξης ἐπ' ἄλλην μετῆλθον ὑφ' ἑτέρων ἀνδρῶν πρεσβευθεῖσαν ὡς ἑλκόντων
τοὺς μῦς ἐπὶ τὴν ἑαυτῶν ἀρχὴν τῶν νεύρων, ᾧ συμβαίνειν ἕπεσθαι τῷ κα-
τωτέρῳ τῶν τὴν διάρθρωσιν ἐργαζομένων ὀστῶν, εἰς ὃ τοῦ μυὸς ἐμφύεται
11 τὸ πέρας. ἀλλὰ κἀνταῦθα πρὸς τῷ μὴ γιγνώσκειν ἡμᾶς, ὅντινα μῦν ἐπι-
σπᾶσθαι χρή, ἔτι καὶ τὸ μέγεθος αὐτῶν ἀντιμαρτυρεῖ σμικροτάτων νεύ-
ρων εἰς μεγίστους μῦς ἐμφυομένων, ἃ μήτ' ἐπὶ ζῶντος ἔτι τοῦ ζῴου φαίνε-
ται κινούμενα κατὰ τὰς προαιρετικὰς ἐνεργείας ὥσπερ οἱ μύες, ἀλλὰ μηδὲ
τεθνεῶτος ἑλκόμενα διὰ τῶν ἡμετέρων χειρῶν ἐπισπᾶσθαι φαίνεται τοὺς
692 μῦς ὥσπερ ἐκεῖνοι | τὰ κατὰ τὰς διαρθρώσεις ὀστᾶ.

12 Καὶ μὴν κἀκ τοῦ κινεῖσθαι τῶν μυῶν ἕκαστον οἰκείαν τῇ βουλήσει κί-
νησιν οὐ πιθανόν ἐστιν ὁμοίως τοῖς θαύμασι κατεσκευάσθαι τὸ σπέρμα,
13 μὴ γιγνώσκειν δ' αὐτὸ μηδ' ὅλως παρακολουθοῦν οἷς πράττει. διὸ καὶ τῶν
λεγόντων ἑαυτῇ περιπλάττειν τὸ σῶμα τὴν ψυχὴν ὁ λόγος ἔκ τινων φαινομένων πιθανῶς κατασκευαζόμενος ἐντεῦθεν ἀντιλογίαν ἴσχει. κατασκευάζει μὲν γὰρ αὐτὸν ἡ τῶν μερῶν τοῦ σώματος χρῆσις ἅμα τῷ γεννηθῆναι τοῖς ζῴοις ὑπάρχουσα. φαίνεται γοῦν ἕκαστον ἐκείνῳ τῷ μέρει τοῦ σώματος ἀμυνόμενον, ὃ τῶν ἄλλων ὑπερέχει, μόσχος μὲν κυρίττων πρὶν φῦσαι τὰ κέρατα, πωλίον δ' ἵππου λακτίζον οὐδέπω στερεαῖς ταῖς ὁπλαῖς, ὥσπερ γε τὸ μὲν σκυλάκιον δάκνειν ἐπιχειροῦν, κἂν μηδέπω κρατεροὺς ἔχῃ τοὺς ὀδόντας, ὅσα δὲ πτηνὰ τῶν ζῴων ἐστίν, ἐγχειροῦντα πέτεσθαι, κἂν μήπω δύνηται. ταῦτα γὰρ ἐνδείκνυσθαι δοκεῖ τὴν χρωμένην τοῖς μορίοις ψυχὴν ἐπίστασθαι τὴν χρείαν αὐτῶν ὡς ἂν αὐτὴν κατεσκευα-
14 κυῖαν, οὐχ ὑπ' ἄλλου γεγονόσι χρωμένην. ἀλλὰ διὰ τί βουληθέντων ἡμῶν |
693 κινῆσαι μόριον ἡντινοῦν κίνησιν εὐθέως κινεῖται μὴ γιγνωσκόντων τὸν κι-
νοῦντα μῦν αὐτό, τῶν ἀπορωτάτων ἐστί. μόγις γοῦν ἐξ ἀνατομῆς ἑκάστου μυὸς εὕρηται τοῖς ἀνατομικοῖς ἡ ἴδιος ἐνέργεια.

15 Καὶ διὰ τοῦτο ἐνίοις ἔδοξεν ἄλλην μὲν εἶναι ψυχὴν τὴν κατασκευάσασαν ἕκαστον τῶν μορίων, ἄλλην δὲ τὴν ἐξορμῶσαν ἐπὶ τὰς προαιρετικὰς ἐνεργείας. καὶ φαίνεται κατὰ τοῦτον τὸν λόγον ἐν τοῖς τῶν ζῴων σώμασιν

3 Ὄντων – μυῶν] *cf. infra*, p. 98,7 10 ἐπὶ – ζῴου] *cf.* Gal. De anat. administr. V 4; VII 12: p. 295,26; 457,16 Garofalo = II 499,11; 630,13 K. De fac. nat. I 13; III 4: Scr. min. III 127,8sq.; 214,21 Helmr. = II 36,9; 157,4sq. K. 18–25] *cf.* Gal. De usu part. I 3: I 4,13–23 Helmr. = III 6,2–11 K. 19 ἡ – 20] *cf.* Sen. Ad Lucil. epist. mor. 121,5. 6. 9

1 λόγων *om.* L: λόγου F: *correxi* λέγει F 2 ποιουμένης *et ras. 3 fere litt.* L 3 ἐν *om.* F ἢ τ΄ *scripsi*: τῶν α: ἢ τριακοσίων τῶν *Chart.* *post* μυῶν *add.* τριακοσίων F 4 ταύτης *sec. Felic. Guint.* (Ab hac … opinione) *addidi* 6 ὃ συμβαίνει F: συμβαίνει *Bas.* κατωτέρω α 7 ὃ] ὃν *supra lin.* L2 8 τῷ] τὸ P F 10 ἔτι *om.* F *Ald.* 15 κατεσκάσθαι F 16 *ante* οἷς *add.* αὐτῷ F 17 ἑαυτ˜ *(ambig.)* L: ἑαυτοῦ M διαπλάττειν *in marg. Corn.* 17sq. φαινομένων πιθανῶς] πιθανῶν F 19 μερῶν] ἡμερῶν F 21 ἀμυνόμενον] υ *e corr. in* F κυρίτ *(ambig.)* L 25 κἂν] καὶ εἰ (εἰ *supra lin.*) L ἐνδείκνυται (τ *in ras.*) F 26 κατασκευακύαν L: κατασκευακυῖαν F: *corr. Chart.* 28 γιγνωσκότων F 29 οὖν F 30sq. ἡ – ἐνίοις *om.* L, *in marg. add.* L3 31 διὰ τοῦτο] τούτων F

einzelnen Bewegungen geführt wird, ja, daß es auch eine ganze Folge von Wörtern hintereinander spricht, wobei es viele Veränderungen an der Zunge ausführt, die für jeden einzelnen Laut angemessen sind.

Da es nun in uns mehr als 300 Muskeln gibt, ist es nicht überzeugend, 10
daß jeder einzelne von ihnen ein Lebewesen ist. Also ging ich, nachdem ich
mich deshalb von dieser Auffassung, da sie nicht überzeugend ist, distanziert
hatte, zu einer anderen über, die von anderen Persönlichkeiten bevorzugt
wird, (nämlich,) daß die Nerven die Muskeln vermeintlich in die Richtung ih-
res eigenen Ausgangspunktes ziehen; dadurch ergebe sich für den unteren der
die Gelenkverbindung bildenden Knochen, in den das Ende des Muskels ein-
wächst, daß er (dem Zug) folgt. Aber auch hier spricht, abgesehen davon, daß 11
wir nicht wissen, welcher Muskel angezogen werden muß, auch noch ihre
Größe dagegen, da sehr kleine Nerven in sehr große Muskeln einwachsen,
(Nerven,) die weder bei dem noch lebenden Tier im Falle der willkürlichen
Funktionen eine Bewegung zeigen wie die Muskeln, aber nicht einmal bei ei-
nem toten, wenn sie mit unseren Händen gezogen werden, die Muskeln an sich
zu ziehen scheinen wie jene die Knochen in den Gelenkverbindungen.

Tatsächlich ist es auch auf Grund dessen, daß jeder einzelne Muskel ei- 12
ne dem Willen entsprechende Bewegung vollzieht, nicht überzeugend, daß
der Samen in ähnlicher Weise wie die Wundergeräte eingerichtet ist, daß er
aber selbst nicht über Einsicht verfügt, indem er dem, was er tut, überhaupt
nicht folgen kann. Deshalb erfährt auch die These derer, die sagen, die Seele 13
forme den Körper um sich herum, (eine These,) die durch gewisse Phänomene
überzeugend gestützt wird, von dorther Widerspruch. Es stützt sie nämlich
der Gebrauch der Körperteile, der den Lebewesen zugleich mit der Geburt
gegeben ist. Offensichtlich setzt sich nun jedes einzelne (Tier) mit jenem Teil
seines Körpers zur Wehr, der die anderen (Teile) übertrifft: ein junger Stier
stößt zu, bevor er seine Hörner bekommen hat, ein Fohlen schlägt mit seinen
noch gar nicht festen Hufen aus, wie andererseits der junge Hund zu beißen
versucht, auch wenn er noch gar keine kräftigen Zähne hat, und alle Tiere,
die Flügel haben, einen Ansatz machen zu fliegen, auch wenn sie es noch
nicht können. Diese Sachverhalte scheinen nämlich darauf hinzuweisen, daß
die Seele, die sich der Körperteile bedient, ihren Nutzen kennt, da sie sie ja
selbst eingerichtet hat und sie sich ihrer nicht bedient, als seien sie von einem
anderen geschaffen worden. Aber warum sich ein Körperteil, wenn wir ihn in 14
einer beliebigen Bewegung bewegen wollen, sofort bewegt, ohne daß wir den
ihn bewegenden Muskel kennen, gehört zu den Problemen, die am schwersten
zu lösen sind. Jedenfalls ist nur mit Mühe auf der Grundlage des Sezierens
von den Anatomen die spezielle Funktion jedes einzelnen Muskels ausfindig
gemacht worden.

Deshalb haben manche die Ansicht vertreten, die Seele, die jeden einzel- 15
nen Körperteil eingerichtet hat, sei eine andere als diejenige, die zu den will-
kürlichen Funktionen veranlaßt. Nach dieser Auffassung scheint die Seele, die
die Körperteile ausgeformt hat, in den Körpern der Lebewesen noch zu ver-

ἔτι διαμένειν ἡ διαπλάσασα ψυχὴ τὰ μόρια· οὐ γὰρ οἷόν τε χρῆσθαι μὲν
ἑκάστῳ προσηκόντως τὴν νῦν οὖσαν, οἴχεσθαι δὲ τὴν κατασκευάσασαν.
16 ἄπορος οὖν ὁ περὶ τῆς διαπλασάσης τὰ μόρια ψυχῆς λόγος ἐκ πάσης λα-
βῆς ὑπάρχει· ἓν μόνον ἐμοὶ γοῦν δοκεῖ σαφῶς ἐνδείκνυσθαι, τὴν τέχνην τοῦ
κατασκευάσαντος ἡμᾶς, ἣν οὐχ οἷόν τ' ἐστὶν ἐλευθέρᾳ γνώμῃ σκοπούμε-
νον εἰς τύχην ἄλογον ἀναφέρειν.
17 Ὄντων γοῦν ἐν τῷ σώματι μυῶν πολὺ πλεόνων ἢ τ', ὑφ' ὧν κινεῖται
τὰ μόρια τὰς προαιρετικὰς κινήσεις, ἕκαστος αὐτῶν καὶ σχῆμα τὸ πρέπον
694 ἔχει | καὶ μέγεθος καὶ κεφαλὴν καὶ τελευτὴν καὶ θέσιν ἔμφυσίν τε νεύρου
καὶ φλεβὸς καὶ ἀρτηρίας ἁρμοττόντων τῷ μυῒ κατά τε τὸ μέγεθος καὶ τὸν
τόπον τῆς ἐμφύσεως, ὧν οὐδὲν ὄντων τοσούτων εὕροις ἂν μέμψασθαι· δέ-
δεικται γὰρ ἐν τοῖς Περὶ χρείας μορίων τοῦτο. καὶ μὴν εἰ τ' μυῶν κατα-
σκευῆς ἑκάστης ἐχούσης σκοποὺς ι' πάντες φαίνονται κατωρθωμένοι, ‚γ
18 γίγνοιντ' ἂν οἱ πάντες. καὶ οὔπω λέλεκται τὸ θαυμασιώτατον ἐν ταῖς κα-
τασκευαῖς αὐτῶν ἴσον ἀκριβῶς εἶναι τὸν ἐν τοῖς ἀριστεροῖς μέρεσι μῦν τῷ
κατὰ τὰ δεξιὰ καθάπερ γε καὶ τὰς ἀρτηρίας ταῖς ἀρτηρίαις καὶ τὰς φλέ-
βας ταῖς φλεψὶ καὶ τὰ νεῦρα τοῖς νεύροις ὥστε τοὺς ‚γ σκοποὺς διπλασιά-
ζεσθαι.
19 Τὸ δ' αὐτὸ κἀπὶ τῶν ὀστῶν ἐστι πλεόνων ὑπαρχόντων ἢ σ'. καὶ γὰρ
καὶ τούτων οἱ σκοποὶ καθ' ἕκαστον αὐτῶν ὄντες ⟨ι'⟩ πολὺ πλείους τῶν ‚β
γίγνονται, καὶ δηλονότι διπλασιασθέντες ἔσονται πλείους τῶν ‚δ. ἡ δ' αὐ-
τὴ τέχνη καὶ κατὰ τὰ σπλάγχνα πάντ' ἐστὶ καὶ ὅλως ὁτιοῦν μόριον ὥστε,
ἄν τις ἀριθμῇ τοὺς σκοποὺς τῆς κατασκευῆς, εἰς μυριάδων, οὐ χιλιάδων |
695 ἀριθμὸν ἀναχθῆναι κατωρθωμένων εἰς ἄκρον ἁπάντων, οὓς ἐγὼ μέν, ὡς
ἔφην, οὐκ ἄν ποτε πεισθείην ἄνευ σοφωτάτου τε καὶ δυνατωτάτου δημι-
20 ουργοῦ γεγονέναι. τίς δ' οὖν οὗτός ἐστιν, ἤλπιζον μὲν ἔμπροσθεν ἀκούσε-

5 ἐλευθέρᾳ γνώμῃ σκοπούμενον] *cf.* Gal. De usu part. XVII 1: II 447,17 Helmr. = IV 360,7sq. K. 6 εἰς τύχην ἄλογον] *cf.* Gal. De plac. Hipp. et Plat. IX 8,4: CMG V 4,1,2, p. 590,22sq. 7–26] *cf.* Gal. De plac. Hipp. et Plat. IX 8,11–16: CMG V 4,1,2, p. 592,25–594,18 Ὄντων – τ'] *cf. supra,* p. 96,3 11sq.] *v. e.g.* Gal. De usu part. II 7; VII 14; XI 15; XVI 4. 6. 11: I 87,20–88,3; 413,19–414,3; II 162,21–23; 386,21–387,7; 388,17–22; 397,10–13; 426,20–427,12 Helmr. = III 119,17–120,8; 569,1–12; 911,10–12; IV 278,12–279,7; 281,6–11; 292,17–293,1; 331,8–332,7 K. 15sq. ἴσον – δεξιὰ] *cf.* Gal. De usu part. VI 4: I 308,18 Helmr. = III 422,9 K. 24sq. ὡς ἔφην] *v. supra,* p. 92,3–5. 10–14 25 σοφωτάτου – δημιουργοῦ] *cf.* Gal. De plac. Hipp. et Plat. IX 7,9: CMG V 4,1,2, p. 588,14sq.

1 ἐπιδιαμένειν (ἔτι *supra*) L ψυχὴ *post* μόρια *trsp.* F 1sq. ἑκάστω μὲν F 4 ὑπάρχ (*ambig.*) L: ὑπάρχειν M: *corr. Ald.*: ὑπάρχων F 5 *ante* ἐλευθέρᾳ *postea inser.* τὸν L σκοπ.·΄μενον L 7 πλειόνων F τ' *scripsi*: τῶν L: τῶν τριακοσίων *Chart.*: τριακοσίων F 10 ἁρμοττόντων] ο^II *ex* ω *corr.* F τε *om.* F 12 τ *ante ras.* L: τριακοσίων F μυῶν] μορίων L 13 ἐχούσης] ς *e corr. in* F σκοπ̇ο̇ὺς L δέκα F ‚γ] ‚ξ̄ F 14 γίγνοιτ' α: *corr.* M 15 ἀκριβῶς] ἀριθμὸν *in marg. Corn.* τῶν ... μῦν L: τῶν ... μυῶν M τῷ] τῶν L: τοῖς *Bas.* 17 ‚ς F σκοποὺς *om.* F 19 καὶ ἐπι F ἐστι] ἃ F διακοσίων F 20 ι' *sec. Felic.* (decem cum sint) *addidi* 21 δηλονότι διπλασιασθέντες] δηνότι καὶ διπλασιασθέντων F τῶν *om.* F 22 ὁπωσοῦν α: *correxi* 23 ἀριθμεῖ L μυριά ... χιλί L: μυριάδας ... χιλιάδας M 24 μέν *om.* F 25 τε *om.* F 26 οὖν *om.* L ἤλπιζον μὲν] ἤλπιζονμεν F: ἠλπίζομεν L: *corr. Cobet*

weilen; es ist nämlich nicht möglich, daß die jetzt existierende Seele sich je-
des einzelnen (Körperteils) in angemessener Weise bedient, daß aber diejeni-
ge, die ihn eingerichtet hat, verschwunden ist. Das Problem um die Seele, die 16
die Körperteile ausgeformt hat, ist nun also von jedem Ansatzpunkt her un-
lösbar; nur eines scheint es mir deutlich anzuzeigen, die Kunstfertigkeit der
Instanz, die uns eingerichtet hat, die man, wenn man sie mit freiem Urteil be-
trachtet, nicht auf einen vernunftlosen Zufall zurückführen kann.

Da es nun also im Körper viel mehr als 300 Muskeln gibt, von denen die 17
Körperteile bei ihren willkürlichen Bewegungen bewegt werden, so hat jeder
einzelne von ihnen die gehörige Form und Größe, einen Kopf und ein Ende,
eine (bestimmte) Lage und das Einwachsen von Nerv, Vene und Arterie, wo-
bei diese sowohl in der Größe als auch hinsichtlich der Stelle des Einwach-
sens zu dem Muskel passen, (Sachverhalte,) unter denen man, obgleich sie so
zahlreich sind, wohl keinen finden dürfte, bei dem man einen Einwand erhe-
ben könnte; dies ist nämlich in den (Büchern) Über den Nutzen der Körpertei-
le dargelegt worden. Und wenn sich zeigt, daß – vorausgesetzt, jede einzelne
Einrichtung von 300 Muskeln weist 10 Gesichtspunkte auf – sie alle korrekt
berücksichtigt worden sind, so dürften sich diese insgesamt auf 3000 belau-
fen. Damit ist das Erstaunlichste bei ihrer jeweiligen Einrichtung noch nicht 18
gesagt, daß (nämlich) der Muskel auf der linken Seite dem auf der rechten
genau gleich ist wie ja auch die Arterien den Arterien, die Venen den Venen
und die Nerven den Nerven, so daß sich die 3000 Gesichtspunkte verdoppeln.

Dasselbe ist auch bei den Knochen der Fall, die mehr sind als 200. Denn 19
auch bei diesen ergeben die Gesichtspunkte, wenn es bei jedem einzelnen von
ihnen 10 sind, viel mehr als 2000, und verdoppelt werden es offensichtlich
mehr als 4000 sein. Dieselbe Kunstfertigkeit ist aber auch bei allen Organen
und überhaupt jedem beliebigen Körperteil gegeben, so daß, wenn man die
für die Einrichtung bestimmenden Gesichtspunkte zählt, sie auf eine Zahl von
Zehntausenden, nicht (nur) von Tausenden gebracht werden, wobei sie alle im
höchsten Grade korrekt berücksichtigt worden sind; was diese Gesichtspunkte
betrifft, so würde ich für meine Person, wie ich sagte, mich wohl niemals da-
von überzeugen lassen, daß sie sich ohne einen sehr weisen und sehr mächti-
gen Schöpfer ergeben haben. Wer dies nun aber ist, hoffte ich früher von den 20

σθαι παρὰ τῶν φιλοσόφων, οἵ γε καὶ περὶ τοῦ κόσμου καὶ τῆς ⟨τοῦ⟩ ὅλου
γενέσεως ἀποφαίνονται· πολὺ γὰρ [εἶναι] ῥᾷον ἡγούμην ἐγνῶσθαι τού-
21 τοις, ὅπως αὐτοῖς κατεσκεύασται τὸ σῶμα. καὶ μαθητήν γ' ἐμαυτὸν ὑπο-
βαλὼν ἑνὶ τῷ πρώτῳ, καθ' ὃν ἐν γεωμετρίᾳ τρόπον ἀποδείξεις ἠκηκόειν,
οὕτως ἤλπιζον ἀκούσεσθαι καὶ παρ' ἐκείνου· γνοὺς δ' αὐτὸν μὴ ὅτι γραμ-
μικὰς ἀποδείξεις, ἀλλὰ μηδὲ ῥητορικὰς πίστεις λέγοντα μετῆλθον ἐφ' ἕτε-
ρον, ὃς καὶ αὐτὸς ἐξ ἰδίων ὑποθέσεων ἐναντία τῷ πρόσθεν ἀπεφαίνετο, καὶ
τρίτου γε καὶ τετάρτου πειραθεὶς οὐδενός, ὡς ἔφην, ἄμεμπτον ἀπόδειξιν
22 ἤκουσα. λυπηθεὶς οὖν ἐπὶ τούτῳ μεγάλως ἐζήτησα μέχρι δεῦρο κατ' ἐμαυ-
τὸν εὑρεῖν τινα λόγον ἰσχυρὸν ἐπὶ ταῖς τῶν ζῴων κατασκευαῖς· εἶθ' εὕρι-
696 σκον οὐδένα. τοῦτό γε αὐτὸ διὰ τοῦδε τοῦ γράμματος ὁμολογῶ | παρα-
καλῶν τοὺς περὶ ταῦτα δεινοὺς τῶν φιλοσόφων ζητήσαντας, εἴ τι σοφὸν
εὑρίσκοιεν, ἀφθόνως ἡμῖν αὐτοῦ κοινωνῆσαι.
23 Ὅταν γὰρ θεάσωμαι τὰ παιδία φθεγγόμενα μέν, ἅττ' ἂν αὐτοῖς
φθέγξασθαι κελεύσωμεν, οἷον, εἰ τύχοι, σμύρναν καὶ σμίλην καὶ σμῆγμα,
μήτε δὲ τοὺς κινοῦντας ἐπιτηδείως τῇ τοιαύτῃ φωνῇ τὴν γλῶτταν μῦς ἐπι-
στάμενα μήτε πολὺ μᾶλλον ἔτι τὰ τούτων αὐτῶν νεῦρα, πιθανώτατον μὲν
ἡγοῦμαι τὸν διαπλάσαντα τὴν γλῶτταν, ὅστις ποτ' ἐστίν, ἢ αὐτὸν ἔτι
διαμένειν ἐν τοῖς διαπλασθεῖσι μορίοις ἢ ζῷα τὰ μόρια κατεσκευακέναι
24 γνωρίζοντα τὸ βούλημα τοῦ τῆς ἡμετέρας ψυχῆς ἡγεμονικοῦ. τούτου δ'
ἀκόλουθον εὑρίσκων ἄλλην μὲν εἶναι τὴν κατὰ τὸ ἡγεμονικὸν ἡμῶν ψυχήν,
ἄλλας δὲ τὰς ἐν ἑκάστῳ τῶν μορίων ἢ πάντως γε μίαν κοινὴν τὴν ἅπαντα
διοικοῦσαν εἰς ἀπορίαν ἔρχομαι μηδ' ἄχρι δυνατῆς ἐπινοίας, μήτι γε βε-
25 βαίας γνώσεως εὑρίσκων τι περὶ τοῦ διαπλάσαντος ἡμᾶς τεχνίτου. καὶ
697 γὰρ ὅταν ἀκούσω τινῶν φιλοσόφων λεγόντων τὴν ὕλην ἔμψυχον | οὖσαν
ἐξ αἰῶνος ἀποβλέπουσαν πρὸς τὰς ἰδέας ἑαυτὴν κοσμεῖν, ἔτι καὶ μᾶλλον
ἐννοῶ μίαν εἶναι δεῖν ψυχὴν τήν τε διαπλάσασαν ἡμᾶς καὶ τὴν νῦν χρωμέ-
νην ἑκάστῳ τῶν μορίων. ἀνθίσταται δὲ τούτῳ πάλιν ἡ ἄγνοια τῆς διοι-
κούσης ἡμᾶς ψυχῆς τῶν ὑπηρετούντων ταῖς ὁρμαῖς αὐτῆς μορίων.
26 Οἱ γὰρ ἐπιχειρήσαντες εἰπεῖν τι περὶ τῶν στοιχειωδῶν φωνῶν ἄχρι

4 ἑνὶ τῷ πρώτῳ] *cf.* Gal. De dign. puls. II 3: VIII 869,3 K. De puls. diff. II 4: VIII 581,18 K. 14–16 ἐπιστάμενα] *cf.* Gal. In Hipp. Epid. VI comm. V 2: CMG V 10,2,2, p. 260,23–25 26 ἐξ αἰῶνος] *cf.* Gal. De fac. nat. I 2: Scr. min. III 103,15 Helmr. = II 4,11 K. De elem. ex Hipp. sent. 2,35: CMG V 1,2, p. 66,4

1 καὶ[II]] & L: *corr. Ald.*: *om.* F τοῦ[II] *addidi* ὅλ *(ambig.)* L: ὅλης M 2 εἶναι *post* ἡγούμην *trsp.* F: *seclusi* τούτ *(ambig.) in* τοῦτο *mutat. in* L 5 ἀκούεσθαι F ἐκείνου· γνοὺς] ἐκείνοὺς L, *suppl.* L2(?) 6 πίστεις *om.* F 7 ὡς L: ὃς *ex* ὡς *corr.* P: ὡς δὲ (δὲ *supra lin.)* F 8 ὡς ἔφην *om. Felic. Corn. vers. Guint.* 10 εὕρισκον] εὑρίσκων α: *corr.* M 11 *post* οὐδένα *add.* τῶν φιλοσόφων F ὁμολο῀ L: ὁμολογεῖν F 12 φιλοσόφων *in* φίλων *mutat. in* L 13 εὑρίσκοιεν] .....κοιεν L ἡμῖν] ι *e corr. in* L ἀυτ` *(ambig.) in* ἀυτοὺς (τοὺς *supra lin.) mutat. in* L 14 τά παιδια θεάσομαι F αὐτά F 15 τύχ *(ambig.)* L: τύχει M: τύχῃ (-ῃ) F *Ald.*: *correxi* 18 ἐστίν] ἂν ᾖ F 19 ἡ L F *(ante spat. 3 fere litt.)*: *corr.* M 20 γνωρίζουσα F *fort.* τούτῳ *scribendum est* 28 τούτ *(ambig.)* L: τούτου M 29 *post* ψυχῆς *addiderit* καὶ *Corn.*

Philosophen zu hören, die sich ja auch über den Kosmos und die Entstehung
des Alls äußern; ich glaubte nämlich, viel leichter sei von ihnen in Erfahrung
gebracht worden, wie ihr Körper eingerichtet worden ist. Und nachdem ich 21
mich dem ersten besten als Schüler anvertraut hatte, hoffte ich, ich werde
nach dem Muster, wie ich in der Geometrie Beweise gehört hatte, sie auch
von jenem hören; als ich aber erkannt hatte, daß er nicht nur keine figürli-
chen Beweise, sondern nicht einmal rhetorische Argumente vortrug, ging ich
zu einem anderen über, der auch seinerseits auf Grund seiner eigenen Annah-
men Aussagen machte, die denen des vorigen entgegengesetzt waren, und als
ich es (noch) mit einem dritten und vierten versuchte, hörte ich, wie gesagt,
von keinem einen einwandfreien Beweis. Darüber tief betrübt, machte ich 22
mich bis jetzt auf die Suche, für mich selbst ein beweiskräftiges Argument
auf der Grundlage der jeweiligen Einrichtung der Lebewesen zu finden; doch
konnte ich keines finden. Ebendies gestehe ich in dieser Schrift ein, wobei ich
die in diesen Fragen Sachverständigen unter den Freunden der Weisheit dazu
aufrufe, falls sie bei ihren Untersuchungen etwas Weises herausfinden sollten,
uns ohne Neid daran teilhaben zu lassen.

Wenn ich nämlich sehe, daß die Kinder alles aussprechen, was wir sie 23
auszusprechen auffordern, z.B. etwa „*smyrna*“ (Myrrhe), „*smilē*“ (Messer),
„*smēgma*“ (Seife, Paste), daß sie aber die Muskeln nicht kennen, die die Zun-
ge so bewegen, wie es zu einem solchen lautlichen Gebilde paßt, und noch
viel weniger die Nerven ebendieser (Muskeln), so halte ich es für das über-
zeugendste, daß derjenige, der die Zunge ausgeformt hat, wer immer es ist,
entweder selbst in den ausgeformten Körperteilen noch verweilt oder daß er
die Körperteile als Lebewesen eingerichtet hat, die den Willen des führenden
Teils unserer Seele erkennen. Wenn ich aber finde, daß sich daraus ergibt, 24
daß die unseren führenden Teil repräsentierende Seele eine andere ist als die
(Seelen) in jedem einzelnen Körperteil oder daß es überhaupt (nur) eine einzi-
ge, gemeinsame (Seele) ist, die alle (Teile) verwaltet, gerate ich in eine Aus-
weglosigkeit, indem ich über den Werkmeister, der uns ausgeformt hat, nichts
herausfinde, was auch nur bis an eine mögliche Vorstellung, geschweige denn
an eine sichere Erkenntnis herankommt. Denn auch wenn ich gewisse Philoso- 25
phen sagen höre, die Materie, die von Ewigkeit her beseelt sei, strukturiere
sich im Blick auf die Ideen, so komme ich sogar noch eher auf den Gedanken,
die Seele, die uns ausgeformt hat, und diejenige, die sich jetzt jedes einzelnen
Körperteils bedient, müsse eine einzige sein. Dem stellt sich aber wiederum
die Unkenntnis der uns verwaltenden Seele entgegen, die darin besteht, daß
die Seele die ihren Impulsen dienstbaren Körperteile nicht kennt.

Diejenigen, die etwas über die Elementarlaute zu sagen unternommen 26 τοσούτου προῆλθον ὡς ἀποφήνασθαι τήνδε μέν τινα γίγνεσθαι στηριζομένης τῆς γλώττης πρὸς τοὺς τομέας ὀνομαζομένους ὀδόντας, ἤτοι τοὺς κατὰ τὴν ἄνω γένυν ἢ τὴν κάτω, τὴν δὲ πρὸς τὸν οὐρανίσκον ἀνακλωμένης ἢ πρὸς ἄλλο τι μόριον, ὥσπερ γε καὶ τὸ ἀναφερόμενον ἐκ τοῦ λάρυγγος πνεῦμα ποτὲ μὲν ἐπὶ τὰς εἰς τὴν ῥῖνα συντρήσεις ἀφικνεῖσθαι, ποτὲ δ' ἀνεῳγμένου τοῦ στόματος ἐκφυσᾶσθαι, καὶ ποτὲ μὲν ἀθρόον καὶ πολύ, ποτὲ δ' ἔλαττόν τε καὶ κατὰ βραχύ. τοὺς δὲ τὰς κινήσεις ταύτας ἐργαζομένους μῦς οὐδεὶς οὐδὲ τούτων εἶπεν, ὅπου γε οὐδὲ τοῖς ἐπὶ πλεῖστον ἀνατομικῆς ἐμπειρίας ἀφικομένοις εὕρηνταί πω βεβαίως.

698 27 Ἀλλ' οἱ μηδὲν τούτων μήθ' εὑρόντες μήθ' | ὅλως ζητήσαντες ἀποφαίνονται προπετῶς οὐ μίαν ἀπόφασιν, ἀλλ' ἐφεξῆς ὁρμαθόν τινα συνάπτοντες, οὗ τὴν πρώτην εὐθέως ὑπόθεσιν ἄγνωστον μὲν αἰσθήσει, λόγῳ δ' ἀνεύρετον ὑποτίθενται τὴν καρδίαν ἁπάντων πρώτην γίγνεσθαι λέγοντες, δευτέρα⟨ν⟩ δ' ἐπὶ τῇδε τἆλλα μόρια διαπλάττειν ἐκείνην ὡς ἀπολομένου τοῦ διαπλάσαντος αὐτήν, ὅστις ποτ' ἐστί, καὶ μηκέτ' ὄντος, εἶτ' ἐφεξῆς ὡς ἀκόλουθον ἐπιφέροντες, ὅτι καὶ τὸ βουλευόμενον ἡμῶν μέρος τῆς ψυχῆς ἐν ταύτῃ καθέστηκεν· εἰ δὲ τὸ βουλευόμενον, καὶ τὸ σιτίων, ὥς φασι, καὶ πομάτων καὶ ἀφροδισίων καὶ χρημάτων ἐπιθυμοῦν καὶ δηλαδὴ καὶ τὸ θυμούμενόν τε καὶ φιλονεικοῦν, ὧν οὐδὲν ἀναγκαῖόν ἐστιν, ἀλλὰ κατὰ πρώτην μὲν ἐπιβολὴν ἐνίοις ἐνδεχόμενον εἶναι δοκοῦν, ὕστερον δὲ διὰ πολλῶν φαινομένων ἐλεγχόμενον.

28 Ἡ μέν γε πρώτη διάπλασις ἐπ' ἀρτηρίας τε καὶ φλέβας χόριόν τε καὶ ἧπαρ, οὐκ ἐπὶ τὴν καρδίαν ἡμᾶς ποδηγεῖ λόγῳ τε σκοπουμένους καὶ τοῖς ἐξ ἀνατομῆς φαινομένοις, ἡ δ' ἐπὶ ταύτῃ δευτέρα τε καὶ τρίτη, καθότι |
699 προείρηται προθέντων ἡμῶν καὶ ὅσα μετὰ τὸ τεχθῆναι τὰ μὲν οὐδ' ὅλως ὄντα προσγίγνεται, τὰ δ' ἐλλιπῶς ὄντα τελειοῦται.

29 Μάλιστα δ' ἄν τις θαυμάσειε τὴν πρὸς τοὺς γεννήσαντας ὁμοιότητα τῶν ἐγγόνων, ὅπως γίγνεται. φαίνεται γὰρ πάλιν ἡ διαπλάττουσα τὸ

1 τήνδε – 5 ἀφικνεῖσθαι] *cf.* Gal. De locis affectis IV 9: VIII 272,1–4 K. τήνδε – 4 μόριον] *cf.* Hipp. De carn. 18,1: p. 18,15–17 Deichgr. = VIII 608,2–4 L. Gal. In Hipp. Epid. VI comm. V 2: CMG V 10,2,2, p. 260,26sq. 8 ὅπου – 9] *cf. supra,* p. 94,18–21 12 πρώτην – 19 φιλονεικοῦν] Chrys. fr. 761: SVF II, p. 214,12–19 17sq. τὸ[II] – ἐπιθυμοῦν] *cf.* Gal. De plac. Hipp. et Plat. III 7,11; V 7,42: CMG V 4,1,2, p. 214,9sq.; 346,11sq. 19sq. κατὰ – ἐπιβολὴν] *cf.* Gal. Meth. med. I 4: X 36,15 K. In Hipp. Epid. VI comm. II 27: CMG V 10,2,2, p. 92,3sq. De instr. odor. 1,2: CMG Suppl. V, p. 34,9 De anat. administr. III 2; VIII 7: p. 139,17sq.; 523,27 Garofalo = II 348,14; 685,7 K. 24sq. καθότι προείρηται] *v. supra,* p. 64,25–66,32; 74,2–16; 76,10sq. 17–20 25 προθέντων ἡμῶν] *v. supra,* p. 76,24–78,8 27–104,2. 5–10 ἐπισκέπτομαι] Chrys. fr. 743: SVF II, p. 211,37–212,4

2 *post* ἤτοι *add.* γε F 3 ἢ *postea inser.* L τὴν[III]] τοὺς α: *corr. Corn.* ἀνακλωμν' *(ambig.)* L: ἀνακλωμένους M F: *corr. Corn.* 4 τι *supra lin. scr.* F 6 μὲν *om.* L 6sq. ἀθρόου ... πολλοῦ ... ἐλαττονός α: *sec. Corn.* (ἀθρόον ... πολλον ... ἐλάττονά) *correxi* 8 οὐδὲ[I] – εἶπεν] „forte. ὀυδ' ἐγγὺς ὃιδεν“ *in marg. Corn.* οὐδὲ[I]] οὐδὲν F 9 ἀφικνουμένοις F 13 *post* ὑποτίθενται *add.* γὰρ F 14 δευτέρα α: *corr. Kühn* τ' ἄλλα F ἀπολλουμένου F 16 ἡμῖν F 17 τὸ[II]] τῶν α: *correxi*: τὸ τῶν *v. Arnim* 19 κατὰ] καὶ L 20 ἐνίοις *bis scr.* L 25 προθέντ *(ambig.)* ἡμῶν L: πρόσθεν ἡμῶν MP: πρόσθεν ἡμῖν *Ald.*: προσθέντων ἡμῶν F 26 ἐλλιπ˜ *(ambig.)* L: ἐλλιπῆ M 28 ἐκγόνων L

haben, sind nämlich bis zu dem Punkt vorangekommen, daß sie die Aussage machen konnten, dieser eine bestimmte (Laut) entstehe dadurch, daß sich die Zunge gegen die sogenannten Schneidezähne stemmt, entweder die im Ober- oder im Unterkiefer, der andere dadurch, daß sie sich nach dem Gaumen oder nach einem anderen Teil (der Mundhöhle) hin umbiegt, wie andererseits auch, daß die aus dem Kehlkopf heraufgeführte Atemluft bald an die in die Nase führenden Öffnungen gelangt, bald bei geöffnetem Mund ausgeatmet wird, und zwar bald auf einmal und in großer Menge, bald in geringerer Menge und nach und nach. Die Muskeln, die diese Bewegungen zustande bringen, hat aber auch von ihnen keiner erwähnt, wo sie ja noch nicht einmal von denen, die zu dem Höchstmaß an anatomischer Erfahrung gelangt sind, sicher ausfindig gemacht worden sind.

Aber die Personen, die von diesen Dingen weder etwas herausgefunden 27
noch überhaupt etwas untersucht haben, äußern sich voreilig, nicht (nur) mit einer einzigen Aussage, sondern indem sie eine (Aussagen)reihe Schritt für Schritt aneinanderknüpfen, in der sie sogleich an erster Stelle eine Annahme formulieren, die für die Wahrnehmung unerkennbar, für den Verstand aber unerfindlich ist, indem sie behaupten, das Herz entstehe als erster von allen (Körperteilen), an zweiter Stelle aber nach dieser (die Hypothese), das Herz forme die übrigen (Körperteile) aus, wie wenn derjenige, der es ausgeformt hat, wer auch immer es ist, zugrunde gegangen wäre und nicht mehr existierte, wobei sie dann anschließend als eine vermeintliche Folge davon behaupten, daß auch unser überlegender Seelenteil im Herzen seinen Sitz hat; wenn aber der überlegende, dann auch, wie sie sagen, der nach Speisen, Getränken, Geschlechtsverkehr und Besitztümern begehrende und natürlich auch der zürnende und streitsüchtige (Seelenteil); davon ist nichts zwingend, allerdings scheint es manchen bei der ersten Beschäftigung (mit diesen Dingen) möglich zu sein, später wird es aber durch viele Phänomene widerlegt.

Die erste Phase der Ausformung führt uns zu Arterien und Venen, Cho- 28
rion und Leber, nicht zum Herzen, wenn wir es mit dem Verstand betrachten und an Hand der Phänomene, die durch das Sezieren zutage treten, die zweite und dritte nach dieser aber (verlaufen so), wie es zuvor dargestellt worden ist, wobei wir auch alle diejenigen (Körperteile) zur Sprache gebracht haben, die (erst) nach der Geburt teils, soweit sie überhaupt (noch) nicht existieren, hinzukommen, teils, soweit sie in mangelhaftem Zustand vorhanden sind, vollendet werden.

Ganz besonders mag man sich wohl über die Ähnlichkeit der Nachkom- 29
men mit den Erzeugern wundern, wie sie zustande kommt. Wiederum scheint

σῶμα ψυχὴ παρὰ τῶν γονέων εἰς τὸ κυούμενον ἥκειν ὡς ἐν τῷ σπέρματι
περιεχομένη. τίς μὲν οὖν αὐτῆς ἐστιν ἡ οὐσία, λέγειν οὐκ ἔχω διὰ τὸ παρά
τινων ἀκηκοέναι πεπεισμένων, ὥς φασιν, ἀσώματον ὑπάρχουσαν τὴν ψυ-
χὴν συνεισέρχεσθαι τῷ σπέρματι χρωμένην αὐτῷ πρὸς τὴν τοῦ κυηθησο-
μένου διάπλασιν ὡς ὕλῃ προσηκούσῃ· καίτοι τινὲς αὐτῶν οὐχ ὕλην, ἀλλ'
ὄργανον ὑπάρχειν αὐτῆς τὸ σπέρμα φασίν, ὕλην γὰρ εἶναι τὸ τῆς μητρὸς
αἷμα λεγόντων ἑτέρων τἀναντία. δοκεῖ γὰρ αὐτοῖς [οὐ] τεχνίτης αὐτὸς εἶ-
ναι τὸ σπέρμα, τισὶ μὲν ὅλον, ἐνίοις δὲ τὸ περιεχόμενον ἐν αὐτῷ πνεῦμα.
30 καί μοι περὶ τούτων ἰδίᾳ γέγραπται κατά τε τὸ βιβλίον, ἐν ᾧ περὶ τῶν
ὑπὸ Χρυσίππου λελεγμένων ἐν τοῖς Περὶ ψυχῆς αὐτοῦ γράμμασιν ἐπι-
700 σκέπτομαι, καὶ προσέτι καθ' ἕτερον, ἐν ᾧ | σκοποῦμαι περὶ ὧν ἑαυτῷ δια-
φέρεσθαι δοκεῖ Πλάτων ἐν τοῖς περὶ ψυχῆς λόγοις. ἀλλ' ὅπερ ἔφην, οὐδε-
μίαν εὑρίσκων δόξαν ἀποδεδειγμένην ἐπιστημονικῶς ἀπορεῖν ὁμολογῶ πε-
ρὶ ψυχῆς οὐσίας οὐδ' ἄχρι τοῦ πιθανοῦ προελθεῖν δυνάμενος.
31 Ἐγὼ μὲν οὖν ἀπορεῖν ὁμολογῶ περὶ τοῦ διαπλάσαντος αἰτίου τὸ ἔμ-
βρυον. ἄκραν γὰρ ὁρῶν ἐν τῇ διαπλάσει σοφίαν τε ἅμα καὶ δύναμιν οὔτε
τὴν ἐν τῷ σπέρματι ψυχήν, τὴν φυτικὴν μὲν ὑπὸ τῶν περὶ τὸν Ἀριστο-
τέλη καλουμένην, ἐπιθυμητικὴν δ' ὑπὸ Πλάτωνος, ὑπὸ δὲ τῶν Στωϊ-
κῶν οὐδὲ ψυχὴν ὅλως, ἀλλὰ φύσιν, ἡγοῦμαι διαπλάττειν τὸ ἔμβρυον οὐ
μόνον οὐκ οὖσαν σοφήν, ἀλλὰ καὶ παντάπασιν ἄλογον, οὔτ' αὖ πάλιν
ἀποστῆναι τελέως αὐτῆς δύναμαι διὰ τὴν πρὸς τὰ γεννήσαντα τῶν ἐγγό-
νων ὁμοιότητα, τῆς τε μετὰ τὸν τόκον ἐν ὅλῳ τῷ βίῳ λογικῆς ψυχῆς ἀφί-
σταμαι διὰ τὸ μὴ γιγνώσκειν ἡμᾶς πρὸ τῆς ἀνατομῆς μήτε τὰ μόρια τοῦ
σώματος μήτε τὰς ἐνεργείας αὐτῶν.
32 Εἰπόντος δέ τινος τῶν διδασκάλων μοι τῶν Πλατωνικῶν τὴν δι'
701 ὅλου τοῦ κόσμου ψυχὴν ἐκτεταμένην | διαπλάττειν τὰ κυούμενα τὴν μὲν
τέχνην καὶ δύναμιν ἀξίαν ἐκείνης ἐνόμισα, σκορπίους ⟨δὲ⟩ καὶ φαλάγγια
καὶ μυίας καὶ κώνωπας ἐχίδνας τε καὶ σκώληκας ἕλμινθάς τε καὶ ἀσκαρί-
δας ὑπ' ἐκείνης διαπλάττεσθαι νομίζειν οὐχ ὑπέμεινα πλησίον ἀσεβείας

2 τίς – ἔχω] *cf. infra,* lin. 13sq.; p. 106,9sq. 5–8] *cf.* Gal. De propr. plac. 11,5: CMG V 3,2, p. 94,12–17 6 ὕλην – 8 σπέρμα] *cf.* Gal. De sem. II 1,38: CMG V 3,1, p. 154,1–6 7–8 σπέρμα] *cf.* Gal. De fac. nat. II 3: Scr. min. III 162,9sq. Helmr. = II 84, 13sq. K. 10 Περὶ ψυχῆς] fr. 196: I, p. 192 Hülser 12 ὅπερ ἔφην] *v. supra,* lin. 2 *cf. infra,* p. 106,9sq. 13 ἀπορεῖν – 14] *cf.* Gal. De propr. plac. 13,7: CMG V 3,2, p. 108,25–110,3 15sq.] *cf.* Gal. De propr. plac. 11,1: CMG V 3,2, p. 90,18sq. 16 σοφίαν – δύναμιν] *cf. supra,* p. 92,5 17 τὴν^{I} – 20 ἄλογον] Chrys. fr. 743: SVF II, p. 212,5–8 τὴν^{I} – 19 φύσιν] *cf. supra,* p. 68,12–17 25sq. τὴν – ἐκτεταμένην] *cf.* Gal. De propr. plac. 13,4: CMG V 3,2, p. 104,25–27 Plat. Tim. 34 b; 36 e 27 σκορπίους – 106,1] *cf.* Alex. Aphrod. De mixt. 11: p. 226,24–30 Bruns 27sq. σκορπίους ... φαλάγγια ... ἐχίδνας] *cf.* Gal. Quod animi mores corp. temp. sequ. 11: Scr. min. II 74,1–4 Müller = IV 815, 7–9 K.

2 ἐστιν αὐτῆς F οὐσία] αἰτία F 3 ὑπάρχουσαν] εἶναι F 4 αὐτὴν F 7 *ante* γὰρ *supra lin. add.* καὶ F οὐ *in* ὁ *mut.* L: *seclusi* αὐτὸς, *ut vid., in* αὐτὸ *radendo mut.* F 10 λεγομένων L 12 *ante* οὐδεμίαν *add.* οὐ L 16 ὁρῶ M F 17 παρὰ F ἀριστοτλ' *(ambig.)* L: ἀριστοτέλην M F 21 ἀυτ˜ *(ambig.)* L: αὐτοῦ M ἐκγόνων *Bas.* 22 τε *om.* L, *supra lin. add.* L$^{3(?)}$: δὲ *in marg. Corn.* ἀφίστασθαι F 27 ἀξίας F δὲ *add. Ald.* 28 μύας L

nämlich die den Körper ausformende Seele von den Eltern in den Keimling zu
kommen, als sei sie im Samen enthalten. Was nun deren Substanz ist, kann ich
deshalb nicht sagen, weil ich von gewissen Personen gehört habe, die, wie sie
behaupten, davon überzeugt sind, die Seele, die unkörperlich sei, finde zusam-
men mit dem Samen Eingang, indem sie sich seiner für die Ausformung des
künftigen Keimlings als des angemessenen Materials bediene; gleichwohl sa-
gen einige von ihnen, der Samen sei nicht ihr Material, sondern ihr Werkzeug,
das Material sei nämlich das Blut der Mutter, während (wieder) andere das
Gegenteil behaupten. Denn ihnen scheint der Samen der Werkmeister selbst
zu sein, manchen (der Samen) als Ganzes, einigen das in ihm enthaltene Pneu-
ma. Über diese Fragen ist von mir gesondert geschrieben worden, sowohl in 30
dem Buch, in dem ich über die von Chrysipp in seinen Büchern Über die
Seele gemachten Aussagen Betrachtungen anstelle, als auch außerdem noch in
einem anderen, in dem ich mich mit den Punkten befasse, in denen Platon
in seinen Darlegungen über die Seele mit sich selbst im Widerspruch zu sein
scheint. Aber wie gesagt, da ich keine wissenschaftlich bewiesene Auffassung
finde, gestehe ich ein, im Hinblick auf die Substanz der Seele in einer aus-
weglosen Situation zu sein, wobei ich nicht einmal bis zu der Stufe des Über-
zeugenden vorankommen kann.

Ich persönlich gestehe nun ein, im Hinblick auf die Ursache, die den Em- 31
bryo ausgeformt hat, in einer ausweglosen Situation zu sein. Da ich nämlich in
der Ausformung höchste Weisheit und Macht zugleich sehe, glaube ich einer-
seits nicht, daß die im Samen enthaltene Seele, die von Aristoteles und
seinen Anhängern als pflanzliche, von Platon als begehrende (Seele), von
den Stoikern aber überhaupt nicht als Seele, sondern als Natur bezeichnet
wird, den Embryo ausformt, da sie nicht nur nicht weise, sondern sogar gänz-
lich vernunftlos ist, und kann mich auch wiederum wegen der Ähnlichkeit
der Nachkommen mit den Erzeugern nicht vollkommen von ihr distanzieren,
distanziere mich andererseits aber von der Vernunftseele, die nach der Ge-
burt während des ganzen Lebens vorhanden ist, (und zwar) deshalb, weil wir
vor dem Sezieren weder die Körperteile noch ihre Funktionen kennen.

Als aber einer meiner Lehrer aus dem Kreis der Platoniker mir sag- 32
te, die über den ganzen Kosmos hin ausgebreitete Seele forme die Keimlinge
aus, hielt ich zwar die Kunstfertigkeit und Macht ihrer für würdig, doch zu
glauben, daß Skorpione, Spinnen, Fliegen und Mücken, Vipern und Würmer,
Band- und Spulwürmer von ihr ausgeformt werden, brachte ich nicht über

ἥκειν ὑπολαβὼν τὴν τοιαύτην δόξαν. οὐ μὴν οὐδὲ τὴν τῆς ὕλης ψυχὴν εἰς τοσοῦτον τέχνης ἥκειν εὔλογον εἶναί μοι δοκεῖ.

33 Μόνον οὖν τοῦτο περὶ τῆς διαπλαττούσης αἰτίας τὰ ζῷα δυνατὸν
ἀποφήνασθαί μοι νομίζω, τὸ τέχνην τε καὶ σοφίαν αὐτῆς μεγίστην ὑπάρ-
χειν, ὥσπερ γε καὶ μετὰ τὸ διαπλασθῆναι τὸ σῶμα σύμπαν ἐν ὅλῳ τῷ βίῳ
διοικεῖσθαι τρισὶν ἀρχαῖς αὐτὸ κινήσεων, τῆς τ' ἐξ ἐγκεφάλου διὰ νεύρων
34 καὶ μυῶν καὶ τῆς ἐκ καρδίας δι' ἀρτηριῶν καὶ τῆς ἐξ ἥπατος διὰ φλεβῶν. ἐκ
τίνων δ' ἀρχῶν ἐναργῶν οὕτως ἐτόλμησα δοξάζειν, ἐν πολλαῖς πραγμα-
τείαις ἐδήλωσα καὶ μάλιστα τῇ [τε] Περὶ τῶν τῆς ψυχῆς εἰδῶν οὐσίαν ψυ-
702 χῆς ἀποφήνασθαι μηδαμόθι τολμήσας. οὔτε γὰρ εἰ παντάπα|σιν ἀσώμα-
τος οὔτ' εἰ σωματική τίς ἐστιν οὔτ' εἰ τελέως ἀΐδιος οὔτ' εἰ φθαρτή, γραμ-
μικαῖς ἀποδείξεσιν εὗρόν τινα κεχρημένον, ὡς ἐν τῇ Περὶ τῶν εἰδῶν τῆς ψυ-
χῆς πραγματείᾳ διῆλθον.

3–4 ὑπάρχειν] *cf.* Gal. De plac. Hipp. et Plat. IX 9,3: CMG V 4,1,2, p. 598,5–7 6 τρισὶν – 7] *cf.* Gal. In Hipp. Epid. III comm. I 40: CMG V 10,2,1, p. 58,18–21 9 οὐσίαν – 11 φθαρτή] *cf.* Gal. De propr. plac. 3,1. 2; 7,1. 3. 5; 15,2: CMG V 3,2, p. 60,3–6. 10sq.; 76,25–78,1. 12sq.; 80,7sq.; 116,20–26 οὐσίαν – 10] *cf. supra,* p. 104,2. 13sq. Gal. De simpl. med. temp. et fac. V 9: XI 731,4sq. K. De sympt. causis II 5: VII 191,9–12 K. De respir. usu 1,2; 5,1: p. 82; 120 Furley-Wilkie = IV 472,3; 501,14sq. K. De usu part. VII 8: I 394,7sq. Helmr. = III 542,3sq. K.

3 τοῦτο] τοῦ F 4 αὐτὴν α: *correxi* 8 ἐναρ̃ L: ἐναργῶς M *ante* ἐν *infra lin. add.* καὶ F 9 τε *om. Kühn: seclusi* οὐσίαν ψυχῆς] οὐσία F 11 εἰ[II]] εἴτε F ἀΐδιος] *inter* ἱ *et* δ *1 litt. erasa in* F 12 ἐν *om.* F 13 γαληνοῦ περὶ τῆς τῶν κυουμένων διαπλάσεως *subscr.* L

mich, da ich annahm, eine solche Auffassung komme einem Sakrileg nahe. Es scheint mir aber auch keineswegs denkbar zu sein, daß die Seele der Materie zu einem so hohen Grad an Kunstfertigkeit gelangt ist.

Allein diese Aussage, glaube ich, kann ich über die Ursache machen, die 33
die Lebewesen ausformt, daß ihre Kunstfertigkeit und Weisheit sehr groß
sind, wie andererseits auch, daß der Körper, nachdem er in seiner Gesamtheit
ausgeformt wurde, während des ganzen Lebens von drei für die Bewegungen
zuständigen Zentralorganen verwaltet wird, für die aus dem Gehirn durch
Nerven und Muskeln, für die aus dem Herzen durch die Arterien und für die
aus der Leber durch die Venen (vermittelte Bewegung). Von welchen deutli- 34
chen Ausgangspunkten her ich es wagte, eine solche Auffassung zu vertreten,
habe ich in vielen Abhandlungen und besonders in der Über die Formen der
Seele dargelegt, ohne daß ich irgendwo gewagt hätte, die Substanz der Seele
zu bestimmen. Denn ob sie völlig unkörperlich oder ob sie in gewisser Hin-
sicht körperlich ist, ob sie absolut ewig oder ob sie vergänglich ist, nieman-
den habe ich gefunden, der sich dafür figürlicher Beweise bedient hätte, wie
ich es in der Abhandlung Über die Formen der Seele ausgeführt habe.

KOMMENTAR

S. 54,2–5: Zum Wortlaut des Titels und des einleitenden Satzes in der Handschrift F s. oben, S. 17f.

S. 54,3f.: Mit der Lesart ἰατροί τε καὶ φιλόσοφοι hat F die ursprüngliche Formulierung bewahrt, während in der von L repräsentierten Tradition ἰατροί ausgelassen und die Konjunktion τε infolgedessen in τι verändert worden ist. Nach der Lesart von L richtet sich der Vorwurf mangelnder Berücksichtigung der anatomischen Fakten ausschließlich gegen die Philosophen, was nicht der Haltung Galens entspricht, der unter den Ärzten die „anatomisch interessierten" als eine besondere Gruppe hervorhebt (S. 80,19; 90,18; vgl. auch S. 70,20; 80,12. 29; 94,18. 21; 102,8f.) und andererseits in demselben Zusammenhang von Philosophen und von solchen Ärzten spricht, die auf das Sezieren verzichten zu können glauben (S. 88,22–24). Die gemeinsame Bezugnahme auf Ärzte und Philosophen findet sich in der vorliegenden Schrift noch mehrfach (s. S. 66,24; 80,1; 90,15). Die Zusammenstellung dieser beiden Personengruppen ist auch sonst eine bei Galen geläufige Erscheinung (s. z.B. De usu part. VII 16: I 425,21f. Helmr. = III 586,1f. K.; Adv. Lycum 4,11: CMG V 10,3, S. 17,1; De constit. artis med. 6,7. 8: CMG V 1,3, S. 70,8f. 18; De plac. Hipp. et Plat. II 6,13. 17; 7,12: CMG V 4,1,2, S. 150,20; 152,2; 154,13; De sem. I 1,2; II 6,6: CMG V 3,1, S. 64,9f.; 198,10).

S. 54,8 ἄνευ – φαινομένων: Die durch anatomische Untersuchungen ermittelten Sachverhalte bilden nach Galens Auffassung die sichere Grundlage, von der aus Einsichten in den embryonalen Entwicklungsprozeß und in physiologische Zusammenhänge gewonnen werden können. Anatomische Fakten nicht zur Kenntnis zu nehmen führt danach zwangsläufig zu Fehlleistungen bei der Bildung von Hypothesen. Den methodischen Grundsatz, daß „die Phänomene, die durch das Sezieren zutage treten," (τὰ ἐξ ἀνατομῆς φαινόμενα) der Ausgangspunkt theoretischer Überlegungen sein müssen, bringt Galen in De foetuum formatione wiederholt zur Geltung (S. 80,16f.; 82,10–12; 102,23f.; vgl. S. 62,26f.; 66,33f.; 80,21f.). Derselbe Gedanke ist mit dieser oder einer ähnlichen sprachlichen Formulierung auch in anderen Werken des Autors oft nachzuweisen (s. z.B. De plac. Hipp. et Plat. I 6,11; II 8,51; VI 5,21; 6,3. 55: CMG V 4,1,2, S. 80,16–18; 166,21–23; 392,6f.; 394,39f.; 404,33–35; De sem. I 12,2; II 1,2; 5,42: CMG V 3,1, S. 106,19f.; 144,5f.; 188,5f.).

S. 54,9–12: Galen setzt bei Hippokrates ein methodisch ausgereiftes Untersuchungsverfahren voraus: Grundlage allgemeiner Aussagen dürfen nur durch Beobachtung festgestellte Fakten sein, und die Beobachtungen ihrerseits müssen, damit sie eine tragfähige Basis für Verallgemeinerungen bilden können, in einer genügend großen Anzahl von Fällen gemacht worden sein. Mit der im folgenden zitierten Passage aus der hippokratischen Schrift De natura pueri (S. 54,22–58,2), die das methodisch einwandfreie Vorgehen ihres Verfassers belegen soll, läßt sich dies de facto aber nicht beweisen, da der darin enthaltene Bericht zwar eine Beobachtung wiedergibt, diese jedoch deutlich als einen singulären Fall beschreibt. Die Charakterisierung, die Galen an der vorliegenden Stelle von der Verfahrensweise des Hippokrates gibt, ist nachweisbar nicht begründet. Sie ist ein Ausdruck seines idealisierenden Hippokratesbildes; vgl. K. Deichgräber, Die griechische Empirikerschule. Sammlung der Fragmente und Darstellung der Lehre, um Zusätze vermehrter anastatischer Neudruck d. Ausgabe von 1930, Berlin u. Zürich 1965, S. 23; H. Diller, Zur Hippokratesauffassung des Galen, Hermes 68, 1933, S. 177–181 (= H. Diller, Kleine Schriften zur antiken Medizin, hrsg. v. G. Baader u. H. Grensemann, Ars Medica II 3, Berlin u. New York 1973, S. 13–16); G. Harig u. J. Kollesch, Galen und Hippokrates, in: La Collection hippocratique et son rôle dans l'histoire de la médecine. Colloque de Strasbourg (23–27 octobre 1972), hrsg. v. L. Bourgey u. J. Jouanna, Leiden 1975 (Université des Sciences Humaines de Strasbourg, Travaux du Centre de recherche sur le Proche-Orient et la Grèce antiques 2), S. 261f.; 273; W. D. Smith, The Hippocratic tradition, Ithaca u. London 1979, bes. S. 65/67; 72–74; 92–94; 119–122.

S. 54,13–16: Trotz des Vorwurfs, den Galen dem nicht näher bezeichneten Arzt macht, er habe keine Kenntnis der Spezialliteratur, basiert dessen Behauptung auf den in der hippokratischen Schrift De natura pueri enthaltenen Angaben. Danach wird der männliche Keimling „in der Regel" spätestens innerhalb von rund 30, der weibliche innerhalb von etwa 42 Tagen (nach der Empfängnis) gegliedert; dementsprechend sei bei Fruchtabgängen, soweit es Jungen betrifft, vor Ablauf von 30 Tagen, soweit es sich um Mädchen handelt, vor Ablauf von 42 Tagen noch keine Gliederung festzustellen, während sich bei Aborten vom 30. bzw. 42. Tag an eine Differenzierung der Körperteile zeige (s. Hipp., De nat. pueri 18,1. 5. 7: S. 60,19–23; 62,19–22; 63,17–27 Joly = VII 498,27–500,4; 502,17–20; 504,16–24 L.; vgl. Lonie, S. 193f.). In Übereinstimmung damit müßte ein (männlicher) Embryo von 32 Tagen bereits einen „deutlichen Umriß der Ausformung" aufgewiesen haben. Wie der folgende Satz zeigt (Zeile 16–18), bezieht sich die Kritik an der falschen Verallgemeinerung nicht etwa auf eine stillschweigende Einbeziehung von weiblichen Keimlingen in die Aussage des Arztes, sondern auf die Verkennung der Tatsache, daß überhaupt kein allgemeingültiger Zeitpunkt für die Differenzierung gegeben ist. Diese Kritik trifft aber, ohne daß Galen es beabsichtigt hätte, auch den Autor der Schrift De natura pueri.

Die Gewißheit, das Alter von Keimlingen genau bestimmen zu können (ἔμβρυον ἡμερῶν λ' καὶ δυοῖν, Zeile 13f.), beruht auf der Überzeugung, daß der Zeitpunkt, zu dem die Konzeption erfolgte, an Hand gewisser Merkmale sicher zu ermitteln sei. Als entscheidendes Kriterium galt das Verbleiben des männlichen Spermas in der Gebärmutter, d.h., daß nach einem Koitus kein Ausfluß von Samen aus den weiblichen Genitalien festzustellen sei (s. S. 56,3–5). Diesen Umstand als Anzeichen für eine eingetretene Empfängnis zu werten ist, wie die angegebene Stelle in dem Zitat aus De natura pueri zeigt, eine volkstümliche Denkweise. Als ein weiteres Konzeptionsmerkmal wurde die Empfindung der Frau angesehen, daß sich der Uterus nach der Ejakulation des männlichen Spermas zusammenziehe, um es festzuhalten. Siehe Nickel, Untersuchungen, S. 50–53.

S. 54,16–18: Die Unterteilung der Keimesentwicklung nach den genannten Fixpunkten – deutliche Ausformung des Embryos, (erste) Bewegung des Kindes, Geburt – ist in der hippokratischen Abhandlung De alimento vorgegeben (s. Hipp., De alim. 42: CMG I 1, S. 83,7–10; vgl. das Zitat dieser Stelle in Gal., De sept. partu 1: S. 343,2–9 Walzer). In der Terminologie weicht Galen an der vorliegenden Stelle von dem hippokratischen Autor ab, der die Ausdrücke τύπωσις, ἰδέη und διάκρισις, κίνησις, πρῶτον ἅλμα und μετάβασις sowie τελειότης, ἔξοδος und ἔκπτωσις verwendet. In De septimestri partu bezeichnet Galen es als einen Fehler, bei Sieben-, Neun- und Zehnmonatskindern jeweils eine fest umrissene Zeitspanne als Schwangerschaftsdauer anzusetzen, und er weist für die Siebenmonatskinder auf Grund eigener Erkundigungen nach, daß der Geburtstermin in den Grenzen zwischen dem 184. und dem 204. Tag nach der Konzeption möglich sei (De sept. partu 4: S. 348,164–349,171; S. 354,1–13 = S. 349,174–189 Walzer). Dementsprechend variieren auch die anderen angegebenen Fixpunkte im Verlauf der Entwicklung.

ἀποτέμνειν (Zeile 17) im Sinne von „genau abgrenzen, bestimmen" – diese Bedeutung ist bei LSJ nicht angegeben – läßt sich bei Galen mehrfach nachweisen (s. In Hipp. De nat. hom. comm. III 21: CMG V 9,1, S. 105,7; De morb. temp. 1: VII 409,4 K.; In Hipp. Aphor. comm. V 5: XVII B 789,4 K.; an den angegebenen Stellen wie im vorliegenden Fall immer im Perfekt Passiv und mit einer Negation verbunden).

S. 54,21 εἴθ' – Πόλυβος: Nur an der vorliegenden Stelle wird Polybos als Verfasser der hippokratischen Schrift De natura pueri in Betracht gezogen[1]. Diese Zuweisung scheint ein Galen im Augenblick des Niederschreibens gekommener Einfall zu sein, entstanden aus dem Wunsch, die im vorangehenden erwähnten ‚zuverlässigsten (Autoren) nach Hippokrates' (Zeile 19) wenigstens mit einem Namen zu exemplifizieren. Zu der Zuweisung des Traktats an Polybos s. H. Grensemann, Der Arzt Polybos als Verfasser hippokratischer Schriften, Akademie d. Wiss. u. d. Lit., Abh. d. geistes- u. sozialwiss. Kl. 1968, 2, Wiesbaden 1968, S. 6; 9; dens., Art. „Polybos" (Nr. 8), in: RE Suppl.-Bd. 14, 1974, Sp. 433; vgl. auch J. Jouanna, Le médecin Polybe est-il l'auteur de plusieurs ouvrages de la Collection hippocratique?, Revue des études grecques 82, 1969, S. 554. Den Angaben Galens ist zu entnehmen, daß Polybos als Schüler des „großen Hippokrates" dessen Nachfolge in der Unterweisung der jungen Mediziner antrat; Galen hielt ihn für einen besonders zuverlässigen Bewahrer des Gedankenguts seines Lehrers, da er „offensichtlich überhaupt nichts an den Auffassungen des Hippokrates in einem seiner eigenen Bücher verändert" habe (s. In Hipp. De nat. hom. comm. I prooem.: CMG V 9,1, S. 8, 23–28; vgl. De sept. partu 2: S. 345,61–63 Walzer). Zu De natura pueri hat Galen einen Kommentar verfaßt (s. Gal., In Hipp. Epid. II comm. III: CMG V

[1] Die Notiz in dem gefälschten Galenkommentar zu Epidemien II: XVII A 445,16f. K. (vgl. oben, S. 43 Anm. 3) ist eine Kopie unserer Stelle.

10,1, S. 297,21–23), der nicht erhalten ist und der auch Ḥunain ibn Isḥāq im 9. Jahrhundert nicht mehr zugänglich war (s. Ḥunain ibn Isḥāq, Über die syrischen und arabischen Galen-Übersetzungen, S. 35f. Nr. 101).

S. 54,22–58,2: Zu dem zitierten Text[1] s. den Kommentar von Lonie, S. 158–167. Zur Wirkungsgeschichte dieses Textes s. De Lacy, in: CMG V 3,1, S. 212, den Komm. zu S. 76,12–22.

S. 54,24 ἐν τῇ γνώμῃ: Der Ausdruck „in meiner Vorstellung" weist darauf hin, daß die Beschreibung des sechs Tage alten „Samens" keine objektive Darstellung dessen ist, was der Autor tatsächlich gesehen hat; sie schließt vielmehr die Ergebnisse seiner Reflexion mit ein. Dazu gehört bereits der von ihm erhobene allgemeine Befund, daß es sich um eine Frucht auf einer sehr frühen Entwicklungsstufe handelte, speziell aber die Deutung, das „in der Mitte" vorspringende dünne Gebilde sei der Nabel gewesen (S. 56,14f.), und besonders die physiologische Vermutung, durch diesen „Nabel" hindurch habe sich die Atmung vollzogen (S. 58,1).

S. 56,7f. πρὸς πυγὴν πηδῆσαι: Diese Art zu springen ist als gymnastische Übung spartanischer Frauen bezeugt (s. Aristoph., Lysistrata 82).

S. 56,9 ἐθηεῖτο: In L liegt bei der Lesart ἐθειῆτο lediglich eine doppelte itazistische Verschreibung vor, die in M (oder in der unmittelbaren Vorlage dieser Handschrift) korrigiert wurde, während in F (αἰσθίητο) auch der erste Bestandteil des Wortes von einer Korruptel betroffen ist. Die ionische Form θηέομαι ist im Corpus Hippocraticum nicht belegt; vgl. Kühn u. Fleischer, s. v. θεάομαι. Sie ist aber bei Herodot mehrfach bezeugt (I 10,1; III 136,1; VII 146, 3), so daß das Imperfekt ἐθηεῖτο von Galen als eine Bildung angesehen worden sein kann, die der Sprache des hippokratischen Autors gemäß ist.

S. 56,13 εἰλημένα: Die Hippokratesüberlieferung eingeschlossen, ist L mit der Schreibung des Kopisten der einzige Textzeuge, der an dieser Stelle die korrekte Form bewahrt hat; s. Kühn u. Fleischer, s. v. εἰλέω.

S. 58,3–10: Bei seiner Auswertung des Hippokrateszitats ist es für Galens Haltung bezeichnend, daß er an solchen Einzelheiten anknüpft, die sich mit seinen eigenen Vorstellungen vereinbaren lassen, während er Aussagen, bei denen dies nicht der Fall ist, stillschweigend übergeht (zu einem ähnlichen Ergebnis kommt Debru, S. 171): die Beschreibung der das Sperma umgebenden Hülle als einer „Haut" mit Einschlüssen von „weiße(n), dicke(n) Fasern" in „einer dicken, roten Blutflüssigkeit" (S. 56,12f.; 58,1f.) läßt aus seiner Sicht die Identifizierung dieses Gebildes mit dem Chorion auf einer frühen Entwicklungsstufe zu; dagegen widerspricht es Galens anatomischen Kenntnissen, daß sich an dieser Umhüllung der Nabel befinden könnte (s. S. 56,14f.), als wäre das Chorion die Vorstufe der äußeren Körperhaut, und die Vermutung des zitierten Autors, durch diesen „Nabel" hindurch sei die Atmung erfolgt (s. S. 58,1), läuft der Galenischen Physiologie völlig zuwider.

1 Im kritischen Apparat sind die Lesarten der Hippokratesüberlieferung nach der Ausgabe von Joly angegeben; Anargyros Anastassiou und Dieter Irmer, Hamburg, verdanke ich zu mehreren Stellen Korrekturen der betreffenden Notierungen. Die textkritischen Angaben zu dem parallelen Zitat in Galen, De semine, basieren auf dem Apparat der Edition von De Lacy.

Galen denkt sich das Chorion aus den peripheren Anteilen des von der Gebärmutter umschlossenen Spermas entstanden, die sich durch die Wärme der Uteruswand zu einer Haut wie zu einer Kruste verfestigen (s. De sem. I 4, 35. 37; 6,1: CMG V 3,1, S. 78,7–10. 17–20; 84,15; De fac. nat. II 3: Scr. min. III 163,16–18 Helmr. = II 86,6–8 K.). Von dieser Hülle ist der Keimling ringsum (ἐν κύκλῳ) umgeben (s. De sem. I 6,4: S. 84,23f.; De anat. administr. IX 3: S. 565,23–25 Garofalo = II 719,16–720,1 K.). Die Beschreibung des Chorions in seiner voll entwickelten Form (Zeile 6–10) entspricht, da es als ein Geflecht von Venen und Arterien den Keimling von allen Seiten umgibt, am ehesten den anatomischen Verhältnissen der Plazenta bei den zu Sektionen verwendeten Tieren (s. Zeile 10–12), der placenta cotyledonaria (placenta multiplex) der Wiederkäuer oder der placenta diffusa, nicht den Gegebenheiten beim Menschen, bei dem die Plazenta normalerweise scheibenförmig ist. Zu weiteren Details s. Nickel, in: CMG V 2,1, S. 90–92, den Komm. zu S. 50,16.

S. 58,10–12 ὄνων: Die Annahme, daß die genannten Tiere „der menschlichen Natur nicht fernstehen“, schien das Verfahren zu rechtfertigen, sie als Sektionsmaterial zu benutzen, das die Erkenntnis anatomischer Sachverhalte ermöglichte, die vermeintlich ohne Bedenken auf den Menschen übertragen werden konnten. Diese Auffassung führte in konkreten Fällen, auch in der Embryologie, zu Irrtümern in der Beschreibung der anatomischen Gegebenheiten beim Menschen (s. oben, den Komm. zu S. 58,3–10; unten, S. 114–116, den Komm. zu S. 60,6–14). Allgemein zu dieser Problematik s. Nickel, Untersuchungen, S. 18–22.

S. 58,17 ἀλλ' – 18: Die in L und F überlieferte Lesart ψαύει κατά τι τῆς μήτρας kann aus sachlichen Gründen nicht richtig sein. Im vorangehenden war gesagt worden, das Chorion sei „an den Arterien und den Venen mit der Gebärmutter ... zusammengewachsen“ (Zeile 12f.), und im folgenden heißt es, daß die „übrige Wölbung“ des Chorions, „die sich zwischen (den Gefäßenden) befindet“, die Gebärmutter nur berühre, „ohne daß es zu einem Zusammenwachsen kommt“ (Zeile 18–20). Demnach kann im vorliegenden Fall nicht die Feststellung getroffen worden sein, daß das Chorion „die Gebärmutter nicht einmal an irgendeiner Stelle, außer allein im Bereich dieser (Gefäßenden), berührt“. Vielmehr erfordert der Zusammenhang hier die Aussage, daß das Chorion ausschließlich an den Gefäßenden mit der Gebärmutter zusammengewachsen ist. Auf diesen Überlegungen beruht die Konjektur συμπέφυκε κατά τι ταῖς μήτραις; zu συμπέφυκε vgl. συμπεφυκὸς (Zeile 12) und συμφύσεως (Zeile 20); zum Plural ταῖς μήτραις vgl. die pluralische Form Zeile 19. Gestützt wird die Emendation durch Parallelstellen bei Galen (s. De uteri dissect. 10,6: CMG V 2,1, S. 52,23f.: ..., ὅτι τὸ χόριον τῇ μήτρᾳ προσφύεται κατὰ τὰ στόματα τῶν ἀγγείων μόνα, κατ' ἄλλο δὲ οὐδέν; s. ferner De sem. I 4,35. 38: CMG V 3,1, S. 78,2–4. 22f.).

Daß die Korruptel schon auf einer frühen Stufe der Textüberlieferung entstanden ist, zeigt das Exzerpt dieses Passus bei Oreibasios, in dem derselbe Fehler wie in α vorliegt: ψαύει κατὰ τῆς μήτρας Orib. F (hier ist außerdem das τι vor τῆς ausgefallen). Verursacht wurde die Korruptel wahrscheinlich dadurch, daß in einer Handschrift der Inhalt der negativen Aussage οὐδὲ συμπέφυκε am Rand mit dem positiven Äquivalent ψαύει (vgl. Zeile 19) notiert worden war[1], das anschließend als vermeintliche varia lectio für das ursprüngliche Verb eingesetzt worden ist, wobei der Dativ ταῖς μήτραις in den Genitiv τῆς μήτρας verändert wurde.

S. 58,22–60,7 σύνοδος: Der Vergleich von Abschnitten des Gefäßsystems mit den Teilen eines pflanzlichen Organismus (Wurzeln, Stamm, Ästen, Zweigen) ist ein Thema, das Galen in der vorliegenden Schrift wiederholt aufgreift (s. S. 62,14–23; 64,4–8; 70,21–26; 72,8–10; 84,12–15; 86,3–7. 12–14). Bezogen auf die Arterien und Venen im Chorion, aus denen sich Galen durch kontinuierlichen Zusammenschluß die Gefäße der Nabelschnur entstanden denkt, findet sich dieser morphologische Vergleich schon in der frühesten seiner erhaltenen Schriften, in der noch in jugendlichem Alter verfaßten Abhandlung De uteri dissectione (s. De uteri dissect. 10,13f.: CMG V 2,1, S. 56,2–14). Dies ist ein Anzeichen dafür, daß der Gedanke nicht original Galenisch ist; vgl. Nickel, in: CMG V 2,1, S. 64. In Ansätzen liegt diese Analogie bereits bei Aristoteles vor, nach dessen Darstellung „die ernährende Kraft der Seele" (ἡ θρεπτικὴ δύναμις τῆς ψυχῆς) die aus Adern bestehende Nabelschnur „wie eine Wurzel" (οἷον ῥίζαν) in den Uterus einwachsen läßt (s. De generat. anim. II 7: 745 b 22–28; vgl. auch ebd. II 4: 740 a 29–35; b 8–10). Allgemein zur Frage der Analogie zwischen animalischem Keimling und Pflanze nach der Auffassung Galens s. Nickel, Untersuchungen, S. 22–27.

S. 60,4f. ἐξ ὧν – ⟨ἑνουμένων ἄλλαι⟩: Der für α zu erschließende Wortlaut: ἐξ ὧν ἀλλήλαις συνιουσῶν. εἶτα τῶν γεννωμένων (γενναμένων L) αὖθις ἀλλήλαις weist mehrere Korruptelen auf. Der mit ἐξ ὧν beginnende Relativsatz ist syntaktisch unvollständig, da Subjekt und Prädikat fehlen, und in dem mit εἶτα eingeleiteten Kolon vermißt man außer dem Bezugswort, von dem der Dativ ἀλλήλαις abhängt, zumindest das Subjekt. In der Textfassung der Aldina: ἐξ ὧν ἀλλήλαις συνιουσῶν, εἶτα γεννωμένων αὖθις ἄλλας sind die beiden Kola zu einem zusammengezogen worden, und das überlieferte ἀλλήλαις im zweiten Kolon wurde in der Absicht, zu γεννωμένων (als Medium verstanden) ein Objekt zu schaffen, in ἄλλας geändert. Dieser Emendationsversuch ist stilistisch unbefriedigend und syntaktisch mißlungen: εἶτα darf nicht mit der vorangehenden Wortfolge verbunden werden, sondern bezeichnet den Beginn eines neuen Kolons (vgl. z.B. S. 70,8. 24. 25), und das Partizip γεννωμένων (das in α davor überlieferte τῶν ist schon in M ausgefallen) kann nicht das Prädikat des Relativsatzes sein. Allein diesem syntaktischen Fehler trägt der Korrekturversuch von Cornarius Rechnung, der γεννωμένων ... ἄλλας in γεννῶνται (γενῶνται Corn.) ... ἄλλαι geändert hat.

Bei der Emendation der Stelle ist zu berücksichtigen, daß es sich um zwei Kola handelt, in denen in Fortsetzung der vorangehenden Beschreibung (Zeile 2–4) mit verschiedenen sprachlichen Mitteln jeweils die gleichen, sich wiederholenden Vorgänge beschrieben werden sollten. Da keines der beiden Kola in der überlieferten Form inhaltlich und syntaktisch diese Funktion erfüllt, sind an zwei Stellen Lücken angesetzt worden; die Ergänzungen erfolgten in Anlehnung an den Kontext. Im ersten Fall nimmt das hinzugefügte ἑτε-

[1] Ein vergleichbarer Vorgang ist S. 92,1 bei der Randnotiz einer späteren Hand in L festzustellen: τι] γρ' μηδὲν L⁴; s. Nickel, Studien, S. 230 mit Anm. 23.

ραι das ἑτέρας von Zeile 4 wieder auf (vgl. ἕτεραι ... ἕτεραι, S. 58,25/60,1), und als Prädikat wurde γίγνονται ergänzt (vgl. τῶν γενομένων, Zeile 5); unter Berücksichtigung des Kontextes wäre die Ergänzung von γεννῶνται ebenfalls möglich (vgl. S. 58,25; Zeile 4). An der zweiten Stelle erfordert der Dativ ἀλλήλαις als Bezugswort ein Partizip (vgl. S. 58,24f. 25f.; Zeile 3. 4); in Anlehnung an die Wendung ἀλλήλαις ἑνουμένων (S. 58,25f.) wurde ἑνουμένων als Ergänzung gewählt, das den beziehungslosen Genitiv τῶν γενομένων (τῶν γεννωμένων α) zu einem Genitivus absolutus vervollständigt; zum Gebrauch des Genitivus absolutus in solchen Reihungen vgl. ebenfalls S. 58,25f. Als notwendiges Subjekt in diesem Kolon wurde ἄλλαι hinzugefügt, das den Textausfall der ganzen Wendung nach ἀλλήλαις hervorgerufen haben könnte; zum Wechsel von ἕτερος und ἄλλος vgl. S. 70,8. 25. Als Prädikat zu ἄλλαι ist γίγνονται (Zeile 4) sinngemäß zu ergänzen. Das überlieferte γεννωμένων erregt durch die präsentische Zeitstufe Anstoß. Da es sich um Arterien und Venen handelt, die durch den Zusammenschluß der Gefäße, der auf der vorigen Stufe erfolgte, bereits „entstanden sind" und nicht erst jetzt „gebildet werden", ist γεννωμένων zu γενομένων korrigiert worden (vgl. τῶν γενομένων, S. 70,25). In Übereinstimmung damit habe ich mich bei der Ergänzung des Textes im vorangehenden Kolon für γίγνονται (statt γεννῶνται) entschieden.

S. 60,6 εἰς – 14: Nachdem das Chorion schon beschrieben worden ist (s. S. 58,3–10 und den Komm., oben, S. 112), enthält der vorliegende Abschnitt eine knappe Charakterisierung der übrigen Fruchtanhangsorgane, der Nabelschnur mit ihren Gefäßen und dem „Harngang" (Urachus) sowie der beiden hautartigen Embryonalhüllen, der „wurstförmigen Haut" (Allantois) und der „Lammhaut" (Amnion). Deren anatomische Verhältnisse und Funktionen sind ein von Galen oft behandeltes Thema, so daß anderen Schriften, vor allem Texten anatomischen oder physiologischen Inhalts, weitere Details zu entnehmen sind. Die Nabelschnur besteht nach seiner Beschreibung aus vier Gefäßen, zwei Arterien und auch zwei Venen, in deren Mitte der Urachus verläuft (s. auch S. 62,27–29; De usu part. XV 5: II 351,26–352,3 Helmr. = IV 231,3–6 K.). Dabei liegen – bezogen auf den Hautnabel – die Venen oben und die Arterien unten, entsprechend der Richtung, die diese Gefäße nach ihrem Eintreten in den Keimlingskörper einschlagen (s. ebd.: 352,6–11 Helmr. = 231,9–14 K.). Der Urachus ist ein weiter, beachtlicher Gang, der die Verbindung zwischen fetaler Harnblase und Allantois herstellt (s. De uteri dissect. 10,15: CMG V 2,1, S. 56,16–20; De usu part. XV 5: II 352,22–24 Helmr. = IV 232,7–9 K.). Seine Weite ist erheblich größer als die des „Halses der Harnblase" (Urethra), und er ist im Unterschied zu ihm nicht mit einem Schließmuskel ausgestattet (s. De usu part. XV 5: II 358,20f. 26–359,3 Helmr. = IV 240,4f. 10–12 K.). Der Urachus hat die Funktion, aus dem Boden der Harnblase den Urin in die Allantois zu leiten (s. ebd.: 352,1–4; 356,19–24 Helmr. = 231,5–8; 237,7–11 K.). Nach der Geburt verödet und schließt sich dieser Gang (s. De anat. administr. XII: II 110,21–31 Simon). Er wird zum ligamentum umbilicale medianum.

Allantois und Amnion haben mehrere gemeinsame Merkmale. Wie das Chorion entstehen sie aus der Substanz des Spermas (s. S. 62,19f.). Sie sind weiß und fein und ähneln einem Spinngewebe (s. De uteri dissect. 10,3: CMG

V 2,1, S. 50,22f.; De usu part. XV 5: II 355,8f. Helmr. = IV 235,6f. K.). Beide Hüllen dienen als Aufnahmegefäße für Nahrungsrückstände (s. De sympt. causis I 7: VII 134,1f. K.). Sie schließen Flüssigkeiten ein, die sich in der Menge, in der Farbe und nach anderen Qualitätsmerkmalen unterscheiden: die Flüssigkeit im Amnion stellt ein größeres Quantum dar und ist eher farblos, während die Flüssigkeit in der Allantois eine gelbliche Farbe hat und dünner, schärfer und von unangenehmem Geruch ist (s. De uteri dissect. 10,16: S. 56, 22–25; De usu part. XV 5: II 353,5–9 Helmr. = IV 232,14–17 K.). Das Vorhandensein beider Flüssigkeiten erweist sich während der Geburt als nützlich: durch das Benetzen machen sie den Uterushals weicher und dehnbarer, so daß das Kind leichter hindurchgleiten kann (s. De usu part. XV 5: II 354,14–355,8 Helmr. = IV 234,7–235,6 K.).

Die Allantois, eine schlauchförmige Hülle, wird ausschließlich aus dem weiblichen Samen gebildet, der bei der Ejakulation durch die beiden Uterus„hörner“ in den Hohlraum der Gebärmutter gelangt (s. De sem. I 7,4; 10,4; II 1, 32; 4,16; 5,3: CMG V 3,1, S. 86,17–22; 98,15f.; 152,2–4; 174,12–15; 180,2–4; De usu part. XIV 11: II 320,12–14 Helmr. = IV 189,4f. K.; zu den Uterus„hörnern“ s. Nickel, in: CMG V 2,1, S. 69–71, den Komm. zu S. 38,2; zu Galens Auffassung vom weiblichen Samen s. Kollesch, Galens Auseinandersetzung, S. 22–26; Nickel, Untersuchungen, S. 40–49). Sie entsteht gleichzeitig mit dem Chorion, in dessen Struktur sie in gewisser Weise einbezogen ist, aber vor dem Amnion, und sie ist ein feines, wenig widerstandsfähiges Gebilde (s. De sem. I 10,1. 4: S. 98,3–5. 13–16). Die Allantois liegt innerhalb des Chorions und umschließt ihrerseits von außen die unteren, konvexen Abschnitte des Amnions (s. De anat. administr. XII: II 107,38f.; 108,15–18 Simon; De usu part. XV 4: II 346,24f. Helmr. = IV 224,10f. K.). Sie liegt dem Keimling nur an den vorspringenden Körperpartien auf, dem Kopf, dem Gesäß und den Füßen, und zwar wegen ihrer schlauchartigen Form in doppelter Lage (s. De uteri dissect. 10,3. 16: CMG V 2,1, S. 50,18–20; 56,26; vgl. De sem. I 10,4: S. 98,19f.). Da die Allantois aus dem weiblichen Samen hervorgegangen ist, reichen die Ausläufer dieses langen und engen Schlauches bis zu den Uterus„hörnern“ und in die Samengefäße hinein (s. De sem. I 7,18; 10,6; II 1,5f.; 4,16: S. 90,1f.; 100,2–4; 144,14–16; 174,13f.; De anat. administr. XII: II 107,39–108,5 Simon; zu den weiblichen Samengefäßen s. Nickel, in: CMG V 2,1, S. 76f., den Komm. zu S. 42,2f.). Dem sezierenden Arzt erleichtert es die Arbeit, daß sich die Allantois aufbläht, wenn mit einem Rohr in die Uterus„hörner“ hineingeblasen wird (s. De anat. administr. XII: II 107,4–6. 8–13; 108,11–15 Simon).

Unter dem Gesichtspunkt der Funktion bilden Allantois, Urachus und fetale Harnblase ein zusammenhängendes System, da die Allantois in der Phase von der Ausformung des Keimlings bis zur Geburt die Aufgabe hat, über den „Harngang“ den Urin aus der Harnblase aufzunehmen; dadurch, daß der Urin, von der Amnionhöhle isoliert, in einem besonderen Behälter gesammelt wird, besteht nicht die Gefahr, daß er durch seine Schärfe die Körperhaut und die Venen im Chorion schädigt (s. De usu part. XV 4. 5: II 346,24–347,2; 352,22–353,5. 12–15 Helmr. = IV 224,10–13; 232,7–14; 233,3–6 K.; De sem. I 10,1. 2: CMG V 3,1, S. 98,4–6. 12). Die Verbindung zwischen Harnblase, Urachus und Allantois läßt sich dadurch demonstrieren, daß nach Freilegung dieser Organe der Urin beim Zusammendrücken der Harnblase durch den Urachus in die Allantois fließt und daß er umgekehrt beim Zusammendrücken der Allantois in entgegengesetzter Richtung in die Harnblase zurückgeleitet wird (s. De usu part. XV 5: II 358,10–20 Helmr. = IV 239,12–240,4 K.).

Das Amnion, die innerste Hülle, berührt die innere Wölbung des Chorions; von diesem Kontakt ausgenommen ist nur diejenige Zone, in der die Allantois zwischen Chorion und Amnion plaziert ist (s. De anat. administr. XII: II 108,15–20 Simon). Es umschließt den Keimling als ganzen ringsum (s. De sem. I 10,3: CMG V 3,1, S. 98,12f.; De uteri dissect. 10,3. 16: CMG V 2,1, S. 50,18; 56,25f.; De usu part. XV 4. 5: II 346,21–23; 353,2f. Helmr. = IV 224,8f.; 232, 11f. K.). Obwohl auch diese Hülle fein ist, muß sie – verglichen mit der Allantois – wegen ihrer besonderen Belastung eine „starke Dicke" (πάχος ... ἰσχυρόν) aufweisen, um den Bewegungen des Kindes Widerstand entgegensetzen zu können (s. De sem. I 10,4: S. 98,16–18; vgl. auch ebd. 10,7: S. 100, 5f.).

In der ersten Phase der Keimbildung hat diese Hülle die Funktion, die dunstartigen Absonderungen des Samens aufzufangen (s. De sem. I 10,7: CMG V 3,1, S. 100,5–7). Sie dient im weiteren Verlauf der Entwicklung als Aufnahmegefäß für den Schweiß oder dessen fetales Äquivalent (s. ebd. 10,4: S. 98, 16–18; De usu part. XV 4: II 346,23f. Helmr. = IV 224,9f. K.). Diese Flüssigkeit umgibt den Keimling ringsum, greift aber seine Körperhaut nicht an; da er in ihr gleichsam schwimmt, vermindert sich angeblich die Belastung, der die Halterungen im Uterus durch sein Gewicht unterworfen sind (s. De usu part. XV 5: II 353,9–12. 15–18 Helmr. = IV 232,17–233,3. 6–9 K.).

Eine Reihe dieser Einzelheiten findet sich, mit Galens Darstellung übereinstimmend, schon in der Beschreibung der Fruchtanhangsorgane bei Rufus von Ephesos: die Definition der Nabelschnur als eines Gebildes aus zwei Venen, zwei Arterien und dem vom Boden der Harnblase ausgehenden Urachus, die Skizzierung der topographischen Verhältnisse von Chorion und Amnion und die Deutung der im Amnion enthaltenen Flüssigkeit als „Schweiß" (ὥσπερ ἱδρὼς) des Kindes (s. De corp. hum. part. appellat. 232. 231. 230: S. 167, 6–8. 4f. 1–3 Daremberg-Ruelle). Von Galen abweichend, kennt Rufus die Allantois nicht. Deren Funktion übt nach seiner Darstellung das Chorion aus, das über den Urachus den „Urin" (ὥσπερ οὖρον) aufnimmt (s. ebd. 230. 232: S. 167,3f. 7–9 Daremberg-Ruelle). Auch von Soran wird die Allantois nicht erwähnt. Seinen Ausführungen ist zu entnehmen, daß eine Diskussion darüber geführt wurde, ob das Amnion beim Menschen existiert (s. Gyn. I 58: CMG IV, S. 43,7–44,4).

Galens Beschreibungen geben, wie schon May, Bd. II, S. 661 Anm. 10, in bezug auf De usu partium festgestellt hat, nicht die Verhältnisse beim Menschen wieder, bei dem die Nabelschnur in ihrem voll entwickelten Zustand zwei Arterien (arteriae umbilicales), aber nur eine Vene (vena umbilicalis) enthält und bei dem die Allantois in der Form, wie Galen sie beschreibt, nicht existiert. Die Darstellung entspricht im wesentlichen den anatomischen Befunden bei den Wiederkäuern. Zu weiteren Einzelheiten s. Nickel, in: CMG V 2, 1, S. 92f., den Komm. zu S. 50,21; S. 97, den Komm. zu S. 56,14–16.

S. 60,20–62,13: Die zunächst getroffenen Aussagen, jeder einzelne Körperteil des Embryos brauche „für seine ursprüngliche Entstehung" eine geeignete Nahrung, die ihm von der Mutter her zugeleitet werden muß, und kein Körperteil könne „ohne die Blutsubstanz" geschaffen werden (Zeile 20–25), erwecken den Eindruck, als ob ausschließlich das mütterliche Blut das Ausgangsmaterial im Keimbildungsprozeß darstellt. Daß dieser Gedanke nicht intendiert sein kann, zeigen die folgenden Ausführungen. Danach gibt es ein Organ, die Leber, das unmittelbar und sehr rasch aus dem Blut gebildet wird (Zeile 26 – S. 62,6), andere fleischartige und Blut enthaltende Körperteile, die für ihre Entstehung (aus dem Blut) wegen des komplizierteren Umbildungsprozesses einen längeren Zeitraum benötigen (S. 62,7f.), und als eine Gruppe für sich die weißen, blutlosen Teile des Körpers, bei denen es zumindest „naheliegt" (εὔλογόν ἐστι, S. 62,9f.), daß sie aus der Samensubstanz gebildet werden (Zeile 26; S. 62,8–10; s. auch S. 62,19f.). Der Gedankengang im ganzen läßt darauf schließen, daß sich die Äußerungen über das Blut (Zeile 20–25) nicht allein auf dessen Funktion als Bildungsmaterial, sondern auch auf seine Rolle als Nährmaterial erstrecken, wofür schon die Verwendung der Ausdrücke τροφή (Zeile 22) und τρόφιμος ὕλη (Zeile 23) spricht. Das bedeutet, daß die aus dem Samen entstehenden Körperteile, die in diese Aussagen einbezogen sind, bereits bei ihrer Bildung ganz am Anfang des Prozesses ein das Sperma ergänzendes, „ernährendes" Material benötigen, wohl deshalb, weil das zur Verfügung stehende Samenquantum als stoffliche Basis nicht ausreicht.

In der vorliegenden Passage greift Galen die von ihm in seinem Werk De semine entwickelte Lehre von den spermatogenen und hämatogenen Körperteilen wieder auf (s. hierzu Nickel, Untersuchungen, S. 83–90). Zu der ersten Gruppe, für die die helle Farbe, das Fehlen von Blut, eine gewisse Elastizität und die begrenzte Regenerationsfähigkeit charakteristisch sind, gehören die Arterien und Venen (s. S. 86,9–12), die Nerven, alle hautartigen Gebilde, die Bänder, Sehnen, Knochen und Knorpel, auch das Gehirn, zu der zweiten Gruppe das Fleisch in seinen verschiedenen Formen, besonders alle Arten von Muskelgewebe, aber auch das Fett. Galen hatte diese Hypothese in der Kontroverse mit Aristoteles über die Funktion des Spermas geschaffen (s. De sem., bes. I 5,1–20: CMG V 3,1, S. 78,24–82,24). Hierbei ging es ihm um den Nachweis, daß der Samen nicht nur als bewegende Ursache, sondern auch als stoffliche Komponente an der Keimbildung Anteil hat (s. auch Kollesch, Galens Auseinandersetzung, S. 25f.).

S. 62,3–5: Im Gegensatz zu dieser Feststellung steht Galens Bemerkung, es treffe nicht zu, „daß in lauwarmes Wasser tropfendes Blut dem ersten und frisch gebildeten Fleisch (sc. der Leber) ähnlich werde" (De plac. Hipp. et Plat. VI 8,30: CMG V 4,1,2, S. 414,5f.; vgl. auch ebd., S. 671, den Komm. zu S. 414,5–8). Galen unterscheidet hier (8,28–30: S. 412,28–414,8) genauer zwischen dem Blutgerinnsel (θρόμβος), das unter dem Einfluß der äußeren Umgebung (τὸ περιέχον) entsteht, und der Lebersubstanz, die sich (im Körperinneren) durch die Wirkung der eingepflanzten Wärme aus dem Blut bildet (vgl. Zeile 5f.).

S. 62,14–23: Zum Vergleich der Gefäße mit pflanzlichen Strukturen s. oben, S. 113, den Komm. zu S. 58,22–60,7.

S. 62,14–19: Das Sperma zeigt sich hier in seiner doppelten Funktion, als Ausgangsmaterial für die Gefäßbildung (s. Zeile 8–10. 19f.) und zugleich als aktives Prinzip (vgl. S. 86,17f.: τὸ μὲν σπέρμα τὸν τοῦ δημιουργοῦ λόγον ἔξει), das im Anschluß an die Ausformung der Gefäße (τὸ διαπλάσαν αὐτὰ σπέρμα, Zeile 15) für deren Ernährung und Wachstum zuständig ist.

S. 62,19 τοὺς ὑμένας: Zu den Häuten gehören sowohl die Embryonalhüllen, Allantois und Amnion (s. S. 60,12–14 und oben, S. 114–116, den Komm. zu S. 60,6–14), als auch das Gewebe, das die Gefäße im Chorion miteinander verbindet, ein ‚zusammenhängender feiner und hautartiger Körper' (συνεχὲς σῶμα λεπτὸν καὶ ὑμενοειδές, S. 58,10). Obwohl Galen in dem vorliegenden Abschnitt (ab S. 60,16) seiner Disposition entsprechend die dem Embryo eigenen Körperteile beschreibt, greift er hier wieder auf die Fruchtanhangsorgane zurück; das zeigt sich auch an seinen Bemerkungen zu den Gefäßen (Zeile 14–19), bei denen es sich um die Choriongefäße handelt. Die Aussage über die Zunahme an Länge und Weite (Zeile 20f.) trifft nur auf die Gefäße, nicht auf die Häute zu.

S. 62,20 τὴν^{II} – 23: Der Vergleich mit den Bäumen paßt nicht genau zu dem Vorgang, den der Autor mit ihm veranschaulichen will. Die Feststellung, in welcher Weise sich die Venen und Arterien entwickeln, bezieht sich auf die Phase, in der die Gefäße an Länge zunehmen und durch den Zusammenschluß mit anderen Gefäßen der gleichen Art eine größere Weite bekommen. Es ist das Stadium, in dem sich aus den Choriongefäßen allmählich die Venen und Arterien der Nabelschnur bilden. Der Vergleich setzt dagegen am Anfang des Baumstammes an und verfolgt dessen Entwicklung bis zu der Aufspaltung in Äste. Das entspräche bei den Gefäßen dem Abschnitt von der Etablierung der Nabelschnurgefäße, die als Stämme aufgefaßt werden, bis zu deren Verzweigung innerhalb des Keimlingskörpers, die allerdings nur bei den Nabelvenen gegeben ist (s. S. 64,4–12. 16–18). Tertium comparationis ist das in beiden Fällen, bei den Gefäßen und bei den Bäumen, festzustellende Wachstum, das durch Zufuhr von Nahrungsstoffen zustande kommt. Allgemein zur Analogie Gefäßsystem / Pflanze s. oben, S. 113, den Komm. zu S. 58, 22–60,7.

S. 62,23: Der überlieferte Infinitiv γεννᾶσθαι fügt sich weder inhaltlich noch syntaktisch in den Kontext ein. Der mit ὡς eingeleitete Vergleich (Zeile 21) bezieht sich nur auf die Zunahme an Länge und Weite, nicht auf den Bildungsprozeß insgesamt (Zeile 19). Syntaktisch liegt in dem Vergleichssatz eine von ὁρῶμεν abhängige acc.-c.-part.-Konstruktion vor (τό θ' ὑπόλοιπον ... ἀνατεινόμενον εἴς τε ... σχιζόμενον). γεννᾶσθαι ist als falsche Zufügung eines Schreibers anzusehen, der die Konstruktion nicht durchschaut, ὡς irrtümlich als Entsprechung zu οὕτω (Zeile 19) aufgefaßt und deshalb den Infinitiv von Zeile 19 wiederholt hat. Es ist daher aus dem Text eliminiert worden.

S. 64,4–15: Galens Ausführungen über den Verlauf der Nabelvene und ihrer Verzweigungen im Körper des Embryos ergeben insgesamt kein klares Bild und lassen sich mit den tatsächlichen anatomischen Verhältnissen nur schwer in Einklang bringen. Obwohl er zuvor gesagt hat, die aus der Vereinigung der beiden Nabelvenen resultierende „einzige große Vene" wachse in die Leber ein (Zeile 1f.), sieht er es offensichtlich als gegeben an, daß sich dieses Gefäß vorher in zwei Äste aufspaltet, woraufhin sich um die Verzweigungen des einen Astes herum die Lebersubstanz bildet (s. auch Zeile 26–28) und an den Ausläufern des anderen Astes die übrigen wichtigsten Organe der Leibeshöhle entstehen. Daß diese Aufspaltung „sofort" (εὐθέως) erfolgt, nachdem die vereinigte Nabelvene in das Körperinnere eingetreten ist, ergibt sich aus den Darlegungen S. 70,21–24 (vgl. unten, S. 127, den Komm. zu S. 70,21–26). Dort wird aber betont, die Lebersubstanz wachse um „beide Gruppen der Aufspaltungen" herum, und Galen differenziert in diesem Zusammenhang zwischen den Venen in den konkaven und in den konvexen Partien der Leber: in den konvexen Teilen entstehen die eigentlichen Lebervenen, in den konkaven die zu den anderen genannten Organen führenden Gefäße (S. 70,26–72,7).

Von den Divergenzen in den vorliegenden Beschreibungen abgesehen, scheinen die Schwierigkeiten, die sich beim Vergleich dieser Darstellung mit dem tatsächlichen Befund ergeben, zu einem Teil darauf zu beruhen, daß Galen Gefäßabschnitte, die in Wirklichkeit nicht Teile ein und desselben Gefäßes sind, als anatomische Einheit aufgefaßt hat. Zunächst ist auszuschließen, daß ihm der ductus venosus (Arantii), die eigentliche Fortsetzung der vena umbilicalis im Bereich der Leber, bekannt war[1]. Für eine Kenntnis dieser Passage, die das Organ umgeht und direkt in die vena cava inferior mündet, ergeben sich bei Galen keine Anhaltspunkte; so schon K. J. Franklin, A survey of the growth of knowledge about certain parts of the foetal cardio-vascular apparatus, and about the foetal circulation, in man and some other mammals, Part I: Galen to Harvey, Annals of Science 5, 1941, S. 61f.; May, Bd. I, S. 59–61 (bes. in bezug auf De usu partium); Harris, S. 291f. mit Anm. 4 (gegen die von R. E. Siegel mehrfach vorgetragene Behauptung, Galen kenne dieses „short shunt"; s. z.B. Siegel, Galen's system of physiology, S. 59).

Von den beiden Ästen, die nach Galens Beschreibung durch die Aufspaltung der Nabelvene entstehen, könnte der eine dem linken Ast der vena portae entsprechen, mit dem sich ein Teil der vena umbilicalis zusammenschließt, und der andere der Fortsetzung dieses Teils der Pfortader nach dem Zusammenschluß. Wenn es von dem zweiten dieser beiden Hauptäste der Nabelvene heißt, er schaffe das Gekröse und an ihm wachsen Magen, Milz, Därme, Netz und Mastdarm an, die sich mit der Venenaufspaltung herausbilden (Zeile 9–12), so wird man sich dies unter Einbeziehung der Angaben S. 70,28–30; 72, 6f. so vorzustellen haben, daß Galen jetzt die feinsten Verästelungen der Nabelvene in den konkaven Leberpartien gleichsam als Wurzeln der (nicht genannten) Pfortader auffaßt, die ihrerseits „Ausläufer" in Richtung auf die bezeichneten Körperteile hin bildet. Die von Galen angegebenen Zielregionen dieser Venen lassen sich recht genau mit den wichtigsten Quellgebieten der vena portae identifizieren. Mit der Pfortader verbunden sind das Gekröse durch die vena mesenterica superior, der Magen durch die vena gastrica dextra und sinistra, die Milz durch die vena lienalis, die Därme (über die vena

1 Andere Besonderheiten des fetalen Gefäßsystems, der ductus arteriosus (Botalli) und das foramen ovale, sind von Galen dagegen registriert worden; s. D. Nickel, Galens Untersuchungen zur embryonalen Blutbewegung, Communicationes de Historia Artis Medicinae 27 (93–96), Budapest 1981, S. 25–35.

mesenterica superior) durch die venae jejunales et ilei, das Netz (über die vena mesenterica superior bzw. die vena lienalis) durch die vena gastroepiploica dextra und sinistra, der Mastdarm durch die vena rectalis superior. Die Wurzeln aller dieser Venen sind nach Galens Verständnis feine Verästelungen, aus denen das Blut heraustritt, das zur Substanz der betreffenden Körperteile umgebildet wird. Bei der vorgelegten Interpretation muß die Inkonsequenz in Kauf genommen werden, daß die Entwicklung dieser Organe nicht nur über den einen der beiden Hauptäste der Nabelvene, sondern über beide Äste erfolgt, wenn diese „Abspaltungen" verschiedenen Abschnitten der vena portae entsprechen.

S. 64,5 ὁπόταν – 7 κλάδοις: Zum Vergleich mit den Bäumen s. oben, S. 113, den Komm. zu S. 58,22–60,7.

S. 64,20 ἄχρι περ ἂν – 24: In dem Passus wird skizziert, wie die Nabelarterien an die Aorta angeschlossen sind, so daß eine Verbindung zur Herzregion hin zustande kommt. Daß diese Arterien in der Gegend des ‚breiten und heiligen Knochens', des Kreuzbeins (os sacrum), mit den beiden Ästen der ‚größten' Arterie, der Aorta, in Kontakt kommen, läßt sich dem Text nur indirekt entnehmen. Die Verbindungslinie zwischen den Nabelarterien und dem linken Herzventrikel ist lediglich angedeutet. Tatsächlich sind die arteriae umbilicales Äste der arteriae iliacae internae, die ihrerseits aus den arteriae iliacae communes, den Hauptästen der Aorta, hervorgehen. In der Angabe des Textes, diese beiden Arterien verlaufen „zu den Schenkeln" hin (Zeile 22), spiegelt sich der Sachverhalt wider, daß die arteriae iliacae externae, gleichfalls Äste der arteriae iliacae communes, kaudalwärts in die arteriae femorales übergehen. Daß die Nabelarterien postnatal zum größeren Teil obliterieren, war Galen bekannt (s. De ven. arter. dissect. 9: II 822,10–14 K.; De usu part. VI 21: I 374,4–7 Helmr. = III 514,2–5 K.; De anat. administr. XII; XIII: II 110,18–21; 161,1f. Simon). Aus ihnen entstehen die ligamenta umbilicalia lateralia.

S. 64,29f. ἣ – μετέωρον: Mit der aus der Leber in die Höhe führenden Vene ist der obere Abschnitt der vena cava inferior gemeint. Galen stellt sich die Bildung dieses Gefäßes folgendermaßen vor: Die Ausläufer der höher gelegenen Nabelvene gelangen in die konvexen Leberpartien (s. S. 70,30f.; vgl. S. 72,4–6). Die feinen Verästelungen dieser Gefäße schließen sich ihrerseits als Wurzeln zu einem mächtigen Stamm, der Hohlvene oder „Lebervene", zusammen, die damit ihren Ursprung in der Leber hat (s. S. 72,8–13; vgl. auch S. 84,18). Der obere Teil der „Lebervene" führt zum Herzen hinauf, und ein „Ausläufer" erreicht den rechten Herzventrikel (s. S. 72,22f. 18). Nach der Bildung der „Lebervene" steigt in diesem Gefäß von der Leber her Blut auf (s. S. 66,29f.). Die Auffassung, daß die Hohlvene aus der Leber entspringt, beruht auf einem Irrtum. Immerhin ist die vena cava inferior aber mit diesem Organ an dessen sulcus venae cavae verwachsen, an dem die venae hepaticae in die Hohlvene münden.

S. 66,5–7: Galens Interpretation einer Angabe in dem von ihm am Anfang der Schrift zitierten Hippokratestext entspricht nicht der Aussage der betreffenden Stelle. In dem Zitat wird mit den Worten ἦν δ' ἐρυθρὸν καὶ στρογγύλον (S. 56,12) der abgestoßene „Samen" als ganzer charakterisiert, nicht ein Bestandteil innerhalb der ihn umgebenden Haut, die Galen mit dem Chorion identifiziert. Die Gleichsetzung des ‚runden, roten Gebildes' mit der Leber in ihrem frühesten Entwicklungsstadium ist eine tendenziöse Umdeutung der Angabe in De natura pueri, mit der Galen in der Beobachtung des hippokratischen Autors eine Stütze für seine These zu gewinnen sucht, daß sich die Leber „sofort, gleich an den ersten Tagen" herauszubilden beginnt (Zeile 3f.). Vgl. auch Lonie, S. 166, den Komm. zu 13,3; Nickel, Untersuchungen, S. 74.

S. 66,7–11: Leber, Herz und Gehirn werden von Galen als die Hauptorgane (ἀρχαί) des Organismus angesehen (s. S. 88,31–90,5), da in ihnen die nach ihrem Rang unterschiedenen Teile der Seele lokalisiert sind: in der Leber die begehrende, ernährende oder pflanzliche Seele (ἡ ἐπιθυμητικὴ ψυχή, ἡ θρεπτικὴ ψυχή, ἡ φυτικὴ ψυχή, S. 68,16f.; 76,26f.; 104,17f.), im Herzen der zornartige Seelenteil (τὸ θυμοειδές, S. 68,21) und im Gehirn die Vernunftseele (τὸ λογιστικόν, S. 68,22; τὸ τῆς ψυχῆς ἄριστον μόριον τὸ λογιστικόν, S. 78,7f.; ἡ λογικὴ ψυχή, S. 104,22); s. Gal., De plac. Hipp. et Plat. VI 1,1f.; VII 3, 2f.: CMG V 4,1,2, S. 360,4–13; 438,28–440,8; vgl. auch Moraux, Galien comme philosophe, S. 93–95; Nickel, Untersuchungen, S. 79f.

Die besondere Größe der Leber, durch die sie sich von den beiden anderen Organen abhebt, entspricht nach Galens Auffassung ihrer Relevanz auf der frühesten Stufe der Embryonalentwicklung, da sie als Sitz der begehrenden Seele, die für die Ernährung und das Wachstum des Keimlings zuständig ist, allein die in dieser Phase notwendigen Funktionen ausübt, in der der Embryo weder das Herz noch das Gehirn benötigt (s. S. 70,17f.; 76,13f.). Galens Angaben zu den Größenverhältnissen dieser Organe lassen sich nur insofern verifizieren, als die Leber – verglichen mit den anderen Bauchorganen – während der ganzen Keimesentwicklung, besonders aber in deren erster Hälfte, auffallend groß ist (s. Nickel, Untersuchungen, S. 82f.).

S. 66,7 ὑπὲρ – ἡμέρας: Zur Altersbestimmung von Embryonen s. oben, S. 109f., den Komm. zu S. 54,13–16.

S. 66,13f. ἡ – ἀνατομή: Siehe oben, S. 112, den Komm. zu S. 58,10–12.

S. 66,19–28: Galens Referat seiner Ausführungen über den Zeitpunkt der Entstehung des Herzens in De semine (Zeile 21f.) ist eine freie Wiedergabe der dort getroffenen Feststellungen. In De sem. I 8,1–8: CMG V 3,1, S. 90, 7–92,8, wird über die Entstehung der drei Hauptorgane gesprochen. Danach gehören Herz, Leber und Gehirn zu dem, was die das Lebewesen ausformende Kraft „am Anfang" (ἐν ἀρχῇ) schafft, was aber auf dieser Stufe „infolge der Kleinheit" (ὑπὸ σμικρότητος) noch nicht sichtbar ist; sobald sich etwas abzuzeichnen beginnt, sind diese drei Organe die größten, sie liegen nahe beieinander und berühren sich gegenseitig (s. ebd. 8,8: S. 92,3–8). Galen faßt dieses Stadium in De semine als den zweiten Zeitabschnitt der Embryonalentwicklung auf, in dem die Substanz des Keimlings schon „fleischartig" (σαρκοειδής), nicht mehr „samenartig" (γονοειδής) ist (s. ebd. 9,4: S. 92,25–28). Hiernach hat also außer der Leber nicht nur das Herz, sondern auch das Gehirn schon auf einer sehr frühen Entwicklungsstufe die ersten Ansätze seiner Entstehung. Vgl. De Lacy, in: CMG V 3,1, S. 218, den Komm. zu S. 92,4–8.

Die Behauptung, „daß auch alle anderen Ärzte und Philosophen die Meinung vertreten, der Keimling werde bis zu seiner deutlichen Gliederung in ähnlicher Weise wie die Pflanzen verwaltet" (Zeile 24–26), dürfte in dieser verallgemeinernden Form stark übertrieben sein, zumal wenn sich die Auffassung von der pflanzenähnlichen Daseinsweise des Keimlings nur auf die Phase „bis zu seiner deutlichen Gliederung" beziehen soll. Zwar hat unter den Ärzten schon der Autor der hippokratischen Schrift De natura pueri in dem sogenannten botanischen Exkurs (22–27: S. 68,19–77,7 Joly = VII 514,6–528, 25 L.) einen weitläufigen Vergleich zwischen den Kindern im Mutterleib und den Pflanzen angestellt (vgl. De Lacy, in: CMG V 3,1, S. 218f., den Komm. zu S. 94,11–14); doch erstreckt sich diese Analogie, die von den Begriffen „Ernährung" und „Wachstum", „Gesundheit" und „Krankheit" (τροφή, αὔξησις; ὑγιείη, ἀσθενείη) bestimmt ist, nach der Intention des Verfassers eindeutig auf den ganzen Wachstumsprozeß „vom Anfang bis zum Ende" (ἐξ ἀρχῆς ἐς τέλος; ebd. 22,1; 27: S. 68,19. 21; 77,4–7 Joly = 514,6. 8; 528,22–24 L.). Die Anschauung, die Galen bei ‚allen Ärzten und Philosophen' gefunden haben will, läßt sich am ehesten mit einem Gedanken bei Aristoteles belegen (s. De generat. anim. II 3: 736 b 8–13). Danach „scheinen" die Keimlinge „zunächst das Leben einer Pflanze zu führen" (πρῶτον ... ἔοικε ζῆν ... φυτοῦ βίον), in einem Zustand, in dem sie nicht mehr nur „potentiell" (δυνάμει), sondern schon „aktuell" (ἐνεργείᾳ) über die ernährende Seele (τὴν θρεπτικὴν ψυχήν) verfügen. Für Chrysipp wiederum ist die Auffassung bezeugt, das Kind habe im Mutterleib bis zur Geburt ein Dasein „wie eine Pflanze" (καθάπερ φυτόν; Chrys., Fr. 806: SVF II, S. 222,18–21).

Wie Galen an der vorliegenden Stelle mitteilt, hat er in der Frage, in welcher Reihenfolge die Hauptorgane herausgebildet werden, nicht immer die gleiche Meinung vertreten. Auf diese Änderung seines Standpunktes nimmt er auch in De propriis placitis (11,2: CMG V 3,2, S. 90,22–92,5) Bezug, in einer Schrift, die später als De foetuum formatione, aber wohl nur in geringem zeitlichem Abstand von diesem Werk verfaßt worden ist. Dort stellt er aber den Sachverhalt so dar, daß er sich in seiner Jugend (νέος ... ὤν, S. 90, 23) der Auffassung gewisser Autoritäten angeschlossen habe, das Herz werde als erster von allen Körperteilen ausgeformt; mit fortschreitendem Alter habe er diese Auffassung aber als nicht zutreffend in Zweifel gezogen, weil das Herz nicht ohne Blut geschaffen werden könne. Diesem Zeugnis zufolge will Galen schon in De usu partium auf die Revision seiner Vorstellung eingegangen sein (et hoc declaraui in libro meo De iuuamento membrorum, S. 90,22), was nachweislich nicht der Fall ist, und die Auffassung von der zeitlichen Priorität des Herzens ist in Galens Schriften als seine eigene Meinung sonst nirgends belegt. Trotz ihrer zeitlichen Nähe weichen die beiden Selbstzeugnisse inhaltlich voneinander ab. Ihre Angaben lassen sich nur mit Einschränkungen verifizieren, und insgesamt ergibt sich aus der Behandlung des Themas in den verschiedenen Werken Galens kein klares Bild von der Entwicklung seiner Vorstellungen in dieser Frage. Ein Indiz für Galens eigene Unsicherheit darin, wann er sich in welcher Weise geäußert hat, ist auch mit dem Ausdruck „Am Anfang" (Κατ' ἀρχὰς, Zeile 19) gegeben, da De semine (entstanden nach 169; s. De Lacy, in: CMG V 3,1, S. 47) nicht das erste Werk ist, in dem er sich mit dem Problem befaßt hat; vielmehr war er zumindest in

Buch II von De placitis Hippocratis et Platonis (verfaßt im Zeitraum von 162 bis 166; s. De Lacy, in: CMG V 4,1,2, S. 46) schon darauf eingegangen. Zur ausführlichen Erörterung dieser Frage s. Nickel, Untersuchungen, S. 80–82; A. Debru, L'ordre de formation des organes embryonnaires: la retractatio de Galien, Bulletin d'Histoire et d'Epistémologie des Sciences de la Vie 2, 1995, S. 156–163; Nutton, in: CMG V 3,2, S. 177f., den Komm. zu S. 90,22–92,3 (jeweils mit etwas unterschiedlicher Akzentuierung).

S. 66,30f. τῆς ἡπατίτιδος φλεβὸς ... διὰ τῆς μεγάλης ἀρτηρίας: Es handelt sich um den oberen Abschnitt der vena cava inferior (vgl. S. 72,9–13) und um die Aorta.

S. 66,31f. διὰ – πνεῦμα: Zu der von Galen bestrittenen Theorie des Erasistratos, daß die Arterien unter normalen Bedingungen kein Blut, sondern nur Pneuma führen, s. Garofalo, in: Erasistrati Fragmenta, S. 38–43. Angesichts der Entschiedenheit, mit der Galen an der vorliegenden Stelle die Auffassung des Erasistratos zurückweist (vgl. auch S. 74,26–76,2), ist es problematisch, ob er in der wohl nur wenig später verfaßten Schrift De propriis placitis dieser Theorie gegenüber wirklich eine konziliantere Haltung eingenommen haben kann. Dort werden – nach der nur in lateinischer Übersetzung vorliegenden Fassung – die Möglichkeiten eingeräumt, daß die Arterien einschließlich der Aorta entweder nur Pneuma oder Pneuma und Blut enthalten (s. De propr. plac. 11,2. 3: CMG V 3,2, S. 92,11f. 19f.). Wegen der inhaltlichen Diskrepanz zu dem von Galen sonst vertretenen Standpunkt ist anzunehmen, daß die betreffenden Bemerkungen in De propriis placitis nicht zum ursprünglichen Bestand des griechischen Textes gehören (vgl. Nutton, in: CMG V 3,2, S. 179f., den Komm. zu S. 92,11–12).

S. 68,2 κατὰ – ἀνατομὴν: Im Unterschied zur Sektion des toten Körpers ermöglicht die Vivisektion auch Einsichten in physiologische Vorgänge. Auf embryologischem Gebiet hat Galen selbst solche Untersuchungen an graviden Ziegen vorgenommen, z.B., um das Verhältnis des Pulsrhythmus im Arteriensystem des Fetus und in dem des Muttertieres zu bestimmen oder um die Reaktionen des Keimlings auf das Blockieren der Gefäße in der Nabelschnur festzustellen (s. Nickel, Untersuchungen, S. 19–22).

S. 68,5–9: Die angegebenen Schriften De respirationis usu und De usu pulsuum enthalten keinen Bezug auf die Verhältnisse beim Embryo. Ihnen läßt sich allenfalls indirekt entnehmen, daß bei den voll entwickelten Individuen, die Galen dort ausschließlich interessieren, die physiologischen Gegebenheiten im Hinblick auf das Herz und auf das Arteriensystem grundsätzlich von den Bedingungen verschieden sind, unter denen seiner Auffassung nach der Keimling auf der frühesten Entwicklungsstufe existiert, in der seine Daseinsweise vermeintlich der einer Pflanze entspricht. Daß die Verweise wenig sinnvoll sind, da die zitierten Abhandlungen zum Verständnis der Sache kaum etwas beitragen, ist ein Indiz für die flüchtige Arbeitsweise des Autors (vgl. oben, S. 43).

S. 68,9–12: Galens ausführliche Erörterung desselben Themas in De semine (I 9,13–18: CMG V 3,1, S. 94,24–96,21) gibt genaueren Aufschluß darüber, wie er sich das Verhältnis zwischen animalischem Keimling und Pflanze vorstellt. Hier findet sich auch ein direkter Hinweis auf die von ihm angewandte Untersuchungsmethode. Im Unterschied zu Aristoteles sieht Galen nicht nur im Samen der Pflanzen, sondern auch in dem der Lebewesen sowohl das schöpferische als auch das stoffliche Prinzip (ἡ δημιουργικὴ ἀρχή, ἡ ὑλική sc. ἀρχή) enthalten (s. ebd. 9,14: S. 94,27–96,2). Daß es dieselben Kräfte sind, mit denen die Natur des Samens die Pflanze und das Lebewesen hervorbringt, nimmt er als gegeben an; daraus leitet er den methodischen Grundsatz ab, die an den Pflanzen gemachten Beobachtungen auf die Lebewesen zu übertragen. „Die direkte Entsprechung" (τὴν ἀναλογίαν ... τὴν αὐτήν), die sich in beiden Bereichen vorfinde, exemplifiziert Galen an drei Sachverhalten: für das Wachstum und die Ernährung benötigt der pflanzliche Samen die Erde, das Sperma die Gebärmutter; als Organe für die Nahrungsaufnahme fungieren bei der Pflanze die Wurzeln, beim Lebewesen die Gefäße im Chorion, „die Wurzeln der Embryonen" (τὰς ῥίζας τῶν ἐμβρύων); dem aus dem pflanzlichen Samen entstehenden Stamm mit seinen Ästen und Zweigen entsprechen beim Lebewesen die Stämme an jedem Hauptorgan, die Aorta (am Herzen), die Hohlvene (an der Leber) und das Rückenmark (am Gehirn) mit ihren vielfältigen Aufspaltungen und Verästelungen (s. ebd. 9,15f.: S. 96,3–16). Die Analogie bezieht sich in den ersten beiden Fällen auf die wesentlichen physiologischen Vorgänge, die identisch sind: vergleichbar ist das Milieu, in dem Pflanze und Embryo ernährt werden und wachsen, in der Funktionsweise gleichartig sind die der Nahrungsaufnahme dienenden Organe; im dritten Fall erstreckt sich die Analogie auf die äußere Form von Strukturen. Mehrere Umstände könnten es fraglich erscheinen lassen, daß es sich beim Embryo auf dieser Entwicklungsstufe tatsächlich um eine Pflanze handelt: das Nebeneinander dreier pflanzenähnlicher Gebilde, d.h. der Stämme des Arterien-, des Venen- und des Nervensystems mit ihren Ästen und Zweigen, das Vorhandensein von Blut und die fleischartige Beschaffenheit; trotzdem sei der Keimling nichts anderes als eine Pflanze, da hier wie dort die vegetative Seele (ἡ φυτικὴ ψυχή) der Schöpfer sei (s. ebd. 9,17: S. 96,16–19). Für Galen liegt demnach nicht nur eine Vergleichbarkeit von Embryo und Pflanze auf Grund ähnlicher äußerer Merkmale vor, er sieht die Identität des Wesens beider Schöpfungen der Natur als gegeben an. Die vegetative Seele, die von Anfang an vorhandene Kraft (δύναμις), geht seiner Auffassung nach beim Übergang des Keimlings von der Daseinsweise der Pflanze zu der des Lebewesens nicht verloren; sie wird vielmehr durch das Hinzukommen anderer Kräfte ergänzt (s. ebd. 9,18: S. 96,19–21). Siehe Nickel, Untersuchungen, S. 23–25.

S. 68,9f. τῆς – γενέσεως: Zur Textfassung in der Handschrift F s. oben, S. 18f.

S. 68,14 ὃ – 17: Nach Galens Ausführungen im Epidemienkommentar (In Hipp. Epid. VI comm. V 5: CMG V 10,2,2, S. 273,2–7) bezeichneten die Stoiker üblicherweise die Kraft (δύναμις; vgl. ebd., S. 272,26), „von der die Pflanzen verwaltet werden" (ᾗ τὰ φυτὰ διοικεῖται), als „Natur" (φύσις), die für die Verwaltung der Lebewesen zuständige Kraft (ᾗ τὰ ζῷα sc. διοικεῖται) als „Seele" (ψυχή). Die Substanz (οὐσία) beider Kräfte ist ihrer Auffassung nach das eingepflanzte Pneuma (τὸ σύμφυτον πνεῦμα), das sich qualitativ unterscheidet: das Pneuma der Seele ist trockener, das der Natur feuchter. Für die Erhaltung beider Arten von Pneuma sahen sie Nahrung (τροφή) und Luft (ἀήρ) als erforderlich an. Der Begriff „Seele" ist im Verständnis der Stoiker demnach nur auf die animalischen Lebewesen anzuwenden.

Der Ausdruck ἡ ἐπιθυμητικὴ ψυχή (s. τὸ ἐπιθυμητικήν, Zeile 17) ist bei Platon nicht belegt. Er verwendet das substantivierte Adjektiv τὸ ἐπιθυμητικόν, gelegentlich mit dem (aus dem Kontext zu erschließenden) Zusatz τῆς ψυχῆς oder ἐν τῇ ψυχῇ (s. den Similienapparat zu Zeile 15–17). Zu Galens Identifizierung der beiden genannten Seelenarten s. unten, S. 167f., den Komm. zu S. 104,17–19.

S. 70,13f. κατὰ τὸν πρῶτον χρόνον: Galen unterscheidet in De foetuum formatione, wie sich aus der Kombination der über die Schrift verstreuten Bemerkungen zu diesem Thema ergibt, drei Phasen der intrauterinen Entwicklung des Keimlings, an die sich als vierte Phase ein postnataler Zeitabschnitt anschließt. Die erste Phase der Ausformung (Ἡ ... πρώτη διάπλασις) umfaßt die Arterien und Venen (besonders die Nabelschnurgefäße außerhalb und innerhalb des embryonalen Körpers), das Chorion und die Leber; sie führt noch nicht zur Herausbildung des Herzens (s. S. 102,22f.). Denn der Keimling braucht wegen seiner besonderen Daseinsform, die im ersten Abschnitt der Entstehung (ἐν τῇ πρώτῃ γενέσει) mit derjenigen der Pflanzen identisch ist, während dieser Phase noch kein Herz zu haben (s. Zeile 12f. 17f.).

Konkrete Angaben mit ausdrücklichem Bezug auf die zweite Phase (vgl. ἡ ... δευτέρα sc. διάπλασις, S. 102,24) sind im Text nicht enthalten. Aus den komplizierten Erörterungen S. 64,25–68,9 und 70,17–76,9 ergibt sich aber zweifelsfrei, daß die Herausbildung des Herzens der für diese Phase charakteristische Vorgang ist. Der Zeitpunkt, zu dem die Ausformung dieses Organs beginnt, ist nicht festzustellen (s. S. 66,11f.); „auf jeden Fall" (πάντως) läuft der Prozeß später als bei der Leber ab (s. S. 66,27f.). Andererseits steht für Galen fest, daß die Einrichtung des Herzens vor derjenigen des Gehirns erfolgt (s. S. 76,10–13). Mit dem Einsetzen der Herztätigkeit ist die Entwicklungsstufe erreicht, in der der Keimling von der ausschließlich pflanzlichen Existenz zu der eines animalischen Lebewesens niederer Ordnung übergeht (s. S. 74,11–16). Auf diesen zweiten Abschnitt bezieht sich auch die Angabe, daß die deutliche Differenzierung des Embryos begonnen hat (s. Zeile 14).

In der dritten Zeitphase (κατὰ τρίτην χρόνου τάξιν) werden das Gehirn und alle Gesichtspartien ausgeformt, sind die Gliedmaßen schon differenziert (vgl. auch διαρθρωθέντος sc. τοῦ κυήματος, Zeile 15) und haben die meisten Körperteile die Vollendung ihrer Einrichtung erreicht (s. S. 76,17–20; vgl. ἡ ... τρίτη sc. διάπλασις, S. 102,24).

Der vierte Zeitabschnitt (τέταρτος ... χρόνος) ist dadurch gekennzeichnet, daß die Körperteile, die während der Schwangerschaft erst relativ spät ausgeformt worden sind, gekräftigt werden (s. S. 76,24–26). Ausdrücklich genannt wird als davon betroffener Teil nur der Schädelknochen; charakteristisch für diese spätere, postnatale (vgl. μετὰ τὸ τεχθῆναι, S. 102,25) Phase ist aber auch das Zahnen und das Wachsen des Kopfhaares, d.h. die Herausbildung von Bestandteilen des Körpers, die bei der Geburt des Kindes noch nicht vorhanden sind (s. S. 78,5–8; 102,25f.).

Das vorrangige Kriterium für die Unterteilung der intrauterinen Bildungsvorgänge in drei Phasen ist die Ausformung der drei Hauptorgane, die von Galen als Sitz der verschiedenen Seelenteile aufgefaßt werden (s. oben, S. 121, den Komm. zu S. 66,7–11): die Entstehung der Leber, des Herzens und des Gehirns ist der für je eine Phase bestimmende Vorgang. Der zeitliche Abstand, in dem sich das Herz im Vergleich mit der Leber, das Gehirn, verglichen mit dem Herzen, herausbildet, ist der Grund dafür, daß die Funktionsfähigkeit dieser Organe oder der in ihnen lokalisierten Seelenteile bei den Säuglingen unterschiedlich weit entwickelt ist: der Stärke nach an erster Stelle stehen die (mit der Leber verbundenen) Funktionen der ernährenden Seele, den zweiten Platz nehmen die vom Herzen, den dritten die vom Gehirn auszuübenden Funktionen ein, in dem der – noch nicht vollkommen ausgebildete – vernünftige Seelenteil seinen Sitz hat (s. S. 76,26–78,2. 7f.).

In seinem Werk De semine hatte Galen ein anderes Schema von den Phasen der Embryonalentwicklung entworfen (s. De sem. I 9,1–9: CMG V 3,1, S. 92,19–94,11)[1]. Dort hatte er „den gesamten Schöpfungsprozeß, der sich an den Keimlingen vollzieht," (τὴν σύμπασαν τῶν κυουμένων δημιουργίαν) in vier Zeitabschnitte (χρόνοι) eingeteilt: In der ersten Phase herrscht, wie es sich an Fruchtabgängen und bei anatomischen Zergliederungen zeige, die Erscheinungsform des Samens vor. In diesem Zustand nenne Hippokrates das betreffende Gebilde noch „Samen" (γονή). Der zweite Zeitabschnitt ist dadurch gekennzeichnet, daß sich die Frucht mit Blut gefüllt hat, daß Herz, Gehirn und Leber zwar noch ungegliedert und ohne Gestalt (ἀδιάρθρωτα, ἀμόρφωτα) sind, aber schon eine gewisse feste Konsistenz (πῆξις) und eine beachtliche Größe aufweisen; die Substanz des Keimlings ist fleischartig. Hippokrates bezeichne diese Erscheinungsform als „Keimling" (κύημα). Die dritte Phase läßt die drei Hauptorgane (ἀρχαί) deutlich erkennen; von allen übrigen Körperteilen zeigt sich nur erst ein „Umriß" (ὑπογραφή) und „gleichsam ein Schattenriß" (οἷον σκιαγραφία). Noch recht verschwommen ist die Ausformung der Teile in der Umgebung des Magens und mehr noch die im Bereich der Gliedmaßen. In bezug auf diesen Zustand spreche Hippokrates von einem „Embryo" (ἔμβρυον). Um den vierten und letzten Zeitabschnitt handelt es sich, wenn die Gliedmaßen vollständig differenziert sind. Jetzt verwende Hippokrates nicht mehr nur den Ausdruck „Embryo", sondern auch schon die Bezeichnung „Kind" (παιδίον), und er stelle fest, daß sich der Fetus „wie ein schon vollendetes Lebewesen" (ὡς ζῷον ἤδη τέλειον) bewegt.

[1] In Überblicksdarstellungen wird dieses Konzept, zum Teil mit Einzelheiten aus De foetuum formatione kontaminiert, zu Unrecht als die maßgebliche Anschauung Galens in der Frage der Entwicklungsphasen ausgewiesen; s. H. Balss, Die Zeugungslehre und Embryologie in der Antike. Eine Übersicht, Quellen u. Studien z. Gesch. d. Naturwiss. u. d. Med. 5, 1936, S. 236; ähnlich schon B. Bloch, Die geschichtlichen Grundlagen der Embryologie bis auf Harvey, Abh. d. Kaiserl. Leop.-Carol. Deutschen Akademie d. Naturforscher 82,3, Halle 1904, S. 48, und im Anschluß an ihn P. Diepgen, Die Frauenheilkunde der Alten Welt, Handb. d. Gynäkologie, Bd. XII 1, Gesch. d. Frauenheilk., Bd. I, München 1937, S. 153; etwas differenzierter H. B. Adelmann, Marcello Malpighi and the evolution of embryology, 5 Bde., Ithaca, New York 1966, S. 747; s. ferner Harris, S. 287f.; vgl. auch J. Lachs, Die Gynaekologie des Galen. Eine geschichtlich-gynaekologische Studie, Breslau 1903 (Abh. z. Gesch. d. Med. 4), S. 28f., und J. Needham, A history of embryology, second edition revised with the assistance of A. Hughes, Cambridge 1959, S. 72f.

Bei den Einteilungsschemata in De semine und in De foetuum formatione liegen zwei verschiedene Konzeptionen vor. Daß in beiden Fällen vier Phasen unterschieden werden, ist nur eine Äußerlichkeit; denn der vierte Entwicklungsabschnitt wird in dem früheren Werk vor, in unserer Schrift nach der Geburt angesetzt. Was die jeweils ablaufenden Vorgänge betrifft, so sind zwischen den Phasen der gleichen Stufe keine Entsprechungen festzustellen. In De semine verfolgt der Autor das Ziel, verständlich zu machen, wie sich aus dem flüssigen Zeugungsmaterial stufenweise der strukturierte Körper eines vollendeten Lebewesens herausbildet, das zu aktiven Bewegungen fähig ist. Auffällig ist hier Galens terminologisches Interesse; er bemüht sich um den Nachweis, daß „Hippokrates" für die Frucht auf jeder Entwicklungsstufe eine spezielle Bezeichnung verwendet habe.

Auch in De semine spielt die Ausformung der Hauptorgane bei der Abgrenzung der Phasen eine Rolle. Ihre deutliche Ausprägung ist ein wichtiges Kriterium dafür, daß der Übergang von der zweiten zur dritten Phase erfolgt ist. Jedoch treten hier alle drei Organe in einem gegebenen Zeitabschnitt auf dem gleichen Entwicklungsniveau in Erscheinung, ohne daß eine zeitliche Differenzierung oder eine Rangordnung angedeutet wird. Das in De foetuum formatione entworfene Modell ist in seinem Gedankengehalt anspruchsvoller. Mit ihm sucht Galen die Frage zu klären, wie der sich herausbildende Körper dadurch, daß jedes einzelne seiner Hauptorgane in einer bestimmten Phase des Gesamtprozesses entsteht, stufenweise zu einem Organismus wird, der über alle strukturellen Voraussetzungen für die Daseinsform eines vernunftbegabten Lebewesens verfügt. Galen hat das Problem der Entwicklungsphasen in De foetuum formatione neu durchdacht und durch die Einbeziehung der Seelenlehre theoretisch vertieft. Dies hängt damit zusammen, daß er sich in der Periode nach der Abfassung von De semine veranlaßt sah, seinen Standpunkt in der Frage zu ändern, welche Bedeutung dem Herzen im frühen Abschnitt der Keimesentwicklung zukommt (s. S. 66,19–28).

S. 70,21–26: Im Gegensatz zu der vorliegenden Beschreibung stellt Galen den Sachverhalt in De usu partium (XV 4: II 351,13–18 Helmr. = IV 230, 9–14 K.) so dar, daß die eine Vene, die aus dem Zusammenschluß der beiden Nabelvenen innerhalb des Hautnabels entstanden ist, in einen einzigen Teil der Leber einwächst (s. auch S. 64,1f.; 86,1f. 5. 11f.). Den Grund für die Vereinigung der beiden Venen sieht er dort in dem besseren Schutz, der für das Gefäß auf diese Weise gegeben ist; denn ein einziges größeres Gefäß sei weniger empfindlich. Diese Argumentation schließt die Vorstellung aus, daß sich die Vene sofort wieder in zwei Teile aufspaltet (s. oben, S. 118–120, den Komm. zu S. 64,4–15). Zum Vergleich des Gefäßes mit einem Baumstamm s. oben, S. 113, den Komm. zu S. 58,22–60,7.

S. 72,2 αἱ δύο πύλαι τοῦ ἥπατος: Für die Feststellung, daß zwei Leberpforten existieren (s. auch Zeile 4–6: τῆς μὲν ὑψηλοτέρας πύλης ..., τῆς ταπεινοτέρας δ' ...; Zeile 20f.: τῶν ταπεινοτέρων πυλῶν), gibt es nach meiner Kenntnis in anderen Galenschriften keine Parallelen. Gemeint sind wahrscheinlich die beiden Stellen in der porta hepatis, an denen die Hauptäste der vena portae in die Leber eintreten. Die Pfortader spaltet sich, bevor sie die Leberpforte erreicht, in zwei Äste. Die vorliegende Angabe verstärkt den

Eindruck, daß Galen die Verhältnisse der Nabelvene von denen der Pfortader nicht klar unterschieden hat (vgl. oben, S. 119f., den Komm. zu S. 64,4–15).

S. 72,6f. τῆς – πάντα: Siehe oben, S. 119f., den Komm. zu S. 64,4–15.

S. 72,8 ἐκ – 10 ὀνομάζουσι: Zu der Vorstellung, daß die Hohlvene aus den Venen in den konvexen Partien der Leber, den venae hepaticae, entsteht, s. oben, S. 120, den Komm. zu S. 64,29f. Zum Vergleich der Venen mit pflanzlichen Strukturen s. oben, S. 113, den Komm. zu S. 58,22–60,7.

S. 72,11–13: Aus dem hippokratischen Text, auf den Galen hier anspielt (Epid. II 4,1: V 120,13–124,8 L.), leitet er in seinem Kommentar ab, daß Hippokrates ebenso wie später Herophilos systematisch seziert habe (s. In Hipp. Epid. II comm. IV: CMG V 10,1, S. 311,22–312,19; 315,2–13; 320,39–321,2; 324,9–13). Der Verfasser des 2. Epidemienbuches unterscheidet zwischen Venen und Arterien, weshalb die Übersetzung „Lebervene" gerechtfertigt ist (ἀρτηρίη, bezogen auf Blutgefäße, z.B. Epid. II 4,1: V 122,9. 14. 15; 124,3. 4 L.). Zu dem betreffenden Abschnitt über die Venen, der als Exzerpt auch in der hippokratischen Schrift De ossium natura (10: IX 178,3–180,11 L.) erscheint, s. Harris, S. 60–62.

S. 72,13–19: Da nach Galens Vorstellung die Hohlvene aus der Leber entspringt, unterscheidet er mit Bezug auf dieses Organ einen nach unten und einen nach oben führenden Teil des Gefäßes. Der kaudalwärts gerichtete Teil entspricht dem unteren Abschnitt der vena cava inferior, der kranialwärts gerichtete umfaßt den oberen Abschnitt der vena cava inferior und die vena cava superior. Die Angaben zu den „Ausläufern" der Hohlvene sind nicht in allen Fällen eindeutig zu verifizieren. In seiner Beschreibung will Galen die Gefäße offensichtlich in der Reihenfolge aufführen, in der sie aus der Hohlvene in ihrem Verlauf von der Leber zum Hals „entspringen" (πρώτας μὲν ἀποφύσεις ..., ἐπ' αὐταῖς δ' ..., μετὰ δὲ ταύτας, Zeile 15. 16. 18). Hieraus ergibt sich bei der Interpretation insofern eine Schwierigkeit, als die Identifizierung der Gefäße zu einer Unstimmigkeit in der Reihenfolge führt. Unter den zum Zwerchfell gelangenden „Ausläufern" sind die beiden venae phrenicae (1) zu verstehen, die in die vena cava inferior münden. Vom Mittelfell, von ‚den den Brustkorb als eine Scheidewand durchziehenden Häuten' (Zeile 17), und vom Herzbeutel her führt die vena pericardiacophrenica dextra (2) in die vena cava superior. Die Verbindung der Hohlvene mit dem rechten Herzventrikel ist durch den rechten Vorhof (3) gegeben; im Gegensatz zu dem tatsächlichen Befund faßt Galen den oberen Abschnitt der vena cava inferior und die vena cava superior als ein kontinuierlich verlaufendes Rohr auf, von dem er einen „Ausläufer" in den rechten Herzventrikel führen läßt. Mit dem in den Brustkorb führenden „Ausläufer" ist die vena azygos (4) gemeint, die sich mit der vena cava superior zusammenschließt. Nach dieser Interpretation hätte der rechte Herzventrikel, da das Herz die Schnittstelle zwischen vena cava inferior und vena cava superior bildet, von Galen an zweiter, nicht an dritter Stelle genannt sein müssen.

S. 72,20 τὰς – 22: Zur Pfortader und ihren „Aufspaltungen", die zu den Körperteilen in der Umgebung des Magens führen, s. oben, S. 119f., den Komm. zu S. 64,4–15.

S. 72,23 τὸ[II] – 74,1 λαμβάνον: Von den Nieren führen die vena renalis dextra und sinistra zur vena cava inferior. Die Venengeflechte im lumbalen Abschnitt der Wirbelsäule sind durch die venae lumbales mit ihr verbunden, während die Geflechte im Bereich der Brustwirbel über die venae intercostales durch die vena azygos mit der vena cava superior in Verbindung stehen.

Die sprachliche Formulierung καὶ τοῦ θώρακος (Zeile 26) ist im Hinblick auf die anatomischen Verhältnisse nicht korrekt. Der Genitiv hängt ebenso wie τῆς ῥάχεώς von τὸ ἄνω τοῦ διαφράγματος μέρος ab. Es gibt aber keinen „Teil" des Brustkorbs oberhalb des Zwerchfells, da das Zwerchfell die untere Begrenzung des Brustraums darstellt. Der sachlich adäquate Ausdruck wäre durch den Akkusativ τὸν θώρακα gegeben, der sich aber in die syntaktische Konstruktion nicht einfügt und außerdem vor εὔλογον einen Hiat verursacht. Ein korrigierender Eingriff in den Text ist deshalb nicht möglich. Die Angabe bezieht sich auf die Venen, die schon oben (Zeile 16–19) aufgeführt worden sind.

S. 74,4 εἰς – 5: Es handelt sich um die Aorta, die ebenso wie der untere Abschnitt der vena cava inferior (s. S. 72,13f.) der Wirbelsäule aufliegt. Mit der Angabe εἰς μίαν ἀνηγμένων („wobei sie [sc. die Nabelarterien] auf eine einzige [Arterie] reduziert sind") ist der Verlauf der Gefäße nur angedeutet, ohne daß die einzelnen Etappen berücksichtigt werden (vgl. S. 64,16–24 und oben, S. 120, den Komm. zu S. 64,20–24). Galen kommt es hier allein auf die Feststellung an, daß durch die eine Arterie, die Aorta, die Verbindung zwischen den Nabelarterien und dem Herzen hergestellt wird.

S. 74,4 ἀνηγμένων – αὐτὴν: Die Entstehung der Korruptel in L (ἀνηγμένων, ἣν scripsi: ἀνηγμένην L; F bietet nur ἀνη mit anschließendem freiem Raum) läßt sich mit der Annahme erklären, daß in einer vorangehenden Handschrift die Endung -ων abgekürzt wiedergegeben war, woraufhin das Relativpronomen ἣν irrtümlich als Endung des Partizips aufgefaßt wurde. Zu der Verbindung ἣν καὶ αὐτὴν vgl. S. 100,7; Gal., De plac. Hipp. et Plat. IV 6,19: CMG V 4,1,2, S. 274,10; De sem. I 15,71: CMG V 3,1, S. 130,20.

S. 74,6f. αἷμα – φλέβας: Daß das Blut im Arteriensystem angeblich wärmer ist als das in den Venen enthaltene Blut, hat nach Galens Auffassung seine Ursache darin, daß der linke Herzventrikel, der Ausgangspunkt der Aorta und damit aller Arterien im Körper (s. De plac. Hipp. et Plat. I 7,3–55: CMG V 4,1,2, S. 82,18–90,25; vgl. auch Zeile 12f.; S. 84,4f.; 106,6f.), die Quelle (ἀρχή) der eingepflanzten Wärme ist (s. De usu part. VII 9: I 396,13–15 Helmr. = III 545,4f. K.; vgl. ebd. VI 21: I 372,2–7 Helmr. = III 511,8–12 K.). Das wärmere Blut, das durch die Aorta zum embryonalen Herzen geleitet wird, stammt aus dem linken Herzventrikel der Mutter. Das mütterliche Arteriensystem steht durch die Arterien der Uteruswand und die Arterien des Chorions mit dem embryonalen System vermeintlich in direkter Verbindung (s. S. 58,12–17. 21f.).

S. 74,12f. καὶ – κίνησιν: Der Puls wird von Galen als eine aktive Bewegung der Arterien aufgefaßt; der Ursprung dieser Bewegung liegt im Herzen (s. S. 84,4f.; 106,6f.). Ausgelöst wird sie von der im Körper des Herzens vorhandenen Kraft (δύναμις), die durch die Gefäßwände allen Arterien zuströmt und die ebenso wie die Herzbewegung auch die Ausdehnung und Zusammenziehung der Arterien verursacht (s. Gal., De usu puls. 4,2; 5,5: S. 210; 214 Furley-Wilkie = V 164,6–9; 168,14–169,2 K.). Galen beruft sich für diese Erklärung des Pulses auf Herophilos, Hippokrates und „nahezu alle angesehensten alten Ärzte und Philosophen" (ebd. 4,2: S. 208f. Furley-Wilkie = V 163,17–164,6 K.).

S. 74,14f. ὁποῖα – λεπάδες: Mehrfach weist Galen darauf hin, daß Tiere wie die hier aufgezählten von Aristoteles als ὀστρακόδερμα („Tiere mit harter Schale") bezeichnet worden sind (De simpl. med. temp. et fac. XI 24: XII 343,13–344,1 K.; De bonis malisque sucis 4,13: CMG V 4,2, S. 400,26–401,3[1]; vgl. De alim. fac. III 32,1: CMG V 4,2, S. 376,12–15; s. Arist., Hist. anim. IV 1: 523 b 8–12). Nach Aristoteles bilden sie eine besondere Gattung der blutlosen Tiere (s. ebd.: 523 b 1f.; vgl. Gal., De simpl. med. temp. et fac. XI prooem.: XII 310,8f. K.). Insofern sind sie, wie Galen selbst in der folgenden Bemerkung andeutet (Zeile 15f.), wenig dazu geeignet, den Zustand des Embryos in der Phase des Übergangs von der Pflanze zum Tier zu veranschaulichen, für die die einsetzende Herztätigkeit charakteristisch sei.

S. 74,16f. ἐδείχθησαν – ὑπάρχοντες: In seiner Schrift De usu pulsuum hat Galen dargelegt, daß die Pulse in erster Linie die Funktion haben, die natürliche Wärme in jedem einzelnen Körperteil des Lebewesens zu bewahren; dies geschieht in der Weise, daß bei der Diastole der Arterien eine luftartige Substanz in sie hineingezogen wird, die eine Abkühlung bewirkt, und daß bei der Systole „der gleichsam rauchige Rückstand" (τὸ ... οἷον καπνῶδες περίττωμα) aus ihnen eliminiert wird, der im ganzen Lebewesen durch die Verbrennung der Säfte entsteht (De usu puls. 3,3. 4; 8,1: S. 206; 226 Furley-Wilkie = V 160,16–161,5. 8–17; 179,5–8 K.). Die Abkühlung wirkt einer zu starken Intensität der Wärme entgegen; die Reinigung von den Abfallprodukten verhindert, daß die Wärme unter ihnen erstickt.

S. 74,19–21 ἑστίαν: Die vorliegenden Aussagen über die beiden Arten von Wärme stehen mit Galens Darstellung des Gegenstandes in De propriis placitis (13,1f.: CMG V 3,2, S. 102,14–104,2) im Einklang und werden durch diesen Text um einige Einzelheiten ergänzt. Danach ist bei den animalischen Lebewesen die Leber die Quelle der natürlichen Wärme (principium caloris naturalis, ebd. 13,2: S. 102,20). Über diese Wärme verfügen auch die Pflanzen. Sie steht im Zusammenhang mit der „natürlichen" Kraft (uirtus que nominatur naturalis, ebd. 13,1: S. 102,17), die allen lebenden Wesen, einschließlich der Pflanzen, eigen ist und die als (vegetative) Seele bezeichnet werden kann (vgl. Nutton, in: CMG V 3,2, S. 192, den Komm. zu S. 102,15–19). Infolge ihrer geringen Intensität ist die natürliche Wärme mit den Sinnen nicht wahrnehmbar. Spezifisch für die mit Blut ausgestatteten Lebewesen ist die eingepflanzte Wärme (caliditas innata, ebd. 12,10: S. 102,12). Ihren Ursprung hat sie im Herzen, das sie „entfacht" (accendit, ebd. 13,1: S. 102,14) und von dem aus sie in den ganzen Körper geleitet wird. Im Unterschied zu der natürlichen Wärme ist sie bei der Berührung des Körpers als Wärme wahrzunehmen. Vgl. auch Nutton, in: CMG V 3,2, S. 192f., den Komm. zu S. 102,19–104,2.

Wie unser Text zeigt, kann auch die „laue", die natürliche Wärme von

[1] Zu λεπάδες (S. 401,2) bemerkte schon Helmreich im kritischen Apparat, daß an unserer Stelle derselbe Fehler vorliegt (λοπάδες L) wie in mehreren Textzeugen von De bonis malisque sucis.

Galen als „eingepflanzt" bezeichnet werden (σύμφυτος, Zeile 19; ἔμφυτος, Zeile 25). In diesen Fällen bezieht sich die Bestimmung „eingepflanzt" aber auf gewisse Körpersubstanzen oder Körperteile (das Blut in den Venen, die Leber, die Venen), wobei die betreffenden Substantive syntaktisch im Dativ mit den Adjektiven verbunden sind. Bei diesen Belegen deutet die grammatische Konstruktion darauf hin, daß es sich der Sache nach nicht um die „eingepflanzte Wärme" im speziellen Sinn handelt[1].

S. 74,26–76,2: Das begründende γὰρ verknüpft die mit ἡμεῖς (Zeile 27) beginnende Aussage mit dem Vorangehenden (Zeile 24–26), während die Bemerkung über Erasistratos (s. oben, S. 123, den Komm. zu S. 66,31f.) als ein Nebengedanke eingeschaltet ist. Galen will hiermit sagen: Der Körper gewinnt dadurch eine stärkere Wärme, daß ihm durch die Arterien vom Herzen her wärmeres Blut zugeführt wird. Denn auch die Arterien enthalten – entgegen der Auffassung des Erasistratos – Blut. Dieses Blut hat jedoch eine andere Qualität als das Blut in den Venen und in der Leber.

S. 76,3–9: Das Zitat aus Platons Timaios hat die Funktion, Galens eigene Anschauung von den Arterien als Blut führenden Gefäßen gegen die Auffassung des Erasistratos zu stützen: Mit der Formulierung τοῦ περιφερομένου κατὰ πάντα τὰ μέλη σφοδρῶς αἵματος („des in allen Gliedern heftig umlaufenden Blutes") habe Platon andeuten wollen, daß er das in den Arterien enthaltene Blut meine. Wie alle älteren Autoren habe Platon terminologisch noch nicht zwischen φλέβες („Venen") und ἀρτηρίαι („Arterien") unterschieden, sondern den Ausdruck φλέβες in seiner unspezifischen Bedeutung (= „Adern") für beide Arten von Gefäßen verwendet. Um aber deutlich zu machen, um welches Blut es sich handele, habe er bewußt die betreffende Charakterisierung gegeben, die auf das in den Venen enthaltene Blut nicht zutreffe. Mit dieser Argumentation werden Platon in bezug auf das Gefäßsystem physiologische Kenntnisse unterstellt, die er nach dem Erkenntnisstand seiner Zeit noch nicht haben konnte; zur beginnenden begrifflichen Differenzierung zwischen Venen und Arterien s. Harris, S. 108f.

S. 76,10–13 ὑστέρας: Die zeitliche Reihenfolge, in der Leber, Herz und Gehirn entstehen, wird zu der räumlichen Entfernung dieser Organe von der Gebärmutter in Beziehung gesetzt: je weiter das Organ von der Uteruswand entfernt liegt, d.h., je größer die Distanz ist, die von den sich bildenden Gefäßen überbrückt werden muß, bis sie von der Nabelschnur her den Standort des auszuformenden Organs erreichen, desto später entsteht das Organ. Dieser Gedankengang setzt voraus, daß ebenso wie für die Bildung der Leber und des Herzens auch für die Einrichtung des Gehirns die Zufuhr von Blut über das Gefäßsystem erforderlich ist. Berücksichtigt man, daß das Gehirn nach der Einteilung Galens zu den spermatogenen Organen gehört (s. Gal., De sem. I 8,5f.: CMG V 3,1, S. 90,19–25[2]), so kann das zugeleitete Blut in diesem Fall

[1] Die Terminologie ist im übrigen nicht ganz einheitlich. So sagt Galen an der Parallelstelle In Hipp. Epid. VI comm. V 5: CMG V 10,2,2, S. 274,3f.: θερμασία μέν τις ἔμφυτος ἐν ἥπατι περιέχεται, wobei der Terminus θερμασία ἔμφυτος durch τις relativiert wird.

[2] Galen betont an dieser Stelle, das Gehirn entstehe „ausschließlich aus dem Samen selbst" (ἐξ αὐτοῦ μόνου τοῦ σπέρματος).

nicht als Bildungsmaterial fungieren; es muß als Nährmaterial für den Samen aufzufassen sein, aus dem das Gehirn gebildet werden soll (vgl. oben, S. 116f., den Komm. zu S. 60,20–62,13). Da die Ausformung des Gehirns verhältnismäßig spät erfolgt (s. Zeile 17–20), hat man sich den Sachverhalt so vorzustellen, daß das für dieses Organ vorgesehene relativ geringe Samenquantum an der entsprechenden Stelle des sich herausbildenden Körpers bis zu diesem Zeitpunkt als unbearbeitetes Material reserviert wird. In diesem Sinne dürfte Galens Angabe zu verstehen sein, bei Fruchtabgängen, die nach den ersten 30 Tagen der Schwangerschaft erfolgen, sei das Gehirn schon deutlich zu erkennen, wenn es auch, ebenso wie das Herz, an Größe weit hinter der Leber zurückstehe (s. S. 66,7–11. 16–18).

S. 76,13 ὅτι – 17: Als ausschlaggebend für die Herausbildung eines Organs und für den Zeitpunkt seiner beginnenden Ausformung sieht Galen die Notwendigkeit der von diesem Körperteil zu leistenden Funktionen an. Solange ein Organ im Verlauf der Keimesentwicklung noch nicht benötigt wird, existiert es allenfalls in einer ersten Anlage. Wie der Keimling in seiner frühesten Entwicklungsphase, in der er ein ausschließlich pflanzliches Dasein hat, der Funktionen des Herzens noch nicht bedarf und deshalb auch noch kein Herz zu haben braucht (s. S. 68,7–9; 70,17f.), so benötigt er so lange kein Gehirn, wie dessen Funktionen, die Sinneswahrnehmungen, die Ausführung willkürlicher Bewegungen und die verschiedenen Formen geistiger Tätigkeit, bei seiner Daseinsweise noch nicht relevant sind. Galen faßt in teleologischer Sicht den Zweck, den ein Organ zu erfüllen hat, als die wesentliche Ursache für dessen Entstehung auf. Zu Galens teleologischer Betrachtungsweise s. May, Bd. I, S. 9–12; Moraux, Galien comme philosophe, S. 98–102.

S. 76,17f. κατὰ τρίτην χρόνου τάξιν: Zu den Entwicklungsphasen s. oben, S. 125–127, den Komm. zu S. 70,13f.

S. 76,23 τὴν κίνησιν τοῦ ἐγκεφάλου: In seinem Werk zur Seziertechnik macht Galen darauf aufmerksam, daß am lebenden Tier nach der Entfernung des über dem Scheitel liegenden Teils des Schädelknochens zu beobachten ist, wie „sich" das ganze Gehirn (einschließlich der dura mater) „leicht hebt und senkt"; diese Bewegung sei der Pulsbewegung der Arterien ähnlich (De anat. administr. IX: II 14,35–42 Simon; vgl. Simon, ebd., S. 249 Anm. 58). Auch in De usu partium (XIII 8: II 263,8. 19–21 Helmr. = IV 112,10f.; 113,4–6 K.) wird von einer pulsierenden Bewegung des Gehirns gesprochen. Im Zusammenhang mit den verschiedenen Möglichkeiten, den Puls zu definieren, weist Galen in De pulsuum differentiis (IV 2: VIII 700,16–702,8 K.) auf eine Gruppe von Personen hin, die die Pulsbewegung nicht auf die Arterien und das Herz beschränken, sondern teils die Hirnhäute, teils das Gehirn selbst, teils auch beides in diese Bewegung einbeziehen; dabei sei unter ihnen strittig, ob die Hirnhäute allein oder die Hirnhäute und das Gehirn in einer eigenständigen Bewegung (πρώτως) pulsieren; denn es gebe auch die beiden Möglichkeiten, daß die Bewegung der Hirnhäute eine Begleiterscheinung (κατὰ συμβεβηκὸς) des eigenständigen Pulsierens des Gehirns ist oder daß die Bewegung der Hirnhäute und des Gehirns als Begleiterscheinung des eigenständigen Pulsierens der sie durchziehenden Arterien auftritt. Die Erörterung läßt nicht erkennen, welchen Standpunkt Galen selbst in dieser Frage vertreten hat. Dagegen bringt er in De instrumento odoratus (4: CMG Suppl. V, S. 32,3–5) die bei kleinen Kindern (ἐπὶ ... τῶν νηπίων) und im Fall von Schädeltrepanationen zu beobachtenden Bewegungen des Gehirns mit der Atmung in Verbindung: beim Einatmen hebe sich das Gehirn und dehne es sich aus, beim Ausatmen ziehe es sich zusammen (vgl. auch ebd. 4,2: S. 44,24–29, und S. 73f., den Komm. zu S. 32,3–5). Zu diesem Thema vgl. Debru, S. 155–158.

S. 76,24f. τέταρτος ... χρόνος: Zu den Phasen der Entwicklung s. oben, S. 125–127, den Komm. zu S. 70,13f.

S. 78,9–11: Galens Darlegungen in der Schrift Quod animi mores corporis temperamenta sequantur dienen dem Nachweis, daß die Kräfte der Seele von der Mischung der als Sitz der Seelenteile fungierenden Organe (Leber, Herz und Gehirn) abhängig sind. Deren Mischung aus den Primärqualitäten Warm, Kalt, Trocken und Feucht ist sowohl individuell als auch bei dem einzelnen Individuum situationsbedingt verschieden. Die Differenzen der Mischung ergeben sich aus den unterschiedlich hohen Anteilen der stofflichen Komponente der Organe an den Primärqualitäten. Zum Verständnis der vorangehenden Aussage (Zeile 8f.) trägt die Abhandlung Quod animi mores allenfalls insofern etwas bei, als aus ihr abzuleiten ist, daß die Seele wegen ihrer Bindung an die stoffliche Qualität der Organe erst mit der Existenz dieser Organe ihre Funktionen ausüben kann.

S. 78,12–16: Das vorliegende Referat von Lehrmeinungen, die Galen an erster Stelle Chrysipp, neben ihm aber summarisch auch ‚vielen anderen stoischen und peripatetischen Philosophen' zuschreibt, enthält drei Thesen:

1. das Herz entsteht als erster von den Körperteilen des Lebewesens;
2. vom Herzen werden die übrigen Teile geschaffen;
3. der als erster ausgeformte Körperteil (das Herz) ist zwangsläufig der Ausgangspunkt (ἀρχή) der Venen und der Nerven.

Diese doxographischen Angaben werden an späteren Stellen der Schrift teils wiederholt, teils ergänzt. Allein auf die Stoiker (s. S. 80,14) bezieht sich der Passus S. 80,20–25, in dem die folgenden Auffassungen referiert werden: a) das Herz ist als erstes ausgeformt worden (= 1); b) vom Herzen sind die übrigen Körperteile geschaffen worden (= 2); c) das Herz ist auch bei der Verwaltung der anderen Körperteile die führende Instanz (ἡγεμών). Wiederaufgenommen wird diese Reihe von Thesen S. 102,10–19, ohne daß Galen sie dort ausdrücklich einer bestimmten philosophischen Richtung zuschreibt. Die inhaltlichen Übereinstimmungen weisen sie aber als die Auffassungen der an den beiden vorangehenden Stellen genannten stoischen (und peripatetischen) Philosophen aus. In diesem Fall werden die Lehrmeinungen folgendermaßen wiedergegeben: α) das Herz entsteht als erster von allen Körperteilen (= 1, a); β) das Herz formt die übrigen Körperteile aus (= 2, b; zu α und β vgl. auch S. 90,20f., zu β S. 88,3f.); γ) im Herzen haben der überlegende Teil der Seele (τὸ βουλευόμενον ... μέρος τῆς ψυχῆς), der begehrende (τὸ ... ἐπιθυμοῦν) sowie der zürnende und streitsüchtige Seelenteil (τὸ θυμούμενόν τε καὶ φιλονεικοῦν) ihren Sitz.

In allen drei Referaten sind die jeweils an erster und zweiter Stelle stehenden Aussagen inhaltlich gleich. Die im Anschluß an sie vorgetragenen Thesen ergänzen einander. Sie beziehen sich in jedem einzelnen Fall auf die

Funktion des Herzens im voll ausgebildeten Organismus, wobei verschiedene Aspekte hervorgehoben werden. Als Ausgangspunkt der Venen und der Nerven übt das Herz nach der Auffassung der von Galen angegriffenen Philosophen die Funktionen aus, die er selbst der Leber als dem Organ, in dem die Venen ihren Ursprung haben, bzw. dem Gehirn als dem Zentrum des Nervensystems zuweist. – Das Arteriensystem wird in dieser Diskussion nicht zur Sprache gebracht, da das Herz auch nach Galens Ansicht der Ausgangspunkt der Arterien ist. – Als angebliches Zentrum des Nervensystems, d.h. als das eigentliche Zentralorgan (ἡγεμών), steuert das Herz alle physischen und psychischen Vorgänge, die im Körper ablaufen. Indem das Herz nach dieser Anschauung Leber und Gehirn in ihrer Rolle als Hauptorgane (ἀρχαί) ersetzt, übernimmt es deren Funktionen auch im psychischen Bereich: es fungiert, wenn man den Sachverhalt in der Terminologie Galens ausdrückt, als Sitz aller drei Seelenteile. Siehe hierzu Nickel, Stoa und Stoiker, S. 82–84; dens., Untersuchungen, S. 77f.

Der weitgehende Verlust der Originaltexte stoischer und peripatetischer Herkunft und die summarische Art der Galenischen Angaben erschweren deren Verifizierung. Sichere Anhaltspunkte sind nur aus den Werken des Aristoteles zu gewinnen (vgl. auch Tieleman, S. 45f.; Nutton, in: CMG V 3,2, S. 178, den Komm. zu S. 90,23–24, mit Bezug auf die erste These). Vermutlich hat Galen auch vor allem die Aristotelischen Vorstellungen als typisch peripatetisches Gedankengut im Blick gehabt. Nach Aristoteles tritt beim Keimling von allen potentiell (δυνάμει) vorhandenen Körperteilen das Herz durch seine Differenzierung aktuell als erster in Erscheinung (ἀποκρίνεται πρῶτον ... ἐνεργείᾳ), ein Sachverhalt, der sich nicht nur aus der Wahrnehmung, sondern auch aus der Überlegung ergebe (s. De generat. anim. II 4: 740 a 1–5; vgl. auch ebd. 5: 741 b 15–21; De iuvent. 3: 468 b 28–30; De part. anim. III 4: 666 a 10f.; Hist. anim. VI 3: 561 a 11–15).

Die These, das Herz schaffe seinerseits die übrigen Körperteile, kann in dieser Form Aristoteles nicht zugeschrieben werden. Er selbst erwägt zwar die Möglichkeit, ob ein früher entstandener Körperteil (das Herz) einen später entstehenden (die Leber) schafft, verwirft aber diesen Gedanken als abwegig: zwischen dem früher und dem erst später existierenden Organ bestehe kein ursächlicher Zusammenhang, es handele sich um eine rein zeitliche Aufeinanderfolge des Entstehens (s. De generat. anim. II 1: 734 a 25–33). Immerhin konnten Darlegungen in demselben Werk vereinfacht in dem Sinne interpretiert werden, als hätte sich Aristoteles das Herz als den Schöpfer der anderen Körperteile vorgestellt. Denn seinen Ausführungen zufolge bildet „die Kraft der ernährenden Seele" (ἡ τῆς θρεπτικῆς ψυχῆς δύναμις), die in einer späteren Periode durch die Verarbeitung der Nahrung das Wachstum zustande bringt, zu Beginn auch das, was von Natur aus entsteht; die ernährende Seele (ἡ θρεπτικὴ ψυχή) und die erzeugende Seele (ἡ γεννῶσα sc. ψυχή) seien demnach identisch (s. ebd. II 4: 740 b 25–37). „Der Ursprung des Wachstums" (αὐξήσεως ἀρχή), „das ernährende Prinzip" (τὸ θρεπτικόν), ist aber im Herzen enthalten (s. ebd. II 1: 735 a 15–17. 23–26). Alle diese Bezeichnungen beziehen sich auf ein und dieselbe Instanz, die mit ihrem Sitz im Herzen als erzeugende Seele für die Bildung der Körperteile zuständig ist. In diesem Sinne ist auch die den Gedankengang verkürzende Aussage zu verstehen, das Herz sei der Ursprung (ἀρχή) der homoiomeren und der anhomoiomeren Körperteile (ebd. II 4: 740 a 18f.). Zu diesen Fragen im einzelnen s. Nickel, Zu Aristoteles' Vorstellung, S. 198f.

Was das Herz als den Ausgangspunkt der Venen betrifft, so läßt sich Galens Referat recht genau im Aristotelestext verifizieren. Da das Herz nach Aristoteles als erster Körperteil entsteht, hat es auch als das Zentrum (ἀρχή) zu gelten, von dem die Ernährung und das Wachstum des Organismus ihren Ausgang nehmen; da aber, wie er schreibt, das Blut die letzte Nahrungsstufe (τροφὴ ... ἡ ἐσχάτη) darstellt und die „Adern" (φλέβες, in der nicht spezifischen Bedeutung des Wortes) das Gefäß des Blutes sind, ist das Herz auch der Ausgangspunkt (ἀρχή) der Adern; deshalb „hat" die Natur zunächst „die beiden Adern", vom Herzen ausgehend, „im Umriß angelegt" (ὑπέγραψεν), von denen her „kleine Adern" (φλέβια) zum Uterus führen (s. De generat. anim. II 4: 740 a 17–23. 27–30; s. auch De iuvent. 3: 468 b 31–469 a 2). Für Galen lag es nahe, dem fortgeschrittenen Stand der anatomischen Kenntnisse entsprechend unter den „beiden Adern" die Aorta und die Hohlvene zu verstehen, so daß er sich in seiner Kritik speziell auf die Venen beziehen konnte, als deren Ursprung er nicht das Herz, sondern die Leber ansah.

Indem Galen eine Stelle aus dem Aristotelischen Werk De partibus animalium (III 4: 666 b 13–16) wörtlich zitiert, polemisiert er in De placitis Hippocratis et Platonis (I 8,1–10,10: CMG V 4,1,2, S. 90,26–98,13; s. auch ebd. 6, 14–17: S. 80,24–82,1) gegen die von Aristoteles (und Praxagoras) vertretene Auffassung, „daß das Herz der Ausgangspunkt der Nerven sei" (ἀρχὴν τῶν νεύρων εἶναι τὴν καρδίαν, ebd. 6,14: S. 80,25; vgl. auch Arist., Hist. anim. III 5: 515 a 27–29). Aristoteles schreibt an der von Galen angeführten Stelle, das Herz verfüge aus gutem Grund über eine Vielzahl von „Nerven" (νεῦρα), weil von ihm die Bewegungen ausgehen. Galen interpretiert diese Aussage in dem Sinne, daß das Herz als vermeintlicher Ausgangspunkt (ἀρχή) der Nerven das Zentrum (ἀρχή) der Seele in sich enthalte (De plac. Hipp. et Plat. I 8,4: S. 92, 5–10). In seiner Gegenargumentation macht er folgende Gesichtspunkte geltend: Das Herz weist in Wirklichkeit nicht viele Nerven auf, vielmehr wächst nur ein kleiner vom Gehirn kommender Nerv in dieses Organ ein (s. ebd. 8,8; 9,9; 10,1: S. 92,19f.; 96,2–6. 12–14). Selbst wenn das Herz viele Nerven hätte, ergäbe sich daraus nicht, daß es der Ausgangspunkt aller Nerven im Körper des Lebewesens ist (s. ebd. 8,4f. 7: S. 92,9–13. 17–19). Was Aristoteles irrtümlicherweise als Nerven aufgefaßt hat, sind nach Galens Vermutung die „nervenartigen Verbindungsfäden" (νευρώδεις διαφύσεις), durch die die Häute an den Öffnungen des Herzens (d.h. die Herzklappen) mit dem Herzen verbunden sind; diese haben aber die Funktion von Bändern (σύνδεσμοι), nicht von Nerven (s. ebd. 8,8; 10,2–5: S. 92,21f.; 96,15–24). Auch wenn diese Gebilde als Nerven akzeptiert werden sollten, resultiert daraus nicht, daß das Herz der Ausgangspunkt der Nerven ist, da sich nicht nachweisen läßt, daß vom Herzen her ein Nerv zu irgendeinem Körperteil führt (s. ebd. 10,6: S. 96,24–28).

Der erörterte Gegenstand steht, wie aus Galens Interpretation der zitierten Aristotelesstelle hervorgeht, im Zusammenhang mit der Seelenlehre: wenn das Herz als Ausgangspunkt der Nerven das Organ ist, von dem die willkürlichen Bewegungen herrühren, so übt es dieser Auffassung entsprechend eine Funktion aus, für die in Wirklichkeit das Gehirn zuständig ist[1]; daraus wird abgeleitet, daß das Herz auch in psychischer Hinsicht die Rolle spielt, die dem Gehirn als dem Sitz der Vernunftseele zukommt[2]. Mit diesem Gedankengang stimmt Galens knappe Charakterisierung der Aristotelischen Seelenlehre überein: für Aristoteles gebe es in unserer Seele mehrere Kräfte, die sich der Art nach unterscheiden; ihr Sitz sei nicht auf verschiedene Organe verteilt, denn ihrer aller Zentrum (ἀρχή) sei das Herz (s. De plac. Hipp. et Plat. III 7,8: CMG V 4,1,2, S. 212,34–214,1; vgl. auch ebd. IV 1,11: S. 236,20f.). Auch an dieser Einzelheit aus Galens Referat an der vorliegenden Stelle wird deutlich, daß er mit den peripatetischen Philosophen zumindest in erster Linie Aristoteles gemeint hat.

Im Hinblick auf Chrysipp und die Stoiker sind die Verhältnisse komplizierter. Für die in unserem Text zusammengestellten Thesen findet sich bei Galen nicht in allen Fällen Parallelmaterial. Anhaltspunkte ergeben sich nur zu Fragen, die die Seelenlehre berühren. Aber auch hier ist kein klares Bild zu gewinnen. Wenn der Autor in dem vorliegenden Passus Chrysipp die Auffassung zuschreibt, der als erster ausgeformte Körperteil (das Herz) sei der Ursprung der Nerven, so wird dies durch eine andere Angabe Galens relativiert, nach der Chrysipp geäußert habe, das Herz vermittele ihm nicht die Kenntnis, daß es Ausgangspunkt der Nerven sei (s. De plac. Hipp. et Plat. I 6, 13: CMG V 4,1,2, S. 80,21f.).

Einige Stellen, die Galen aus Chrysipps Werk De anima im Wortlaut zitiert (De plac. Hipp. et Plat. III 1,10–15. 22–25: CMG V 4,1,2, S. 170,9–27; 172,15–26), erwecken den Eindruck, als habe der Stoiker nur unter einem gewissen Vorbehalt angenommen, daß der führende Seelenteil (μέρος ... τὸ ἡγεμονικόν sc. τῆς ψυχῆς; τὸ ἡγεμονικὸν ἡμῶν) seinen Sitz im Herzen hat (s. ebd. 1,11. 23: S. 170,15f.; 172,18f.). Denn bei genauerer Prüfung dieser Belege ergibt sich, daß Chrysipp im ersten Fall die betreffende Aussage, um eine Distanzierung anzudeuten, als acc.-c.-inf.-Konstruktion formuliert hat, während er an der zweiten Stelle nur „die allgemeine Tendenz" (ἡ κοινὴ φορά; s. hierzu Tieleman, S. 160–163), die allgemein verbreitete Meinung, wiedergibt, ohne sich ausdrücklich mit ihr zu identifizieren (eine ähnlich zurückhaltende Äußerung auch ebd. II 5,70: S. 140,30f.). Doch benutzt Galen diese Stellen als Belege für den Versuch Chrysipps, die Richtigkeit dieser Vorstellung zu beweisen (s. ebd. III 1,17: S. 170,30–32). Daß der Stoiker sie sich tatsächlich zu eigen gemacht hat, geht aus einer etymologischen Bemerkung in De anima hervor, in der er die Bezeichnung καρδία („Herz") im vermeintlichen Sinne von κρατία („Macht") mit der Tatsache in Verbindung bringt, daß im Herzen „der souverän gebietende und herrschende Teil der Seele" (τὸ κυριεῦον καὶ κρατοῦν τῆς ψυχῆς μέρος) seinen Sitz hat (s. ebd. 5,27f.: S. 206,12–18).

[1] Vgl. auch Arist., De part. anim. III 3: 665 a 10–13, wonach im Herzen das Zentrum (ἀρχή) des Lebens und jeder Bewegung und Wahrnehmung liegt.

[2] Vgl. Gal., De plac. Hipp. et Plat. VIII 1,3: CMG V 4,1,2, S. 480,19f.: „dort, wo der Ausgangspunkt (ἀρχή) der Nerven ist, befindet sich auch der führende Teil der Seele (τὸ τῆς ψυχῆς ἡγεμονικόν)." Diese Prämisse wird von Galen als richtig anerkannt.

Im Umgang mit dem Problem der uns verwaltenden Kräfte wirft Galen Chrysipp eine widersprüchliche Haltung vor, indem der Stoiker die drei Teile der Seele, den vernünftigen, den zornartigen und den begehrenden Seelenteil (τὸ λογιστικόν, τὸ θυμοειδές, τὸ ἐπιθυμητικόν), bald im Anschluß an Platon in verschiedenen Körperteilen (im Kopf, im Herzen bzw. in der Nabelregion) lokalisiert und sie bald mit Berufung auf Homer im Herzen konzentriert (s. De plac. Hipp. et Plat. IV 1,5–11: CMG V 4,1,2, S. 234,22–236,21; zu der zweiten Version s. auch ebd. III 7,49–53: S. 222,3–20; zu der schon von den Stoikern festgestellten Schwierigkeit, Chrysipps eigene Positionen zu bestimmen, s. De Lacy, ebd., S. 641, den Komm. zu S. 236,16–21). Der zweiten Auffassung entspricht der in unserer Schrift, S. 102,15–19, skizzierte Standpunkt. In diesem Zusammenhang macht Galen darauf aufmerksam, daß Chrysipp hiermit außer der Vernunft (λογισμός) auch die Existenz der begehrenden und der zornartigen Kraft (ἡ ἐπιθυμητική, ἡ θυμοειδής sc. δύναμις) anerkennt. Mit anderen Äußerungen erwecke Chrysipp aber den Eindruck, als akzeptiere er weder das Vorhandensein der begehrenden noch das der zornartigen Kraft der Seele (s. ebd. IV 1,14: S. 238,4–8). Galen selbst argumentiert gegen den Stoiker (und seine Anhänger) jedoch auf der Grundlage, daß dieser einen Unterschied zwischen den drei Seelenkräften mit ihren spezifischen Funktionen nicht akzeptiert hat, aber den Beweis dafür schuldig geblieben ist, daß Denken (τό ... λογίζεσθαι), Zornesaufwallung (τὸ θυμοῦσθαι) und Begehren (τὸ ... ἐπιθυμεῖν) Aktivitäten derselben Kraft sind (s. ebd. III 7,9–11: S. 214,1–10; s. auch ebd. V 4,5; 7,42; VI 2,5: S. 314,1–3; 346,8–13; 368,24–26).

S. 78,16 καὶ – 20 γεννηθῆναι: Der mit δέδεικται πρόσθεν gegebene Verweis läßt sich nur für den zweiten Teil der folgenden Aussagen verifizieren (Zeile 19f. ἀρτηρίας τε – γεννηθῆναι; s. den Similienapparat zu Zeile 16f.). Bemerkungen zur Verfahrensweise bei der Herstellung von Erzeugnissen der τέχναι sind im vorangehenden Text nicht enthalten. Galen will mit dem Hinweis auf den handwerklich-künstlerischen Bereich deutlich machen, daß ebenso wie dort auch im Keimbildungsprozeß kontinuierlich ein und dieselbe Instanz tätig ist (vgl. Nickel, Untersuchungen, S. 78). In diesem Sinne hat er S. 62,25f. davon gesprochen, daß „der Keimling von der im Samen enthaltenen Kraft Schritt für Schritt in seiner Gesamtheit ausgeformt wird“ (vgl. auch S. 86,21f.), und in Übereinstimmung mit dieser Vorstellung heißt es S. 86,17f., „der Samen“ habe „die Rolle des Schöpfers“ inne. Die Vorgänge von Zeugung und Keimesentwicklung hat schon Aristoteles durch den Vergleich mit der handwerklichen Tätigkeit verständlich zu machen versucht (s. z.B. De generat. anim. I 21; II 1. 3: 729 b 12–18; 734 a 29–32; 737 a 7–16). Bei Galen ist der Vergleich beider Prozesse ein geläufiges Mittel der Veranschaulichung (s. z.B. Zeile 24–27; S. 86,20f.; De fac. nat. II 3: Scr. min. III 161,17–23; 162,9–13 Helmr. = II 83,15–84,2. 13–16 K.; De sem. II 3,14; 5,29f.: CMG V 3,1, S. 170,11–15; 186,1–5).

S. 78,22–25: Die Aussage des mit κἂν eingeleiteten Satzes ist eine Fiktion. Denn daß das Chorion, das nach der Geburt mit dem Lebewesen nicht mehr verbunden ist, das Zentrum aller Funktionen darstellen könnte, ist ein so abwegiger Gedanke, daß niemand dies ernsthaft erwogen haben kann. Mit dieser überspitzten Bemerkung will Galen die Auffassungen, nach denen ein einziges Organ für alle Funktionen zuständig ist, insgesamt ad absurdum führen. Die anschließend gegebene Begründung, weshalb eine derartige Meinung nicht überzeugen kann (Zeile 24f. γενέσεως – διοικήσεως), ist, auch an Galens eigenen Vorstellungen gemessen, nicht in jeder Beziehung stichhaltig. Denn sie trifft nur bei den Gefäßsystemen zu: in genetischer Hinsicht ist das Chorion der Ausgangspunkt der Venen und der Arterien (s. S. 58,3–60,7. 18–20; 62,14–19. 27–64,8. 16–24; 72,3–7; 74,3–5), und die spätere Verwaltung wird bei den Venen von der Leber und bei den Arterien vom Herzen ausgeübt (s. S. 84,1–5; 106,5–7). Aber beim Nervensystem sind die Verhältnisse anders. Aus der Identität der Substanz des Gehirns, des Rückenmarks und der Nerven schließt Galen, daß Rückenmark und Nerven Ausläufer des Gehirns sind, d.h., daß sie genetisch in diesem Organ ihren Ausgangspunkt haben (s. S. 84,8f.; 88,8–10). Das Gehirn ist aber auch das Zentrum der Verwaltung des Nervensystems (s. S. 82,24–84,1; 106,5–7).

S. 78,25–27: Die dem täglichen Leben entnommene Analogie – ähnliche Vergleiche finden sich bei Galen öfter (s. z.B. S. 74,21–26; De constit. artis med. 2,1f. 8; 10,2: CMG V 1,3, S. 58,23–33; 60,22–26; 84,20–25; Meth. med. XI 13: X 776,1–8 K.) – knüpft an die Begriffe „Entstehung" (γένεσις, Zeile 24) und „Verwaltung" (διοίκησις, Zeile 25) an; in ihr ist aber im ersten Fall der Vergleich insofern nicht ganz zutreffend, als jetzt von der Tätigkeit der herstellenden Personen die Rede ist (οἰκοδομοῦσι ... δημιουργοῦσι), während es sich in dem vorangehenden Satz um die Ausgangspunkte der Entstehung, nicht um die für die Entstehung verantwortlichen Instanzen handelte. Die Unschärfe des Gedankens mag dadurch hervorgerufen worden sein, daß Galen demjenigen, der das Chorion oder die Leber als Zentrum aller Funktionen ausgibt (s. Zeile 22f.), zugleich die Meinung unterstellt, diese Organe seien auch die Schöpfer der übrigen Körperteile, wie Stoiker und Peripatetiker dies vom Herzen angenommen haben.

S. 78,27–31: Die antithetischen Wendungen „in glücklicher Weise ... naturgemäß" (εὐδαιμόνως ... κατὰ φύσιν) und „in unglücklicher (Weise) ... zum widernatürlichen Zustand" (κακοδαιμόνως ... εἰς τὸ παρὰ φύσιν, Zeile 30f.) deuten darauf hin, daß Galen in diesem Satz auf traditionelles Gedankengut der stoischen Ethik zurückgreift, nach der das Ziel (τέλος) des menschlichen Strebens darin besteht, „in Übereinstimmung mit der Natur zu leben" (ὁμολογουμένως τῇ φύσει ζῆν; s. hierzu Steinmetz, S. 541f.; 574; 612f.; 690f.), und das Erreichen dieses Ziels die Glückseligkeit (εὐδαιμονία) bedeutet (s. S. 80,14f.).

Die stoische Telos-Formel selbst ist Gegenstand einer Diskussion Galens in De placitis Hippocratis et Platonis (V 6,3–18: CMG V 4,1,2, S. 326,17–330,6). Indem er sich hier in der mit Chrysipp und dessen Anhängern geführten Kontroverse um das richtige Verständnis dieser Formel der Kritik des Poseidonios anschließt, legt er selbst unter Berufung auf die Platonische Seelenlehre die folgende Interpretation vor (s. ebd. 6,6–8: S. 326,28–328,6): Der eine Seelenteil in uns ist besser, der andere schlechter (mit dem zweiten Teil ist der für die Affekte zuständige zornartige Seelenteil gemeint; da es im Kontext um die Affekte geht, wird der begehrende Teil nicht berücksichtigt). Von demjenigen Menschen, der dem besseren Seelenteil folgt, darf gelten, daß er in Übereinstimmung mit der Natur lebt (ὁμολογουμένως ... τῇ φύσει ζῆν), von demjenigen, der eher dem schlechteren folgt, daß er im Widerstreit (ἀνομολογουμένως) mit ihr lebt. Im ersten Fall lebt der Mensch unter der Leitung der Vernunft (κατὰ λόγον), im zweiten Fall führt er ein vom Affekt beherrschtes Leben (κατὰ πάθος). In Umkehrung der Reihenfolge formuliert Galen den Gedanken im folgenden so: „Der eine folgt nämlich dem unvernünftigen und unbeständigen Teil der Seele, der andere dem vernünftigen und göttlichen" (ebd. 6,16: S. 328,31f.).

In dem Passus unseres Textes hat Galen diese Vorstellungen frei variiert: κατὰ φύσιν und τὸ παρὰ φύσιν charakterisieren das Verhalten der ‚ganzen Seele', d.h. der Seele in der Einheit ihrer Teile, nicht das Leben der Menschen, wie auch εὐδαιμόνως und κακοδαιμόνως nicht die Qualität des menschlichen Daseins, sondern die Art und Weise der von der Vernunft ausgeübten Verwaltung näher bestimmen.

S. 80,2 διὰ – 5: Wie aus zahlreichen Stellen in Galens Werk De placitis Hippocratis et Platonis hervorgeht, sind mit den kritisierten Personen die Stoiker gemeint; vermutlich richtet sich die Polemik ausschließlich gegen Chrysipp. Dessen Bücher enthielten Galens kritischen Äußerungen zufolge eine Fülle von sachfremden und rhetorischen Prämissen (τὰ ... ἰδιωτικά τε καὶ ῥητορικὰ λήμματα), da er, wie auch an den wörtlichen Zitaten festzustellen ist, Aussagen inkompetenter Personen (ἰδιῶται) und Dichter, Etymologien (vgl. oben, S. 136, den Komm. zu S. 78,12–16) und anderes vergleichbares Material für seine Prämissen heranzog; solche Prämissen, wie Chrysipp sie im Schlußverfahren verwendete, seien aber nicht wissenschaftlich (s. De plac. Hipp. et Plat. II 2,5: CMG V 4,1,2, S. 104,6–15; s. auch ebd. III 4,18; 8,36; V 7, 43; VI 8,78: S. 196,12–14; 232,12–15; 346,14–16; 424,14f.; für weitere Nachweise s. De Lacy, ebd., S. 624, den Komm. zu S. 104,9). In unserem Text sind es ‚die undeutlichen Sachverhalte' (τὰ ἄδηλα, Zeile 4), d.h. die ohne anatomische Forschung angestellten Mutmaßungen über embryologische Tatbestände, die von den angegriffenen Personen in einer methodisch anfechtbaren Beweisführung als Prämissen benutzt worden sind. Statt dessen hätten sie wie die Anatomen von ‚den deutlichen Phänomenen' (τὰ ἐναργῶς φαινόμενα; vgl. auch τὰ ἐξ ἀνατομῆς φαινόμενα, Zeile 16; φαινόμενον ἐξ ἀνατομῆς, Zeile 21) ausgehen müssen (s. Zeile 18–20).

S. 80,5–9: Nach den Angaben Galens in De locis affectis (III 14: VIII 208,7–12 K.) heißt die Erkrankung, bei der die Nerven auf einer Körperseite, rechts oder links, die Fähigkeit, Wahrnehmung und Bewegung zu vermitteln, verloren haben, rechts- bzw. linksseitige Lähmung (παράλυσις), die Krankheit, bei der alle Nerven zugleich davon betroffen sind, Schlaganfall (ἀποπληξία). Die Apoplexie, eine Schädigung aller psychischen Funktionen (s. auch Gal., De sympt. diff. 3: VII 59,2–4 K.), ist eine Erkrankung beider Hälften des Gehirns, die sich in erster Linie auf die Substanz des Gehirns (τὸ σῶμα τοῦ ἐγκεφάλου), weniger auf die Ventrikel erstreckt (s. De locis affectis III 14; IV 3: VIII 210,17–19; 230,1–4; 232,3–6 K.)[1]. Verursacht wird sie da-

1 Mehrfach betont Galen jedoch, die Gehirnventrikel seien die betroffenen Partien (De

durch, daß der Schleim (φλέγμα) das Gehirn anfüllt (s. Gal., In Hipp. Aphor. comm. III 23: XVII B 626,17–19 K.; vgl. De locis affectis IV 3: VIII 231,17–232,3 K.; Gal., De sympt. causis II 7: VII 201,10–13 K.; In Hipp. Aphor. comm. III 16: XVII B 602,16f. K.). Im Fall der Apoplexie ist auch die Atmung stark in Mitleidenschaft gezogen (s. De locis affectis IV 3: VIII 231,9–12 K.; In Hipp. Aphor. comm. II 42: XVII B 541,6–15 K.). Die Atembewegung setzt jedoch nicht vollständig aus, worauf an unserer Stelle die Formulierung hindeuten könnte, daß „nahezu" (ὀλίγου δεῖν, Zeile 6) der ganze Körper die Bewegungsfähigkeit verloren hat. Bei der einseitigen Lähmung – hierfür wird der spezielle Terminus „Paraplegie" (παραπληγία) verwendet – ist nur der rechte oder der linke Teil des Gehirns erkrankt (s. De locis affectis IV 3: VIII 230,1–5 K.). Strenggenommen bezieht sich der Ausdruck „Lähmung" (παράλυσις) nur auf den Verlust der Bewegungsfähigkeit, nicht auf den des Wahrnehmungsvermögens (s. ebd. III 14: VIII 212,18–213,3 K.). In den erwähnten Fällen sind die Medikamente an der Stelle des erkrankten Nervenzentrums zu applizieren. Vgl. auch Siegel, Galen's system of physiology, S. 304–306; dens., Galen on psychology, S. 237–239.

S. 80,11f. διὰ – δύναμις: Träger der Kraft, die den Körperteilen vom Gehirn her zuströmt, ist das in den Gehirnventrikeln enthaltene Seelenpneuma (τὸ ψυχικὸν πνεῦμα; s. Gal., De locis affectis IV 3: VIII 233,3–6 K.; vgl. auch ebd. III 9: 174,15–175,4 K.; ferner z.B. Gal., De plac. Hipp. et Plat. VII 3,21: CMG V 4,1,2, S. 444,4–10; De respir. usu 5,1: S. 120 Furley-Wilkie = IV 501, 13–502,2 K.).

S. 80,12 καθάπερ – 13: Zu den Ärzten, die das Herz als Ausgangspunkt der Nerven und damit als Zentrum des Nervensystems auffaßten, gehörte Praxagoras, der die Ansicht vertrat, daß die Arterien, die einen nervenartigen, aber hohlen Körper haben, in ihrem Verlauf vom Herzen her durch Aufspaltung immer enger werden, ihre Hohlräume verlieren und sich dadurch in Nerven verwandeln (s. Gal., De plac. Hipp. et Plat. I 6,14–18: CMG V 4,1,2, S. 80, 24–82,9). Dem pneumatischen Arzt Archigenes und seinen Anhängern wirft Galen vor, sie hätten sich von der Lehrmeinung, daß der führende Seelenteil (τὸ τῆς ψυχῆς ἡγεμονικόν) seinen Sitz im Herzen habe, nicht deutlich genug distanziert; dabei nimmt Galen auf Archigenes' Werk De locis affectis (Buch III) Bezug (Gal., De locis affectis I 1: VIII 19,5–14 K.).

S. 80,14–17: Da es das eigentliche Anliegen der Stoiker sei, das mit dem Gewinn der Glückseligkeit (εὐδαιμονία) verbundene Ziel (τέλος) zu erreichen (s. oben, S. 138f., den Komm. zu S. 78,27–31), unterstellt Galen, daß ausschließlich die Ethik Gegenstand der stoischen Philosophie ist. Deshalb hat nach seinem Urteil die Untersuchung aller die Ethik nicht berührenden Probleme für die Stoiker keinen Nutzen (vgl. Zeile 17f.). Hierzu gehört auch die in unserer Schrift vorrangig erörterte Streitfrage, ob das Herz bei der Verwaltung der Körperteile die führende Instanz (ἡγεμών) ist (s. Zeile 24f.). Abgesehen davon, daß die Stoiker einen für ihr Ziel irrelevanten Untersuchungsgegenstand gewählt haben, trifft sie der Vorwurf unsachgemäßen Vorgehens:

sympt. causis II 7: VII 201,10–13 K.; De locis affectis III 11: VIII 200,9–13 K.; In Hipp. Aphor. comm. II 42: XVII B 541,15–542,4 K.).

die Anwendung einer unzulänglichen Methode mußte zu einem falschen Untersuchungsergebnis führen.

Ohne sich auf die Stoiker im besonderen zu beziehen, erklärt Galen in De placitis Hippocratis et Platonis (IX 7,6–8: CMG V 4,1,2, S. 586,33–588,6), vom führenden Seelenteil (ψυχῆς ἡγεμονικόν) Kenntnis zu haben sei für die Philosophen, soweit es ihnen um ethische Belange geht, nutzlos; denn unabhängig davon, ob der führende Teil der Seele (τὸ τῆς ψυχῆς ἡγεμονικὸν ... μόριον) im Herzen oder im Kopf seinen Sitz hat, seien wir dazu imstande, uns die Kardinaltugenden (Klugheit, Besonnenheit, Gerechtigkeit, Tapferkeit – φρόνησις, σωφροσύνη, δικαιοσύνη, ἀνδρεία) zu eigen zu machen. Nach seiner eigenen Auffassung, die Galen in diesem Zusammenhang vorträgt (ebd. 7, 9f.: S. 588,7–18), gehört die Untersuchung von Gegenständen, die für das sittliche Verhalten und das politische Handeln (εἴς ἦθός τε καὶ τὰς πολιτικὰς πράξεις) ohne Nutzen sind, in die Zuständigkeit der theoretischen Philosophie (ἡ θεωρητικὴ φιλοσοφία). In seiner Kritik speziell an den Stoikern greift Galen an der vorliegenden Stelle unseres Textes möglicherweise eine Diskussion auf, die in der alten Stoa selbst über die Aufgabenbereiche der Philosophie (Beschränkung auf die Ethik) geführt worden ist (s. Nickel, Stoa und Stoiker, S. 85f.; vgl. Steinmetz, S. 560).

S. 80,14f. εἴς – φασιν: Zur Telos-Formel der Stoiker s. oben, S. 138f., den Komm. zu S. 78,27–31.

S. 80,15 κτηθέντι: Daß die Handschrift F mit dieser Lesart im Unterschied zu L (κριθέντι) den ursprünglichen Wortlaut bewahrt hat, wird durch die Parallelstelle Gal., De animi cuiusl. pecc. dign. et cur. 1,7: CMG V 4,1,1, S. 43,9f., bestätigt: ... διὰ τοῦ ἀγαθοῦ, ὅπερ δὴ καὶ τέλος ὀνομάζουσι τοῦ βίου, κτηθέντος ...

S. 80,20–25: Zu den referierten Auffassungen s. oben, S. 133–137, den Komm. zu S. 78,12–16.

S. 80,29 ἤδη – ταύτης: Die Erkenntnis, daß das Gehirn durch die mit ihm direkt oder indirekt (über das Rückenmark) verbundenen Nerven als Zentralorgan des Nervensystems die Sinneswahrnehmungen ermöglicht und die willkürlichen Bewegungen steuert, wurde durch die anatomischen Forschungen erwiesen, die in der ersten Hälfte des 3. Jahrhunderts v. Chr. von den Ärzten Herophilos und Erasistratos in Alexandria durchgeführt worden sind. Die Unterscheidung zwischen sensiblen und motorischen Nerven ist mit dem Namen beider Persönlichkeiten verbunden. Siehe v. Staden, S. 155–161; 247–259; Garofalo, in: Erasistrati Fragmenta, S. 21f.; 26f.

S. 80,30 τῶν τε – 82,2 ἐπιμελείας: Von den aufgeführten Erkrankungen des Gehirns werden Wahnsinn (μανία; ἐπὶ τῶν ... μαινομένων, Zeile 31) und Melancholie (μελαγχολία; μελαγχολώντων, Zeile 32), Phrenitis (φρενῖτις; φρενιτιζόντων) und Lethargie (λήθαργος, S. 82,1) von Galen in De locis affectis (III 7: VIII 166,5–14 K.) als Schädigungen der führenden Funktionen (τῶν ἡγεμονικῶν ἐνεργειῶν) der Seele ausgewiesen. Wie in unserem Text sind sie auch in dem nosologischen Werk danach klassifiziert, ob sie mit Fieber (Phrenitis und Lethargie) oder ohne Fieber (Wahnsinn und Melancholie[1]) auftreten. Außerdem wird dort unterschieden, ob das Gehirn das von der Krankheit primär betroffene Organ ist (πρωτοπάθεια ἐγκεφάλου) oder ob es bei der primären Erkrankung eines anderen Körperteils nur in Mitleidenschaft gezogen ist (συμπάθεια ἐγκεφάλου).

Wahnsinn und Phrenitis gehören zu den Geistesverwirrungen (παραφροσύναι), die insgesamt durch einen schlechten Zustand der Säfte oder durch eine unausgewogene Mischung (δυσκρασία) im Gehirn verursacht werden; sie unterscheiden sich dadurch, daß der Wahnsinn ohne Fieber auftritt, während die Phrenitis von Fieber begleitet ist (s. Gal., De sympt. causis II 7: VII 202,2–6 K.; In Hipp. Epid. I comm. II 61: CMG V 10,1, S. 81,3). Im Unterschied zu anderen Formen geistiger Verwirrung, die auf dem Höhepunkt heftiger Fieber auftreten können, ist die Phrenitis eine anhaltende Geistesverwirrung (s. Gal., In Hipp. Prorrh. I comm. I 1: CMG V 9,2, S. 4,27–5,9. 14–18; In Hipp. Epid. III comm. III 46: CMG V 10,2,1, S. 138,21–25). Sie entsteht dadurch, daß warme Säfte – speziell handelt es sich um die gelbe Galle (s. Gal., In Hipp. Prorrh. I comm. I 1: S. 6,29–31; In Hipp. Epid. I comm. II 75: S. 88,26–89,3) – eine Entzündung (φλεγμονή) im Gehirn und in den Hirnhäuten hervorrufen (s. Gal., De sympt. causis II 7: VII 202,11–13 K.).

Die Melancholie wird nach Galens Darstellung in De symptomatum causis (II 7: VII 202,18–204,4 K.) dadurch verursacht, daß sich entweder die schwarze Galle selbst oder ein aufsteigender Dunst von schwarzer Galle (ἀναθυμίασις ἀτμοῦ μελαγχολικοῦ) des Gehirns bemächtigt (s. ebd.: VII 203,17–204,2 K.; s. auch Gal., De locis affectis III 9. 10: VIII 177,12–16; 192, 8–11 K.). Dabei wird der vernünftige Seelenteil (τὸ λογιστικὸν μόριον τῆς ψυχῆς) gleichsam von Finsternis umhüllt (s. De sympt. causis II 7: VII 203,12–14 K.), was unbegründete Niedergeschlagenheit (δυσθυμοῦσι ... ἀλόγως), Todesfurcht (δεδίασί ... θάνατόν), aber auch eine starke Todessehnsucht (σφοδρῶς ἐπιθυμοῦσι θανάτου) hervorruft (s. ebd.: VII 203,4–8 K.; s. auch Gal., De locis affectis III 10: VIII 190,11–191,7 K.; In Hipp. Aphor. comm. VI 23: XVIII A 35,12–16 K.). Vgl. H. Flashar, Melancholie und Melancholiker in den medizinischen Theorien der Antike, Berlin 1966, S. 105–108.

Schädigungen des Verstandes oder des Gedächtnisses (τὸν λογισμὸν ἢ τὴν μνήμην ... βεβλαμμένων, Zeile 32) können in Verbindung miteinander auftreten, da beiden Erscheinungen derselbe Krankheitszustand zugrunde liegt; sind beide Symptome gleichzeitig vorhanden, wird die Krankheit als „Verblödung" (μώρωσις) bezeichnet (s. Gal., De locis affectis III 6: VIII 160, 13–18 K.; vgl. ebd. III 9: VIII 174,6–10 K.).

Die Lethargie gehört zu den Erkrankungen, deren wesentliches Merkmal der widernatürliche Schlaf ist (s. Gal., De sympt. causis I 8: VII 142,14f. K.; vgl. Gal., De causis puls. III 10: IX 140,3–8 K.). Wie bei ähnlichen Krankheiten gehen auch in diesem Fall Verstand und Gedächtnis verloren (s. Gal., De locis affectis III 6: VIII 160,17–161,2 K.). Die Lethargie beruht auf einer feuchten Dyskrasie des Gehirns und ist mit Fieberhitze verbunden (s. Gal., De

[1] Die Lesart der Handschrift L, die nach κατειλημμένων (S. 82,1) den Zusatz ἢ μελαγχολώντων bietet, ist daher sachlich falsch; die Melancholie ist nicht mit Fieber (μετὰ πυρετοῦ) verbunden.

praesag. ex puls. IV 8: IX 409,16–19 K.). Die Krankheitsursache besteht darin, daß das Gehirn, der Bezirk, in dem sich der führende Seelenteil (τὸ τῆς ψυχῆς ἡγεμονοῦν) befindet, von Schleim (φλέγμα) durchnäßt ist (s. Gal., In Hipp. Prorrh. I comm. I 1: CMG V 9,2, S. 6,30–7,1; vgl. auch ebd. II 28: S. 78, 4–6; Gal., In Hipp. Aphor. comm. III 30: XVII B 646,15f. K.).

Die Epilepsie (ἐπιληψία; ἐπιλήπτων, S. 82,1) ist nach Galens Definition eine in zeitlichen Abständen auftretende Verkrampfung (σπασμός) aller Körperteile, verbunden mit einer Schädigung des Verstandes (διάνοια, λογισμός), der Sinneswahrnehmungen und des Erinnerungsvermögens, so daß der Kranke dem Geschehen geistig nicht folgen kann (s. De locis affectis III 9: VIII 173,5–10; 174,6–10 K.; s. auch De sympt. diff. 3: VII 58,18–59,2 K.). Die Krankheit hat ihren Ursprung (in der Regel) im Gehirn selbst, und sie entsteht, wie Galen annimmt, am ehesten dadurch, daß ein kalter, dicker und zäher Saft in den Gehirnventrikeln die Ausgänge für das Pneuma blockiert (s. De locis affectis III 9; IV 3: VIII 173,10–174,3; 175,8–11; 231,17–232,5 K.; vgl. In Hipp. Aphor. comm. II 45: XVII B 548,11–13 K.). Der Saft, durch den die Symptome der Epilepsie wie auch der Apoplexie hervorgerufen werden, ist „schleimartig“ (φλεγματώδης; s. Gal., De sympt. causis II 7: VII 201,10–13 K.; vgl. In Hipp. Aphor. comm. III 16: XVII B 602,16f. K.). Wie bei den zuvor genannten Krankheiten ist auch bei der Epilepsie zu differenzieren, ob es sich primär um eine Erkrankung des Gehirns handelt, was meistens der Fall ist, oder ob dieses Organ nur sekundär betroffen, in Mitleidenschaft gezogen ist (s. De locis affectis III 11: VIII 193,7–194,4 K.).

Zur Apoplexie (ἀποπληξία; ἀποπλήκτων, S. 82,2) s. oben, S. 139f., den Komm. zu S. 80,5–9. Zu den erwähnten Krankheiten vgl. auch Siegel, Galen's system of physiology, S. 308–315 (Epilepsie); dens., Galen on psychology, S. 148f. (Schädigung des Gedächtnisses); 191–199 (Melancholie); 255f. (Lethargie); 270f. (Phrenitis); 272f. (Wahnsinn, Melancholie).

Bei der lokalen Behandlung von Gehirnerkrankungen ist nach Galens Darlegungen zu unterscheiden, ob das Gehirn das von der Krankheit primär oder sekundär betroffene Organ ist; dabei kann sich auch im zweiten Fall der Krankheitszustand des Gehirns so konsolidiert haben, daß wie bei einer primären Erkrankung die spezielle Therapie des Gehirns, die am Kopf vorgenommen wird, angezeigt ist (s. De locis affectis II 10: VIII 129,4–18 K.). Auf lokale Behandlungsmethoden dieser Art nimmt Galen mehrfach Bezug (s. z.B. ebd. III 7: VIII 167,11–18 K.: u.a. bei Phrenitis, Lethargie, Schädigung des Gedächtnisses, Apoplexie und Epilepsie; De sympt. causis I 8: VII 142,12–143,3 K.: u.a. bei Lethargie und Phrenitis).

S. 82,5 δέδεικται – 9: Das Ziel (τέλος, Zeile 6) besteht darin, die Glückseligkeit (εὐδαιμονία) zu gewinnen (s. S. 80,14f.). Dies zu erreichen ist ein Anliegen der Ethik (s. oben, S. 140f., den Komm. zu S. 80,14–17). Zu den Problemen, deren Untersuchung zu der ethischen Zielstellung nichts beiträgt, rechnet Galen, wie sich aus seinen Ausführungen in De placitis Hippocratis et Platonis (IX 7,9–14: CMG V 4,1,2, S. 588,7–27) ergibt, Fragen, die das Universum oder die Götter betreffen, beispielsweise, ob es mehr als nur einen Kosmos gibt, ob dieser Kosmos erschaffen oder nicht erschaffen ist, ob ein Gott sein Schöpfer war oder ob „eine vernunft- und kunstlose Ursache“ (αἰτία ... τις ἄλογός τε καὶ ἄτεχνος, 7,9: S. 588,13) ihn entstehen ließ und ob die Götter völlig körperlos sind oder ob auch sie Körper haben. Solche Untersuchungen zu führen sei allein Aufgabe der theoretischen Philosophie (s. ebd. 7,9: S. 588,7–9). Galen unterscheidet zwischen der theoretischen Philosophie (ἡ θεωρητικὴ φιλοσοφία) und der ethischen und politischen oder auch der praktischen Philosophie (ἡ ἠθικὴ τε καὶ πολιτικὴ φιλοσοφία, ἡ πρακτική sc. φιλοσοφία; s. ebd. IX 9,9f.: S. 600,10–19; vgl. auch ebd. VIII 3,2. 5: S. 494,30f.; 496,4–7). Während es für die Philosophen der ethischen Richtung im Hinblick auf das von ihnen verfolgte Ziel – sie fassen dies als ein praktisches Ziel auf (s. ebd. IX 7,11: S. 588,19: τῶν πρακτικὸν ὑποτιθεμένων τὸ τέλος) – ohne Nutzen sei, sich mit rein theoretischen oder spekulativen Fragen zu beschäftigen, gesteht Galen dies auch an der vorliegenden Stelle den Vertretern der theoretischen Philosophie zu (s. Zeile 8 καθάπερ – 9), bringt aber dabei zum Ausdruck, das von den Philosophen erstrebte Ziel sei in diesem Fall nichts anderes als eine theoretische Glückseligkeit. Die Gleichsetzung der Glückseligkeit, des Ziels der Philosophie, mit der Philosophie selbst ist bei Galen singulär.

Zur sprachlichen Form des Passus τὴν – εὐδαιμονίαν (Zeile 8f.) vgl. Gal., De atra bile 3,4: CMG V 4,1,1, S. 75,2f.: ... τῶν μελάνων, εἴτε χυμῶν ἐθέλοις λέγειν, εἴτε διαχωρημάτων, εἴτε ἐδεσμάτων ...; De locis affectis III 11: VIII 194,1f. K.: ... ἕτερον ἐπιληψίας εἴτε εἶδος, εἴτε γένος, εἴτε διαφορὰν ἐθέλεις ὀνομάζειν ...

S. 82,13–17: Das von Galen mitgeteilte Testimonium zu Herophilos bezeugt das realistische Urteil des alexandrinischen Anatomen über die Leistungsfähigkeit der deskriptiven Anatomie. Danach hat Herophilos den Standpunkt vertreten, daß die Beschreibung eines anatomischen Befundes noch keine Vorstellung (πρόληψις, Zeile 14) von den funktionellen Zusammenhängen vermittelt. Dementsprechend bilde die Feststellung anatomischer Sachverhalte allein keine hinreichend tragfähige Grundlage für Rückschlüsse auf die physiologischen Verhältnisse in einem Organsystem: hat beispielsweise dem anatomischen Erscheinungsbild nach ein bestimmter Körperteil (A) in einem anderen Teil (B) seinen Ursprung, so bedeute dies nicht ohne weiteres, daß B die Funktionen von A steuert. Unter den „Lehrmeinungen" (δόγματα, Zeile 14) sind, nach dem Kontext zu urteilen, die als Theorie formulierten Auffassungen von den uns verwaltenden Kräften (τὰς διοικούσας ἡμᾶς ... δυνάμεις, Zeile 16), vom Ursprung der Funktionen (ἀρχῆς ἐνεργειῶν, S. 84,5) zu verstehen. Siehe auch v. Staden, S. 115f.; 135, den Komm. zu T 57; Tieleman, S. 49f.

Der Ausdruck κακῶς ἀκούειν (κακῶς ἀκούοντες, Zeile 15) ist bei Galen sonst nicht belegt. Dies könnte darauf hinweisen, daß er aus dem Herophilostext übernommen wurde. Er scheint hier nicht in der üblichen Bedeutung „in schlechtem Ruf stehen" verwendet zu sein (s. LSJ, s. v. ἀκούω III 1: „to be ill spoken of"; v. Staden, S. 130, übersetzt den Passus mit „some people of poor repute"). Denn daß der Autor auf Personen zweifelhaften Ansehens Bezug genommen hätte, ist unwahrscheinlich. Vergleichbare Formulierungen bei Galen legen vielmehr nahe, daß κακῶς ἀκούειν in unserem Kontext „(etwas) falsch verstehen" bedeutet. In entsprechendem Sinn gebraucht Galen die Wendung οὐκ ὀρθῶς ἀκούειν (De elem. ex Hipp. sent. 7,12: CMG V 1,2, S. 120,23; In

Hipp. De victu acut. comm. I 15: CMG V 9,1, S. 130,23); vgl. auch die positiven Ausdrücke ὀρθῶς ἀκούειν (In Hipp. De nat. hom. comm. II 9: CMG V 9,1, S. 77,7) und ἄμεινον, βέλτιον ἀκούειν (In Hipp. De victu acut. comm. I 15: S. 130,23. 25).

S. 82,18–86,7: Wenn der Arzt funktionelle Zusammenhänge erkennen will, reicht es nicht aus, daß er bei der anatomischen Untersuchung lediglich die topographischen Verhältnisse registriert. Das weiterführende Vorgehen besteht in einer differenzierenden Betrachtungsweise, die es ermöglicht, spezifische Merkmale oder Sachverhalte zu bestimmen, die sich aus dem ‚unmittelbaren Anblick der Körperteile' (Zeile 16f.) allein nicht ergeben. Im Mittelpunkt steht für Galen die Frage, welches der Zentralorgane für die Steuerung der Funktionen in den verschiedenen Systemen der Leitungsbahnen (Arterien, Venen und Nerven) zuständig ist. Er skizziert im Folgenden drei Aufgaben, deren Lösung zur Beantwortung dieser Frage beiträgt: 1. festzustellen, welche Funktionsstörungen bei mechanischen Eingriffen in ein Leitungssystem auftreten (Zeile 20 – S. 84,6); 2. zu ermitteln, inwieweit die Substanz einer Leitungsbahn mit der eines der Zentralorgane identisch ist (S. 84,7–24); 3. zu bestimmen, ob die großen Gefäße den Ursprung der kleinen bilden oder umgekehrt (S. 84,25–86,7). Die auftretenden Funktionsstörungen sind das sicherste Kriterium für die Klärung der Frage (s. S. 84,5f.). Die Prüfung der Substanz führt dagegen nur dann zu einem verwertbaren Resultat, wenn wie im Falle des Gehirns und des Nervensystems die Identität der Substanzen gegeben ist. Die Lösung der an dritter Stelle formulierten Aufgabe liefert, so ist zu schließen, nur einen Anhaltspunkt dafür, wie man sich die Bewegungsrichtung in den Gefäßen vorzustellen hat. Galen faßt die großen Gefäße als Quelle der kleinen auf; daraus resultiert nach seiner Anschauung, daß die Bewegung vom Zentrum zur Peripherie hin erfolgt und daß sie sich aus dem Zentralorgan herleitet, mit dem das größte Gefäß des Systems verbunden ist.

In seinem Werk De placitis Hippocratis et Platonis, auf das Galen in diesem Zusammenhang verweist, hat er die hier berührten Themen mehrfach zur Sprache gebracht (s. den Similienapparat zu S. 82,19), wobei es sich zum Teil nur um beiläufige Bemerkungen handelt (so zu der Frage der Identität der Substanz). Galens Ausführungen in dem vorliegenden Kapitel vermitteln seine eigene Auffassung von den ‚anderen Phänomenen', die die Erkenntnis der uns verwaltenden Kräfte ermöglichen (s. S. 82,15f.). Daß er auch in dem Abschnitt S. 82,20–86,7 Gedanken des Herophilos referiert – dies sucht Tieleman, S. 50f., plausibel zu machen –, ist unwahrscheinlich. Denn die Angabe S. 82,12f. spricht dafür, daß er Herophilos' Äußerungen nur zum Ausgangspunkt seiner weiteren Überlegungen genommen hat. Anderenfalls müßte man auch annehmen, daß Galens entsprechende Darlegungen in De placitis Hippocratis et Platonis ebenfalls auf Herophilos zurückgehen, wofür kein Anhaltspunkt gegeben ist.

S. 82,22 καὶ φλεβῶν: Galen beschreibt in den folgenden Sätzen (Zeile 24 – S. 84,5) nur die Ausfallerscheinungen, die im Nerven- und im Arteriensystem bei einer Unterbrechung der Leitungsbahnen festzustellen sind, und er zieht aus den Beobachtungen den Schluß, daß im ersten Fall dem Gehirn, im zweiten dem Herzen die Funktion des Zentralorgans zukommt. Der Text enthält dagegen keine Angaben darüber, welche Funktionsstörungen bei Eingriffen an den Venen auftreten. Daß Galen hierauf nicht eingeht, hat seinen Grund in den besonderen Verhältnissen des Venensystems, als dessen Zentrum er sich die Leber vorstellt. Im Unterschied zum Herzen und zum Gehirn sei aber die Leber weder die Quelle einer deutlich sichtbaren Bewegung, noch gehe von ihr eine rasch eintretende Schädigung aus; deshalb zeige auch der von einer Vene versorgte Körperteil, wenn sie abgebunden oder völlig entfernt wird, erst nach Ablauf einer längeren Zeit ein Defizit an Ernährung und Farbe (s. Gal., De plac. Hipp. et Plat. VI 3,5f.: CMG V 4,1,2, S. 372,32–374,8). Da das Abbinden oder Durchtrennen von Venen keinen deutlichen Funktionsausfall verursacht (s. ebd. II 6,8: S. 150,1f.), sind diese Verfahren für einen überzeugenden Nachweis, daß die Leber als Zentralorgan des Venensystems fungiert, kaum geeignet.

S. 84,8–11: Die prinzipiell übereinstimmende Struktur des Gehirns, des Rückenmarks und der Nerven wird von Galen in De placitis Hippocratis et Platonis (VII 8,6–9: CMG V 4,1,2, S. 476,14–29, und 3,5: S. 440,15–19) in folgender Weise beschrieben: Das Rückenmark und alle Nerven haben ihren Ursprung im Gehirn; dabei leiten sich die Nerven in ihrer Substanz teils unmittelbar, teils über das Rückenmark aus dem Gehirn her. Das Rückenmark seinerseits ist ein Ausläufer der Gehirnsubstanz. Wie das Gehirn ist auch das Rückenmark mit Häuten (μήνιγγες, 8,9: S. 476,24) ausgestattet, die als Schutzhüllen (σκεπάσματα, ebd.: S. 476,27) fungieren. Ebenso ist bei jedem Nerv die eigentliche Substanz, „gleichsam das Mark“ (οἷον ἐντεριώνη, 8,8: S. 476, 22; vgl. 3,5: S. 440,16f.), zunächst von einem Ausläufer der pia mater (λεπτὴ μῆνιγξ, 3,5: S. 440,18) als einer inneren Hülle und anschließend von einem Ausläufer der dura mater (παχεῖα sc. μῆνιγξ, ebd.: S. 440,19) als einer äußeren Schicht umschlossen (s. auch Gal., De anat. administr. X: II 34,31–37 Simon; De part. homoeom. diff. 5,7: CMG Suppl. Or. III, S. 69,11–16).

S. 84,14 ὥσπερ – στελέχους: Zum Vergleich mit pflanzlichen Strukturen s. oben, S. 113, den Komm. zu S. 58,22–60,7.

S. 84,27 ὥσπερ – 86,3: Im Rahmen seiner ausführlicheren Diskussion der in unserem Textabschnitt (S. 84,25–86,7) behandelten Frage räumt Galen in De placitis Hippocratis et Platonis (VI 3,24: CMG V 4,1,2, S. 378,23–26) ein, die Enden der in den Magen gelangenden Venen und der Arterien, die sich in die Lunge hinein aufspalten, könnten wohl wie die Enden der Wurzeln bei einem Baum als Ausgangspunkte (ἀρχαί) für die Ernährung bezeichnet werden. Bei den an der vorliegenden Stelle unseres Textes genannten Venen handelt es sich nach modernem Verständnis um Wurzeln der vena portae. Wenn also die „Enden“ dieser Venen im Magen und in den Därmen in einem sehr speziellen Sinn als Ausgangspunkte gelten können, so sind sie nach Galens Auffassung doch keinesfalls in genetischer Hinsicht der Ausgangspunkt der betreffenden Venen, als den er die in die Leber gelangende Nabelvene ansieht. Zu der Nabelvene und ihren Verzweigungen s. oben, S. 118–120, den Komm. zu S. 64,4–15.

S. 86,3–7: Zum Vergleich von Abschnitten des Gefäßsystems mit den Teilen eines Baumes s. oben, S. 113, den Komm. zu S. 58,22–60,7.

S. 86,10 τῶν – 12 φλέβα: Die Angabe, daß neben der ‚großen Arterie‘, der Aorta, die Nabelvene „sowohl bei den Embryonen als auch bei den voll ausgebildeten (Individuen)" das größte Gefäß sei, beruht auf einer Unachtsamkeit des Autors. Galen muß hierbei zunächst an die Hohlvene gedacht haben, „die größte von den Venen im Körper" (s. S. 72,9–11). Wie die entsprechenden Ausführungen in De placitis Hippocratis et Platonis zeigen (s. den Similienapparat zu Zeile 8), meint er im Zusammenhang seiner Argumentation aber tatsächlich die Nabelvene. Daß diese nach der Geburt obliteriert, war ihm bekannt (s. Gal., De usu part. VI 21: I 374,4–7 Helmr. = III 514,2–5 K.; De anat. administr. XII; XIII: II 109,37–110,2. 17f.; 160,40–161,1 Simon).

S. 86,20 δεύτερα – 21: Der Passus ist nicht so zu interpretieren, daß Leber und Herz „an zweiter Stelle" nach den Gefäßen gleichzeitig entstehen; er besagt nur, daß sich diese Organe im Vergleich mit den Gefäßen, die wegen ihrer Funktion als Leitungsbahnen zuerst geschaffen werden müssen (s. Zeile 18–20), erst später herausbilden. Die Aussage dieser Stelle steht damit nicht im Widerspruch zu der von Galen in De foetuum formatione generell vertretenen Auffassung von der zeitlichen Abfolge, in der die Hauptorgane herausgebildet werden (Leber – Herz – Gehirn; s. oben, S. 125–127, den Komm. zu S. 70,13f.). In ihr eine davon ‚leicht abweichende Anschauung' zu sehen (so Nutton, in: CMG V 3,2, S. 177, Komm. zu S. 90,22–92,3), besteht keine Veranlassung. Daß Galen – im Blick auf den gesamten Organismus – die Leber und das Herz mit den Fundamenten eines Hauses und dem Kiel eines Schiffes vergleicht, besagt nur, daß diese beiden Organe seiner Vorstellung nach relativ früh, jedoch nicht, daß sie in derselben Bildungsphase ausgeformt werden.

S. 86,26–27 φύσις: Die Aussage richtet sich gegen die These, daß das Herz als das angeblich zuerst geschaffene Organ die Ausformung der übrigen Körperteile übernimmt (s. S. 78,13f.).

S. 86,29f. τὸ^{I} – ἔχειν: Form und Lage sind zwei der wichtigsten anatomischen Merkmale, die sich auf die Funktion eines Organs auswirken. Hierzu zählen neben anderen Kriterien auch die Größe eines Körperteils und seine Ausstattung mit Nerven, Venen und Arterien (s. S. 98,8–10). Die Beispiele in De foetuum formatione zeigen bereits, daß die Zusammenstellungen derartiger Merkmale, mit denen Galen auf anatomisches Traditionsgut zurückgreift, nach Umfang und Anordnung variieren können. Soweit es Galens Schriften betrifft, liegen die frühesten Belege solcher bei ihm an vielen Stellen nachweisbarer Kataloge in De uteri dissectione vor (1,1: CMG V 2,1, S. 34,3–5: Lage, Größe, Form, Befestigung, Ausgangspunkt der Versorgung, Verhalten zu benachbarten Körperteilen, Ausstattung mit Gefäßen und Nerven; ähnlich 3,4: S. 38,23–25). Vgl. De Lacy, in: CMG V 4,1,2, S. 627, den Komm. zu S. 116,34–35.

S. 88,3 ἀποφαινόμενοί – 4: Siehe oben, S. 133–137, den Komm. zu S. 78, 12–16.

S. 88,6 οἷς: Dem Zusammenhang nach erwartet man den Singular des Relativpronomens, das sich inhaltlich auf τὸ μόριον (Zeile 5) beziehen müßte. Die Anwendung des Plurals wird dadurch verursacht worden sein, daß der Autor schon an die Gefäße dachte (s. Zeile 7: αἱ ἀρτηρίαι καὶ αἱ φλέβες), denen die betreffende Aufgabe zukäme. Daß durch die Wahl des Numerus ein Hiat (ᾧ ἐποίησε) vermieden werden sollte, ist auszuschließen, da Galen in diesem Fall die Form ᾧπερ gebraucht hätte (vgl. ὅπερ ἤδη, S. 86,17; ὅπερ ἔφην, S. 104,12).

S. 88,14f. ἐνεργεῖν – ἐνεργείας: Die Fähigkeit der Körperteile, ihre Funktionen auszuüben, beruht auf der spezifischen Zusammensetzung der Substanz des jeweiligen Organs, die sich aus dem besonderen Mischungsverhältnis der vier Primärqualitäten (Warm, Kalt, Trocken und Feucht) ergibt (vgl. Gal., De fac. nat. I 3: Scr. min. III 106,4–6 Helmr. = II 7,15–17 K.). Die qualitativen Veränderungen, denen die Substanz unterworfen ist (s. Zeile 19f.), sind Abweichungen von dem normalen Mischungsverhältnis.

S. 88,16 τὰς κύστεις: Gemeint sind die Gallenblase und die Harnblase.

S. 88,18–21: Die quantitative Veränderung der Körperteile vollzieht sich nach Galens Ausführungen in De sanitate tuenda (I 15,10: CMG V 4,2, S. 36,23–31) dadurch, daß sie ernährt und entleert werden, wobei er zwei Arten der Entleerung (κένωσις, ebd.: Zeile 28; vgl. in unserem Text τὸ κενούμενον, Zeile 21) unterscheidet: die Entleerung von (Nahrungs)rückständen (τῶν περιττωμάτων, 15,10: S. 36,29) und das Abfließen der uns eigenen Substanz (τὴν αὐτῆς τῆς οἰκείας ἡμῶν οὐσίας ἀπορροήν, ebd.: Zeile 30), das der Ernährung entgegengesetzt ist (vgl. ebd. 15,12: S. 37,1f.). Aus entsprechenden Darlegungen in De usu partium (XVI 14: II 432,23–433,17 Helmr. = IV 339, 12–340,13 K.) ergibt sich, daß die warmen und weichen Körperteile, die sich ständig oder intensiv bewegen, dem stärksten, die kalten und harten Teile, die nur mäßig agieren, dem geringsten Abfluß unterliegen (s. ebd.: 433,6–10 Helmr. = 340,4–7 K.). Im Unterschied zu der härteren und sehr festen Substanz löst sich die feuchte und weiche Substanz durch die (innere) Wärme rasch „in Dämpfe" (εἰς ἀτμοὺς) auf, sie geht schnell verloren und „wird (durch die Haut) ausgeatmet" (διαπνεῖται; s. ebd.: 433,13–17 Helmr. = 340,9–13 K.). Der durch die Entleerung entstandene Substanzverlust kann nur durch die Ernährung kompensiert werden; dabei muß die Nahrung der Menge der abfließenden Substanz entsprechen (s. ebd.: 432,23–433,6 Helmr. = 339,12–340,4 K.; s. auch Gal., In Plat. Tim. comm. III 2: CMG Suppl. I, S. 11,4–7). Vgl. auch Debru, S. 184–187.

Die qualitative Veränderung beruht darauf, daß die Körperteile (bzw. ihre Substanzen) der Einwirkung von Wärme und Kälte, Trockenheit und Feuchtigkeit ausgesetzt sind (s. Gal., De san. tuenda I 15,10: CMG V 4,2, S. 36, 23–27).

S. 88,22 ὅσαι – ὁποῖαι: Zu der Verwendung von ὅσαι neben dem Fragepronomen ὁποῖαι vgl. die Reihung ὁποῖόν τε ... ὁπηλίκον τε ..., ὅσα τε ... καὶ ὅπως (Gal., De constit. artis med. 2,5: CMG V 1,3, S. 60,10f.).

S. 88,25–27: Der Nutzen der Atmung besteht nach Galens Anschauung in erster Linie darin, daß sie die Ausgewogenheit der (eingepflanzten) Wärme (θερμασίας συμμετρία) aufrechterhält (s. De respir. usu 5,8: S. 132 Furley-Wilkie = IV 510,6–15 K.[1]; s. auch ebd. 4,1: S. 110 Furley-Wilkie = 493,11–15

1 510,6 bietet der Kühntext den falschen Wortlaut: ... ὅτι διὰ θερμασίας ἀμετρίαν ἀποθνήσκομεν; zu lesen ist: ... <ὅτι διὰ> θερμασίας συμμετρίαν ἀναπνέομεν (Furley-Wilkie im Anschluß an die Ausgabe von R. Noll, Galeni Περὶ χρείας ἀναπνοῆς libellus, Diss. Marburg 1915, S. 32,14).

K.). Als Zentrum dieser Wärme gilt der linke Herzventrikel (s. oben, S. 129, den Komm. zu S. 74,6f.; S. 130, den Komm. zu S. 74,19–21). Durch das Einatmen der Luft, von der ein Teil während der Diastole aus der Lunge in das Herz gelangt und den durch die Ausdehnung entstandenen leeren Raum ausfüllt, wird die Wärme sowohl abgekühlt als auch entfacht; durch das Ausatmen wird das „rußartige" Abfallprodukt (τὸ αἰθαλῶδες) des dort stattfindenden Verbrennungsprozesses eliminiert. Das Vorhandensein von Blut, das als Brennmaterial dient, und die Kontinuität der durch die Atmung bewirkten Bewegung sind die notwendigen Voraussetzungen für die Erhaltung der Wärme: der Entzug der Atmung oder des Blutes hat die augenblickliche Zerstörung der Wärme zur Folge (s. De respir. usu 3,8: S. 106 Furley-Wilkie = IV 490,13–491,1 K.).

S. 90,2 κατὰ – 4: In De usu partium (IV 13: I 227,4–23 Helmr. = III 309, 9–310,11 K.) weist Galen im Rahmen seiner Ausführungen über die Leber beiläufig darauf hin, daß die drei Hauptorgane, Leber, Herz und Gehirn, miteinander verbunden sind; keines dieser Organe sei von den anderen isoliert. Die gegenseitige Verbindung wird „durch die Ausläufer" dieser Körperteile (διὰ τῶν ἀποφύσεων, 227,13f. Helmr. = 310,2 K.) hergestellt: die vom Herzen kommenden Arterien gewährleisten, daß in der Leber die Ausgewogenheit der Wärme (ἡ συμμετρία τῆς θερμασίας, 227,19 Helmr. = 310,6f. K.) erhalten bleibt; der Nerv, der in die sie umgebende Hülle eingewachsen ist, verhindert, daß das Organ völlig empfindungslos ist. In diesen Darlegungen verfolgt Galen nur den Gesichtspunkt, inwiefern dem Herzen und dem Gehirn (als dem Zentrum des Nervensystems) eine physiologische Bedeutung für die Leber zukommt; es wird aber weder die von der Leber für die beiden anderen Organe erbrachte Leistung noch die Aktivität des Herzens in ihrer Auswirkung auf das Gehirn zur Sprache gebracht.

Die Leistungen des Herzens für das Gehirn und der Leber für die beiden anderen Zentralorgane sind zum größten Teil mit den Leistungen identisch, die sich aus den Funktionen des Herzens und der Leber für den ganzen Organismus ergeben (zum Folgenden s. Gal., De usu part. I 16: I 32,23–33,10 Helmr. = III 45,9–46,4 K.). Das Herz ist der Ausgangspunkt aller Arterien. Ihnen wird vom Herzen die Kraft der Pulsbewegung vermittelt. Der Nutzen der Arterien besteht darin, daß sie (durch den Transport des Pneuma-Blut-Gemischs) die natürliche Wärme aufrechterhalten und das Seelenpneuma „ernähren" (φυλάττειν τε τὴν κατὰ φύσιν θερμασίαν καὶ τρέφειν τὸ πνεῦμα τὸ ψυχικόν, 33,7f. Helmr. = 46,1f. K.). Der erste Sachverhalt bezieht sich auf alle Teile des Körpers, einschließlich des Gehirns, der zweite speziell auf das Gehirn, da das Seelenpneuma in den Gehirnventrikeln enthalten ist (s. Gal., De respir. usu 5,1. 7: S. 120; 130 Furley-Wilkie = IV 501,13–17; 509,1f. K.). Doch stellt Galen in De respirationis usu (5,2: S. 122f. Furley-Wilkie = IV 503, 13–504,6 K.) einschränkend fest, daß das Gehirn zu diesem Zweck nicht unbedingt des Pneumas bedarf, das vom Herzen her dorthin transportiert wird; denn dafür reiche die Atemluft aus, die auf direktem Weg durch die Nase in das Gehirn gelangt. Zur Unsicherheit Galens in der Frage, wie das Seelenpneuma regeneriert wird, s. Debru, S. 147–154.

Die Leber ist das Organ, in dem die Venen ihren Ursprung haben, die aus dieser Quelle die vegetative Kraft übernehmen; die Venen sind zu dem Zweck entstanden, daß das Blut gebildet und (als Nährmaterial) zu allen Körperteilen transportiert wird (s. Gal., De usu part. I 16: I 32,26; 33,2f. 8–10 Helmr. = III 45,11. 13f.; 46,2–4 K.). Von dieser Leistung profitieren auch das Herz und das Gehirn. Zwar schreibt Galen, wie die vorliegende Stelle zeigt, den Venen eine Beteiligung an der Blutproduktion zu; doch vollzieht sich dieser Prozeß seiner Auffassung nach vorrangig in der Leber (s. ebd. IV 3. 4. 12: I 197,5–9; 199,9–15; 217,23–218,1 Helmr. = III 269,6–9; 272,3–9; 296,17–297, 1 K.). Zu den erörterten Fragen s. auch Gal., De plac. Hipp. et Plat. VII 3,2: CMG V 4,1,2, S. 438,33–440,6.

S. 90,6–11: Der Satz weist in seiner überlieferten Form zwei Korruptelen auf. Zeile 8 werden als Organe, die zur Unterstützung der Leber entstanden sind, nur die Nieren und die beiden Blasen aufgezählt, während in der anschließenden Apposition, die einige Angaben zu Lage und Funktion der betreffenden Organe enthält, an dritter Stelle auch auf die Milz Bezug genommen wird (τὰ δ' ... καθαίρων ὁ σπλήν, Zeile 10f.). Die Bemerkung zu der Milz setzt voraus, daß dieses Organ in der vorangehenden Aufzählung genannt worden ist. In Zeile 8 ist demnach eine Textauslassung zu konstatieren. Bei der von mir vorgenommenen Hinzufügung der Wörter καὶ ὁ σπλὴν bleibt allerdings fraglich, an welcher Stelle sie einzusetzen sind. Daß das ausgefallene Textstück ursprünglich das dritte Glied der Aufzählung gebildet hätte, ist wenig wahrscheinlich, da die folgenden ersten beiden Glieder der Apposition auf den an letzter Stelle stehenden Ausdruck αἱ κύστεις δύο unmittelbar Bezug nehmen. Möglich ist die Ergänzung sowohl vor als auch hinter dem Ausdruck καὶ οἱ νεφροὶ. Die mittlere Position, für die ich mich entschieden habe, wird durch Parallelstellen bei Galen gestützt: De usu part. V 10: I 280,3–5 Helmr. = III 382,10f. K., und De plac. Hipp. et Plat. VI 4,13: CMG V 4,1,2, S. 386,14.

Zeile 9f. kann der tradierte Wortlaut des Passus τοῖς – ⟨ὑπο⟩τεταγμένη insofern nicht richtig sein, als sich der Dativ τοῖς νεφροῖς mit dem überlieferten Partizip τεταγμένη, von dem er abhängig zu denken ist, syntaktisch nicht verbinden läßt und die Formulierung keine konkrete Angabe zur Lage der Harnblase enthält. Der Sache nach erwartet man die Aussage, daß die Harnblase unterhalb der Nieren liegt. Für die Emendation der Textstelle gibt es zwei Möglichkeiten: entweder ist vor τοῖς νεφροῖς die Präposition ὑπὸ einzufügen, oder das Partizip τεταγμένη ist in ὑποτεταγμένη zu korrigieren. Im ersten Fall ergibt sich eine Unausgewogenheit in der Stellung von μὲν (Zeile 8) und δ' (κατὰ μὲν αὐτοῦ τοῦ σπλάγχνου ..., ⟨ὑπὸ⟩ τοῖς νεφροῖς δ' αὖθις ...). Ich habe deshalb die Korrektur des Partizips vorgezogen. Zum Gebrauch der Verbindung ὑποτετάχθαι τινί in örtlicher Bedeutung s. z.B. Gal., De usu part. IX 16; XVI 6: II 48,26f.; 404,20 Helmr. = III 750,1f.; IV 302,14f. K.; De anat. administr. I 3; IV 1: S. 21,24; 211,7 Garofalo = II 234,6; 418,17f. K.; De ven. arter. dissect. 5: II 796,13 K.

Nach Galens physiologischen Vorstellungen haben die genannten Organe (Nieren, Milz, Gallen- und Harnblase) die Aufgabe, die Rückstände zu absorbieren und zu sammeln, die bei der Verarbeitung der Nahrungsstoffe zu Blut anfallen. Da Galen die Blutbildung in erster Linie als eine Leistung der Leber ansieht (s. oben, S. 149f., den Komm. zu S. 90,2–4), kann er, wie sich aus der vorliegenden Stelle ergibt, verallgemeinernd das Vorhandensein der aufgeführten Organe mit der Existenz der Leber in Verbindung bringen: ihre Funktionen sind aus der Tätigkeit der Leber herzuleiten. In diesem verallgemeinernden Sinn ist auch Galens Bemerkung zu verstehen, die Leber werde von vier Organen, den beiden Nieren, der Milz und der Gallenblase, gereinigt (De usu part. V 10: I 280,2–5 Helmr. = III 382,9–11 K.). Zu diesen Vorgängen vgl. N. Mani, Die historischen Grundlagen der Leberforschung, I. Teil: Die Vorstellungen über Anatomie, Physiologie und Pathologie der Leber in der Antike, 2. Aufl., Basel u. Stuttgart 1965 (Basler Veröffentl. z. Gesch. d. Med. u. d. Biologie IX), S. 68–70.

Wie Galen in De usu partium ausführt (IV 3: I 197,5–198,10 Helmr. = III 269,6–270,17 K.), muß der im Magen präparierte und durch die Venen der Leber zugeleitete Speisebrei (vgl. Zeile 11f.) in diesem Organ einer weiteren Reinigung unterzogen werden. Dieser Prozeß, in dem die Nahrung endgültig zu Blut verarbeitet wird, führt zur Aussonderung zweier Arten von Abfallprodukten, eines schlammigen und dicken Rückstands, der sich in der Flüssigkeit unten absetzt, und eines dünnen und leichten, der wie Schaum auf dem Blut schwimmt. Den leichten und gelben Rückstand (die gelbe Galle) nimmt die Gallenblase auf, den dicken und schlammigen, „schwarzgalligen" (μελαγχολικὸν) Rückstand zieht die Milz zu sich heran (s. ebd. IV 4: 198,19–24 Helmr. = 271,7–12 K.; vgl. Gal., De atra bile 7,21: CMG V 4,1,1, S. 89,11–18; De san. tuenda I 12,22f.: CMG V 4,2, S. 30,18–21).

Auch wenn man Galens eigene Ansichten zugrunde legt, können die Nieren und die Harnblase unter dem Aspekt ihrer Funktionen nur indirekt zu der Leber in Beziehung gebracht werden. Das Blut, das die Hohlvene aus den konvexen Partien der Leber übernimmt, enthält noch, wie Galen schreibt (De usu part. IV 5. 6: I 199,16–200,2. 11–22 Helmr. = III 272,10–273,1. 11–274,4 K.), einen hohen Anteil an dünner und wäßriger Flüssigkeit; dem Blut diesen Rückstand in einem abschließenden Reinigungsprozeß zu entziehen ist die Aufgabe der Nieren. Als Aufnahmegefäß für diesen Rückstand, den Urin, dient die Harnblase (s. ebd. V 5: 265,13–266,3 Helmr. = 362,6–363,4 K.; vgl. Gal., De san. tuenda I 12,24: CMG V 4,2, S. 30,24–26). Ein funktionaler Zusammenhang zwischen den Organen des Harnapparates und der Leber ist demnach nur insofern gegeben, als diese Organe bewirken, daß das in der Leber gebildete Blut den höchsten Reinheitsgrad erreicht. Erst in dieser Form kann es als geeignetes Nährmaterial für die Körperteile fungieren.

S. 90,20–21 καρδίαν: Siehe oben, S. 133–137, den Komm. zu S. 78,12–16.

S. 92,4f. τὴν – δύναμιν: Die Einrichtung (κατασκευή) des Körpers, deren Zweckmäßigkeit erkennbar ist, wird von Galen als ein Sachverhalt gewertet, der wesentliche Eigenschaften der Instanz anzeigt (ἐνδείκνυσθαι), die den Körper geschaffen hat. Die schaffende Instanz ist der Erkenntnis nicht unmittelbar zugänglich; von dem Werk her sind aber gewisse Schlüsse auf seinen Schöpfer möglich. Zum terminologischen Gebrauch von ἐνδείκνυσθαι (ἔνδειξις) in Verbindung mit κατασκευή bei Galen s. De Lacy, Galen's response, S. 302 mit Anm. 169; vgl. auch ebd., S. 298f. mit Anm. 136.

S. 92,6 πότερον – 9 κατασκευάσαι: Der in der Handschrift L überlieferte Wortlaut des Textstücks καθὰ – κατασκευάσαι (καθ' ἣν ἃ προὔθετο κατεσκεύασεν) ist zwar grammatisch korrekt, ergibt aber keinen befriedigenden Sinn. Nach dieser Lesart hängen zwei Glieder von ἐννοῆσαι (Zeile 7) ab: erstens der indirekte, mit ὁποῖον eingeleitete Fragesatz und zweitens das in diesem Fall als Akkusativobjekt fungierende Substantiv τὴν δύναμιν (Zeile 8). Danach hätte der Gott zweierlei bedacht, als erstes die angemessene Einrichtung des Körpers und „als zweites seine eigene Macht (unter dieser Voraussetzung wäre αὑτοῦ in αὑτοῦ zu korrigieren), mit der er eingerichtet hat, was er sich vorgenommen hatte". Die Vorstellung, daß die Gottheit ihre Macht kalkuliert, wirkt befremdend, zumal wenn das Abwägen zu einem Zeitpunkt geschieht, zu dem die geplante Einrichtung unter Anwendung dieser Macht schon erfolgt ist (κατεσκεύασεν). Mit der Verbform κατασκευάσαι hat sich in der Handschrift F offensichtlich die genuine Lesart erhalten. Dieser Infinitiv hängt ebenso wie ἐννοῆσαι (Zeile 7) von dem konsekutiven ὡς ab. Es liegt aber ein Subjektwechsel vor: zu ἐννοῆσαι ist θεός das Subjekt, zu κατασκευάσαι ist τὴν δύναμιν der Subjektsakkusativ in der acc.-c.-inf.-Konstruktion. Inhaltlich erläutern die beiden Aussagen des Konsekutivsatzes je einen der vorangehenden Begriffe σοφὸς und δυνατὸς (Zeile 6): die Weisheit des Gottes zeigt sich in der sinnvollen Planung, seine Macht in der Ausführung des Geplanten.

Der Text von F enthält die Kombination der richtigen Lesart κατασκευάσαι und des bei dieser Lesung grammatisch unsinnigen Ausdrucks καθ' ἣν ὃν. Mit großer Wahrscheinlichkeit hat die Lesart von L καθ' ἣν ἃ (ὃν F ist lediglich eine Verschreibung von ἃ) in der gemeinsamen Vorlage α gestanden, und aus dieser Handschrift muß auch der Infinitiv κατασκευάσαι stammen. Vermutlich wurde κατασκευάσαι in der zu L führenden Tradition in einem Emendationsversuch in die finite Form κατεσκεύασεν geändert, damit der mit καθ' ἣν beginnende Relativsatz eine syntaktisch korrekte Konstruktion erhielt. Die von L bezeugte Lesart καθ' ἣν ἃ habe ich dem geforderten Sinn entsprechend zu καθὰ emendiert; zur Verwendung dieser Konjunktion bei Galen s. z.B. In Hipp. De victu acut. comm. I 17; III 6: CMG V 9,1, S. 136,30; 227,15; De fac. nat. II 3: Scr. min. III 160,16 Helmr. = II 82,7 K.

S. 92,9: Für den Ausdruck τὴν τοῦ θεοῦ sc. ψυχήν (in wörtlicher Übersetzung: „[außer] der [Seele] des Gottes") finden sich bei Galen keine Parallelen. Daß ein Gott (einen Körper und) eine Seele hat, ist an sich keine abwegige Vorstellung (vgl. Plat., Phaedr. 246 d: ... θεόν, ἀθάνατόν τι ζῷον, ἔχον μὲν ψυχήν, ἔχον δὲ σῶμα ...); problematisch ist aber, weshalb Galen, nachdem er Zeile 6 von dem Gott gesprochen hat, dessen Aktivität jetzt auf seine Seele beschränken sollte. Es liegt näher, den Genitiv τοῦ θεοῦ im Sinne einer Apposition aufzufassen (Genitivus appositivus; s. Kühner u. Gerth, Teil I, S. 264f.), und dementsprechend wurde der Ausdruck in der Übersetzung wiedergegeben. Galen wird hierbei an „die über den ganzen Kosmos hin ausgebreitete Seele" gedacht haben, der gegenüber er sich wegen ihrer Erhabenheit zu einer ehrfurchtsvollen Haltung bewogen fühlt (s. S. 104,25–106,1).

S. 92,10–94,2: Der Gedankengang in diesem Abschnitt ist kompliziert, weil nicht alle für das Verständnis nötigen Zwischenglieder ausgeführt sind.

Für Galen gilt, daß die Einrichtung unseres Körpers eine hohe Weisheit und Macht der Instanz voraussetzt, die ihn geschaffen hat, und er hatte in rhetorischer Form die Philosophen dazu aufgefordert, diese Instanz genau zu bestimmen, die seiner Anschauung nach nur eine Gottheit oder eine (mit Intellekt ausgestattete) Seele sein kann (s. Zeile 3–9). In den jetzt folgenden Überlegungen schließt er mögliche Antworten als nicht akzeptabel aus:

1. Die Substanz der Natur kann auch nach der Auffassung der Philosophen als Ursache für die Entstehung des Keimlings deshalb nicht in Betracht kommen, weil sie in keiner Weise über Weisheit verfügt, die sie als die verursachende Instanz in höchstem Grade haben müßte (s. Zeile 10–12). Diese in polemischer Absicht negativ formulierte Aussage impliziert die These: die zugestandenermaßen vernunftlose Substanz der Natur (vgl. S. 94,2) ist die bewirkende Ursache.

2. Daß die Ausformung der Embryonen „durch Zufall" (s. unten, S. 153f., den Komm. zu S. 92,12–14) so kunstgerecht vor sich gehen könnte, ist nicht überzeugend (s. Zeile 12f.).

Galens anschließender Argumentation liegen folgende Gedanken zugrunde: Nimmt man dennoch an, daß die Substanz der Natur, obwohl ihr jeder Intellekt fehlt, die agierende Instanz in diesem Prozeß ist (bezogen auf 1) oder daß dieser Vorgang zufällig abläuft (bezogen auf 2), so führt die These 2 zu der Konsequenz a, daß die Keimesentwicklung tatsächlich „in einer vernunft- und kunstlosen Bewegung zu einem sinnvollen Ziel" gelangen müßte (s. Zeile 15f.), was undenkbar ist, und die These 1 zu der Folge b, daß vorauszusetzen wäre, die Götter hätten den Samen so eingerichtet, daß die Vorgänge darin (wie nach einem Programm) automatisch ablaufen (s. Zeile 16–21). Da die Position a von dem Personenkreis, gegen den sich die Polemik vorwiegend richtet, von Anhängern der Stoa, nicht vertreten wird, begnügt sich Galen mit einem Einwand gegen die Position b: es sei zumindest fraglich, ob sich der Samen bei seiner flüssigen Beschaffenheit (wie ein aus festen Bestandteilen zusammengesetzter Apparat) als Träger so komplizierter automatischer Bewegungsabläufe eignet (s. Zeile 22–26). Damit kommt die in Punkt 1 enthaltene These, nach der die vernunftlose Substanz der Natur als Ursache des Entwicklungsprozesses fungiert (Zeile 27 οὕτω – S. 94,2 bezieht sich zurück auf Zeile 10–12 φασίν), auch in ihrer modifizierten Form, in der das „programmierte" Sperma mit dieser Substanz gleichgesetzt wird, für Galen ebensowenig als eine ernsthaft zu erwägende Möglichkeit in Betracht wie die unter Punkt 2 genannte These vom zufälligen Ablauf der Vorgänge (Zeile 26–27 μηδέν bezieht sich zurück auf Zeile 12 οὐδὲ – 13).

S. 92,12 οὐδὲ – 14: Bei dem Passus, der dem tradierten Wortlaut nach mit οὕτω beginnt, fehlt die syntaktische Verknüpfung mit dem vorangehenden Satz; außerdem muß die Aussage in diesem wie im ersten Fall (Οὐ γὰρ δή, Zeile 10) negativ sein. Deshalb hat schon Usener vor οὕτω die Konjunktion οὐδ' hinzugefügt. Daß diese Ergänzung ausreicht, den Sinn der ursprünglichen Textfassung wiederzugewinnen, erscheint mir jedoch fraglich, da der Aussage des Satzes auch bei Hinzufügung von οὐδ' die Pointe fehlt. Inhaltlich müßte in dem Passus zum Ausdruck gebracht worden sein, was in dem anschließenden Satz, der sich hierauf bezieht, mit der Formulierung „alles geschehe ohne Vorsehung" (Zeile 13f.) ausgesagt wird. Der Sachverhalt, daß etwas ohne Vorsehung geschieht, ist für Galen zwangsläufig mit dem der Zufälligkeit des Geschehens verknüpft. Auf Grund dieser Erwägungen habe ich die Textergänzung um den Ausdruck κατὰ τύχην erweitert. Gestützt wird die Konjektur sachlich und sprachlich durch den Gebrauch dieser Wendung Zeile 27 in einem Textstück (Zeile 26–27 μηδέν), das sich auf unsere Stelle zurückbezieht (ἄπιστον, Zeile 26, nimmt den Ausdruck οὐδὲ ... οἷόν τε πεισθῆναι, Zeile 12f., wieder auf).

In der emendierten Fassung bringt unser Textabschnitt die gegensätzlichen Begriffe τύχη („Zufall") und τέχνη („Kunstfertigkeit", in dem Adverb τεχνικῶς enthalten) zur Geltung; vgl. hiermit die Formulierung S. 98,4–6: ... τὴν τέχνην τοῦ κατασκευάσαντος ἡμᾶς, ἣν οὐχ οἷόν τ' ἐστὶν ... εἰς τύχην ἄλογον ἀναφέρειν. Dem an unserer Stelle angeschnittenen Thema widmet Galen in De usu partium (XI 7f.: II 129,11–137,22 Helmr. = III 864,18–876,17 K.) eine ausführliche Diskussion, in der das Begriffspaar τέχνη / τύχη (auch in Form abgeleiteter Wörter) die Darstellung beherrscht. Galen polemisiert dort gegen die Auffassung, daß die in jeder Hinsicht sinnvolle Einrichtung des Körpers auf den Zufall als Ursache zurückgeführt werden kann. Wie in unserem Text bezieht er sich auch im Zusammenhang dieser Ausführungen ausdrücklich auf Epikur, in diesem Fall außerdem auf den Arzt Asklepiades von Bithynien, deren Theorien von den Atomen (ἄτομοι) bzw. den (kleinsten) Masseteilchen (ὄγκοι) auch in ihrer Anwendung auf die Bildungsprozesse im Körper zu der Vorstellung von einer „Bewegung (dieser Partikeln) auf gut Glück" (κίνησις εὐτυχής), d.h. einer durch Zufall günstig ablaufenden Bewegung, führen (s. ebd. 8: 135,14–20; 136,6–9 Helmr. = 873,14–874,2. 13–16 K.).

S. 92,16 καθάπερ – 21: In einem Passus in De usu partium (XIV 5: II 295,7–15 Helmr. = IV 156,11–157,1 K.), der dem Text unserer Stelle, soweit es die technischen Apparate betrifft, in der Darstellungsweise weitgehend entspricht, erwähnt Galen die Konstrukteure von Planetarien (οἱ τὰς τῶν πλανωμένων ἀστέρων περιόδους μιμούμενοι διά τινων ὀργάνων). In beiden Texten liegt der Akzent auf der Feststellung, daß ein von außen vermittelter Bewegungsanstoß (ἀρχὴ κινήσεως) ausreicht, damit die Apparate (für eine gewisse Zeit) selbsttätig arbeiten. Derselbe Gesichtspunkt kommt in einer Bemerkung Galens in De semine zum Ausdruck, in der es heißt, Aristoteles lasse vom Sperma einen Bewegungsanstoß ausgehen, der im Menstrualblut fortwirkt; dies sei „wie bei den Wundergeräten" (ὥσπερ τοῖς θαύμασιν), die sich allein infolge eines solchen Anstoßes über eine sehr lange Zeit hin bewegen können (De sem. I 5,24: CMG V 3,1, S. 82,32–84,4). Den Begriff „Bewegungsanstoß" hat Galen von Aristoteles übernommen, wie er auch die Analogie selbst von ihm entlehnt hat (s. Arist., De generat. anim. II 1. 5: 734 b 7–16; 741 b 5–9; οἷον τὰ αὐτόματα τῶν θαυμάτων, ebd. 1: 734 b 10; ἀρχὴ ... κινήσεως ὥσπερ ἐν τοῖς αὐτομάτοις θαύμασι, ebd. 5: 741 b 8f.; s. hierzu Nickel, Zu Aristoteles' Vorstellung, S. 200f.[1]). An unserer Textstelle bleibt die

[1] Abweichend von meiner früheren Interpretation verstehe ich die Wendung ὅταν ἀρχὴ γένηται κινήσεως (Arist., De generat. anim. II 5: 741 b 8) jetzt in dem Sinne „wenn es zu einem Bewegungsanstoß gekommen ist" (nicht „wenn der Ursprung der Bewegung [d.h.

Frage offen, wodurch den Samen der Pflanzen und Lebewesen, nachdem sie von den Göttern die geeignete Einrichtung erhalten haben, dieser Bewegungsimpuls vermittelt wird, da die Götter, die in dem Vergleich den Konstrukteuren der Automaten entsprechen, im Unterschied zu diesen außer dem Einrichten „selbst nichts mehr tun“. Siehe auch De Lacy, in: CMG V 3,1, S. 214f., den Komm. zu S. 84,2–4 (mit weiterem antikem Parallelmaterial).

S. 94,1: Bei dem unpersönlichen Ausdruck τολμηρὸν (sc. ἐστί) fehlt in dem überlieferten Text der Infinitiv eines verbum dicendi als notwendige Ergänzung. Die Prüfung des Galenischen Sprachgebrauchs ergibt, daß der Autor das Adjektiv τολμηρός in persönlicher Konstruktion, das Adverb τολμηρῶς und τολμᾶν in vergleichbaren Wendungen mit Formen von ἀποφαίνεσθαι zu verbinden pflegt: τολμηρῶς ἀποφαίνονται (S. 90,15f.); ἀποφήνασθαι ... τολμήσας (S. 106,10); οἵ γε ... ἀποφαίνεσθαι τολμηροί (In Hipp. Prorrh. I comm. III 3: CMG V 9,2, S. 110,14f.); τολμηρῶς ἀποφήνασθαι (De plac. Hipp. et Plat. IX 9,7: CMG V 4,1,2, S. 598,27f.). Nach dem Vorbild des singulären Belegs ἀποφήνασθαι τολμηρὸν (Gal., De sympt. causis II 5: VII 191,10f. K.) habe ich ἀποφήνασθαι im Text hinzugefügt. Daß die Formulierung eine derartige Ergänzung erfordert, hat schon der Übersetzer Winter von Andernach erkannt (affirmare temerarium est Guint.).

S. 94,18f.: Galen selbst zählt sechs Muskeln, die die Zunge bewegen (zum Folgenden s. De musc. dissect.: XVIII B 959,3–961,11 K.). Von diesen haben zwei ihren Ursprung an der Basis der Griffelfortsätze (processus styloidei; αἱ βελονοειδεῖς ἐκφύσεις, 959,9 K.) der beiden Schläfenbeine, während die vier anderen Muskeln (zwei Paare) von verschiedenen Teilen des Zungenbeins (os hyoideum; τοῦ ... ὀστοῦ ..., ὃ καλοῦμεν ὑοειδές τε καὶ λαμβδοειδές, 959,12–14 K.) ihren Ausgang nehmen. Je nach ihrer Lage bewegen diese Muskeln die Zunge in seitlicher, schräger oder gerader Richtung. Unterhalb von ihnen befinden sich an den unteren Partien des Organs auch noch Muskeln mit quer verlaufenden Fasern (τὰς ἐγκαρσίας ἔχοντες ἶνας, 961,8 K.); sie entspringen in der ganzen Zunge und können sie heben und krümmen. Vgl. auch Gal., De anat. administr. X: II 51,12–54,35 Simon.

Einer Bemerkung Galens an anderer Stelle (De motu musc. I 4: IV 383, 10–16 K.) ist zu entnehmen, daß von manchen die falsche Auffassung vertreten wurde, die Zunge sei ein einziger Muskel, was, wie er feststellt, bedeutete, daß ein einziger Muskel für die Ausführung vieler (verschiedener) Bewegungen zuständig wäre. Im übrigen hält Galen die Kenntnis der Zungenmuskeln, was ihre Zahl und ihr Aussehen betrifft, unter dem Gesichtspunkt der praktischen Tätigkeit des Arztes nicht für erforderlich (s. De anat. administr. II 2: S. 75,11–13 Garofalo = II 284,12–14 K.; De usu part. XVII 1: II 441,5–10 Helmr. = IV 351,10–15 K.).

S. 94,22 καί – αἰσθανόμενον: Der Gedanke, daß Körperteile wie eigenständige Lebewesen agieren, ist auch Galen selbst nicht fremd. In De propriis placitis (9,3: CMG V 3,2, S. 86,19–88,5) heißt es, jeder einzelne Teil des Lebe-

das Herz] entstanden ist“, ein Verständnis, das durch die Formulierung Γίγνεται δὲ πρῶτον ἡ ἀρχή. αὕτη δ' ἐστὶν ἡ καρδία ..., Zeile 15, nahegelegt wurde; doch ist die Bedeutung von ἀρχή in den beiden Fällen nicht identisch).

wesens verwalte sich selbst mit Hilfe der natürlichen Kräfte, die durch Anziehen und Ausscheiden, Verändern und Assimilieren von Substanzen die Wachstums- und Ernährungsvorgänge ermöglichen, indem dieser Körperteil „wie ein Lebewesen“ (καθάπερ τι ζῷον) seine Existenz aufrechterhält. Die an unserer Textstelle referierte Ansicht geht über diese Vorstellung noch hinaus, da hiernach jeder Zungenmuskel sogar über eine gewisse Wahrnehmungsfähigkeit verfügt.

S. 96,5 ὡς – 8: Bei dieser Erklärung des Bewegungsvorgangs wird anscheinend angenommen, daß sich die zu den Muskeln führenden Nerven durch Kontraktion verkürzen und dadurch die Muskeln mechanisch in Richtung auf das Nervenzentrum hin bewegen. Durch Vermittlung des betreffenden Muskels wird der mit ihm verbundene untere Knochen der Gelenkverbindung in diese Bewegung einbezogen. Der Muskel selbst übt hierbei keine aktive Funktion aus; er ist nur ein Zwischenglied, durch das der von den Nerven ausgehende Zug auf den Knochen übertragen wird.

Zu dem mit ὡς eingeleiteten genitivus absolutus (ὡς ἑλκόντων ... τῶν νεύρων) bei einem Ausdruck des Überzeugtseins (ἄλλην sc. δόξαν, Zeile 5) s. Kühner u. Gerth, Teil II, S. 93f.

S. 96,14–16: Mit diesem Satz ist folgendes gemeint: Die dem Willen unterliegenden Bewegungen des Organismus werden von dem Individuum bewußt initiiert. Deshalb kann man sich nicht vorstellen, daß das Sperma – vorausgesetzt, es ist die Instanz, die diesen Organismus schafft – die komplizierten Bewegungen, d.h. die Veränderungen, die bei der Keimesentwicklung vor sich gehen, gleichsam blind ablaufen läßt, ohne daß es selbst über eine Form von Bewußtsein verfügt. Dies wäre aber der Fall, wenn der Samen wie ein Automat strukturiert wäre (der Vergleich bezieht sich zurück auf S. 92,16–21).

S. 96,16–18: διὸ („Deshalb“) bezieht sich nicht auf die Aussage des unmittelbar vorangehenden Satzes, sondern auf die ganze bisher vorgetragene Argumentation zum Ablauf der Funktionen (ab S. 94,5). Auch ἐντεῦθεν („von dorther“, Zeile 18) ist nicht auf das direkt Vorangehende zu beziehen, sondern auf den von Galen in diesem Zusammenhang mehrfach herausgestellten Sachverhalt, daß die Individuen mit den Muskeln willkürliche Bewegungen ausführen, ohne die betreffenden Muskeln und ihre Funktion zu kennen (s. S. 94,10–18. 25–96,2. 8f.). Dieser Gedanke wird Zeile 27–29 als das Argument rekapituliert, das der These der nicht näher bezeichneten Personen (τῶν λεγόντων ... ὁ λόγος, Zeile 16f.) widerspricht.

S. 96,18–25: Das instinkthafte Verhalten der Tiere führt Galen in De usu partium (I 3: I 4,13–25 Helmr. = III 6,2–13 K.) in einem Kontext, in dem er nahezu die gleichen Beispiele gebraucht wie an unserer Stelle, darauf zurück, daß jedes Lebewesen über ein nicht anerzogenes Gespür für die Kräfte seiner eigenen Seele und für die Überlegenheit bestimmter Körperteile verfügt (αἴσθησις ... ἀδίδακτος ... τῶν τε τῆς ἑαυτοῦ ψυχῆς δυνάμεων καὶ τῶν ἐν τοῖς μορίοις ὑπεροχῶν, 4,23–25 Helmr. = 6,11–13 K.). Für Galen bestätigt sich an den beschriebenen Verhaltensweisen die hippokratische Sentenz, daß die Natur der Lebewesen der Unterweisung nicht bedarf (φύσιες γὰρ ζῴων ἀδίδακτοι, ebd.: 5,16f. Helmr. = 7,12 K.; in Anlehnung an Hipp., De alim. 39: CMG I 1, S. 82,28).

Obwohl der Autor in De usu partium die Aktionen der neugeborenen Tiere als seine eigene Beobachtung ausgibt (ἐγὼ ... πολλάκις εἶδον, I 3: I 4, 17f. Helmr. = III 6,6f. K.), handelt es sich bei diesen Beschreibungen doch zweifellos um literarische oder rhetorische Topoi. Dies ist mit Sicherheit daraus zu schließen, daß sich eine Zusammenstellung solcher Beobachtungen auch bei Lukrez findet (De rerum nat. V 1033–1040; Nachweis bei Moraux, Galien et Aristote, S. 135 Anm. 33; Dierauer, S. 198 Anm. 21; vgl. ebd., S. 215 mit Anm. 13); dabei stimmen in zwei Fällen die Beispiele mit denen in unserem Text überein. In dem Lehrgedicht heißt es: „Denn jeder (d.h. jedes Lebewesen) spürt (sentit) seine Kräfte (und hat ein Empfinden dafür), wozu er sie gebrauchen (abuti) kann. Bevor dem jungen Stier die Hörner gewachsen sind und an der Stirn hervorragen, greift er mit ihnen zornig an und dringt feindselig (auf den Gegner) ein (vgl. in unserem Text Zeile 21f.). Doch die Jungen der Panther und die Kleinen der Löwen setzen sich mit ihren Krallen und Tatzen und durch Beißen (morsu; vgl. δάκνειν, Zeile 23) dann schon zur Wehr, wenn sich die Zähne und Krallen kaum erst herausgebildet haben. Wir sehen ferner, daß das ganze Geschlecht der Vögel den Flügeln vertraut und bei den Schwingen flatternd Beistand sucht (vgl. Zeile 24f.)." Weitere Belege für den ‚sprichwörtlichen' Gebrauch solcher Beispiele in der lateinischen Literatur sind nachgewiesen bei A. Ernout u. L. Robin, Lucrèce, De rerum natura, Commentaire exégétique et critique, Paris 1962 (Collection de commentaires d'auteurs anciens), Bd. III (Nachdr. der Ausgabe von 1928), S. 143, Komm. zu V 1034. Galen hat demnach vorgeprägtes Gedankengut verwendet. Damit ist auch zu erklären, daß in unserem Text das an letzter Stelle angeführte Beispiel vom Verhalten der Vögel nicht zu der übergeordneten Aussage paßt, die der Autor exemplifizieren will, daß ‚sich' nämlich jedes Tier in einer typischen Weise ‚zur Wehr setzt' (φαίνεται ... ἀμυνόμενον, Zeile 20f.).

S. 96,25–29: Galens Argumentation ist folgendermaßen zu verstehen: Die angeborenen Verhaltensweisen der Tiere (s. Zeile 20–25) stützen die These, daß die Seele des Individuums den Körper um sich herum ausformt (s. Zeile 16f.). Denn die beschriebenen Aktionen scheinen darauf hinzudeuten, daß die Seele sogar den Nutzen derjenigen Körperteile kennt, die noch nicht voll ausgebildet sind. Diese Kenntnis beruht anscheinend darauf, daß die Seele selbst den Körper einrichtet. Doch das ist zu bestreiten. Wenn dies nämlich der Fall wäre, müßte den Menschen, die beliebige willkürliche Bewegungen ausführen, der Aufbau des Bewegungsapparates bekannt sein, d.h., die Vernunftseele müßte, wenn sie den Körper geschaffen hätte, dessen anatomische Struktur kennen. Da dieses Wissen aber nicht a priori gegeben ist, kann, soweit es die Menschen betrifft, die Vernunftseele nicht die Instanz sein, die für die Einrichtung des Körpers zuständig ist (s. auch S. 104,22–24). Die Frage, an welchen speziellen Seelenteil bei den Tieren in diesem Zusammenhang zu denken ist, wird von Galen nicht berührt. Da er die vorgetragene These aus dem dargelegten Grund nicht akzeptiert, sind deren weitere Implikationen für ihn ohne Interesse.

S. 96,31 ἐνίοις: Auf welche Personen Galen hier anspielt, habe ich nicht ermitteln können.

S. 98,8 σχῆμα – 10 ἀρτηρίας: Siehe oben, S. 147, den Komm. zu S. 86,29f.

S. 98,20 ⟨ι'⟩: In dem tradierten Text fehlt die sachlich notwendige Zahlenangabe, die syntaktisch das Prädikativum zu ὄντες bildet. Diesen Überlieferungsfehler hat schon der Übersetzer Felicianus erkannt, der den Passus in seiner lateinischen Version dem Sinn entsprechend emendiert hat (fines decem cum sint Felic.). Daß das Zahlwort „zehn" zu ergänzen ist, ergibt sich aus der Angabe Zeile 13 (σκοποὺς ι'). Die Zahlenangabe ist nach ὄντες einzufügen, da sich bei der Hinzufügung vor dem Partizip ein Hiat ergäbe (δέκα ὄντες). Vor dem folgenden π(ολὺ) konnte das Zahlzeichen in der Schreibung ῑ (so in L Zeile 13) beim Kopieren leicht übersehen werden.

S. 98,26–100,13: Dieser Abschnitt ist als autobiographisches Zeugnis Galens unter der Überschrift „Déceptions chez les philosophes" in französischer Übersetzung abgedruckt in dem Sammelband von Moraux, Galien de Pergame, S. 46 Nr. 8.

S. 100,3–9: Unter ‚figürlichen Beweisen' (γραμμικαὶ ἀποδείξεις, Zeile 5f.; ebenso S. 106,11f.) sind Beweise zu verstehen, die ‚wie in der Geometrie' (καϑ' ὃν ἐν γεωμετρίᾳ τρόπον, Zeile 4) auf graphischen Darstellungsformen beruhen. Solche Beweise gelten Galen als ‚einwandfrei' (vgl. ἄμεμπτον ἀπόδειξιν, Zeile 8). In einer Reminiszenz an seine akademischen Studien beschreibt Galen in De libris propriis (11: Scr. min. II 115,21–117,16 Müller = XIX 39,1–41,5 K.; vgl. die Übersetzung in: Moraux, Galien de Pergame, S. 44–46 Nr. 7), wie er in seinem Bemühen, bei den Philosophen „die Theorie der Beweisführung" (τὴν ἀποδεικτικὴν ϑεωρίαν, 116,1 Müller = 39,4 K.) zu erlernen, nach einer Methode suchte, die „bei jedem Untersuchungsgegenstand" (καϑ' ἕκαστον τῶν ζητουμένων, 116,11 Müller = 39,13 K.) zum Ziel führt. Ebenso wie in unserem Text (s. die Formulierung ἐναντία τῷ πρόσϑεν ἀπεφαίνετο, Zeile 7) gebraucht Galen auch dort den Topos von der enttäuschenden Meinungsverschiedenheit unter den Philosophen (αὐτοὺς τοὺς διαλεκτικωτάτους καὶ φιλοσόφους οὐ μόνον ἀλλήλοις ἀλλὰ καὶ ἑαυτοῖς ... διαφερομένους, 117,4–6 Müller = 40,13–15 K.; ἡ ... διαφωνία, 117,11f. Müller = 41,3f. K.). Da ihm von seinen philosophischen Lehrern verschiedener Schulzugehörigkeit (genannt sind hier speziell Stoiker und Peripatetiker) kein zuverlässiges Beweisverfahren vermittelt werden konnte, habe er sich auf das bewährte mathematische Wissen besonnen (τὰ κατὰ γεωμετρίαν ἀριϑμητικήν τε καὶ λογιστικὴν, 116,22f. Müller = 40,5f. K.), das in seiner Familie über mehrere Generationen hin tradiert worden war, und es vorgezogen, „den Typ der geometrischen Beweise anzuwenden" (τῷ τύπῳ τῶν γεωμετρικῶν ἀποδείξεων[1] χρῆσϑαι, 117,3f. Müller = 40,12f. K.; s. auch den synonymen Ausdruck ἀκολουϑῆσαι δὲ τῷ χαρακτῆρι τῶν γραμμικῶν ἀποδείξεων, 117,15 Müller = 40,17f. K.). Wie sich Galen diese Beweisform in der Anwendung auf philosophische Untersuchungsgegenstände vorgestellt hat, bleibt unklar. Siehe auch De Lacy, in: CMG V 4,1,2, S. 684, den Komm. zu S. 486,12.

S. 100,15 σμύρναν ... σμίλην ... σμῆγμα: Die Wörter sind wegen ihres gleichen Anlauts mit der Konsonantenfolge σμ- gewählt worden. An einer

[1] So lautet der von Müller emendierte Text. Handschriftlich ist der Passus in fehlerhafter Form überliefert: τὸν τύπον τὸν γεωμετρικὸν ἀποδείξει (nach der Angabe bei Müller); die korrupte Fassung ist bei Kühn abgedruckt.

Parallelstelle verwendet Galen die Beispiele στράγξ (*stranx*, „Tropfen") und σφίγξ („Sphinx") wegen der Konsonantenhäufung als schwer auszusprechende Wörter (δύσρητοι φωναί; In Hipp. Epid. VI comm. V 2: CMG V 10,2,2, S. 260, 23–25).

S. 100,19 ζῷα – 20: Hiermit greift Galen einen Gedanken wieder auf, den er im vorangehenden schon als „nicht überzeugend" (οὐ πιθανὸν) verworfen hatte (S. 94,22–25; 96,3f.).

S. 100,20–24: Die in dem Passus ἢ – διοικοῦσαν (Zeile 22f.) formulierte Alternative ist in freier Gedankenführung angeschlossen. Grammatisch hängt dieser Teil des Satzes ebenso wie die ihm vorangehende acc.-c.-inf.-Konstruktion ἄλλην – μορίων von τούτου δ' ἀκόλουθον ab. Doch der Sache nach ergibt sich die darin ausgedrückte Möglichkeit aus den vorgetragenen Überlegungen nicht. Denn eine ‚einzige, gemeinsame Seele' müßte, wenn sie den Körper geschaffen hat, dessen Struktur kennen, sie müßte aber als die einzige Instanz, die alle Teile verwaltet, auch die Funktionen der Vernunftseele in sich einschließen, d.h., dem Individuum, das die willkürlichen Bewegungen ausführt, wären unter dieser Voraussetzung die anatomischen und physiologischen Zusammenhänge bewußt; das ist aber nach Galens Argumentation gerade nicht der Fall.

Mit den Ausdrücken „Ausweglosigkeit" (ἀπορία), „mögliche Vorstellung" (δυνατὴ ἐπίνοια) und „sichere Erkenntnis" (βεβαία γνῶσις; Zeile 23f.) sind die drei Stufen bezeichnet, die Galen für die Möglichkeit ansetzt, bei der Untersuchung eines Gegenstandes zu einer Erkenntnis zu gelangen. Die unterste Stufe ist das Eingeständnis des Autors, überhaupt keine Einsicht gewinnen zu können: „ich gestehe ein, in einer ausweglosen Situation zu sein" (ἀπορεῖν ὁμολογῶ, S. 104,13. 15); „Das Problem ... ist ... von jedem Ansatzpunkt her unlösbar" (ἄπορος ... ὁ ... λόγος ἐκ πάσης λαβῆς ὑπάρχει, S. 98,3f.; ähnlich S. 96,29). Das nächsthöhere Niveau der Erkenntnis ist gegeben, wenn eine gewisse Plausibilität erreicht werden kann: das Ergebnis ist in geringerem oder höherem Grade „überzeugend" (τὸ πιθανόν, S. 104,14; πιθανώτερον, S. 66, 26; πιθανώτατον, S. 88,10. 13; 100,17); der ermittelte Sachverhalt ist „wahrscheinlich" (εἰκός, S. 62,25; 64,4). Bei der höchsten Stufe der erreichbaren Erkenntnis sind keine Zweifel an der Richtigkeit des Resultats mehr möglich: in diesem Fall liegt, wie es an unserer Stelle formuliert ist, eine „sichere Erkenntnis" vor (s. auch S. 94,20: βεβαίως γιγνώσκειν, „mit Sicherheit kennen"; S. 82,3: τὰ σαφῶς ... γιγνωσκόμενα, „das, was ... deutlich erkannt wird"). Die Gültigkeit einer Auffassung, die auf einer sicheren Erkenntnis beruht, resultiert daraus, daß sie ‚wissenschaftlich bewiesen' ist (vgl. S. 104,13: δόξαν ἀποδεδειγμένην ἐπιστημονικῶς). Vgl. auch Nutton, in: CMG V 3,2, S. 130, den Komm. zu S. 56,6–10; ferner A. Debru, Expérience, plausibilité et certitude chez Galien, in: Galeno: obra, pensamiento e influencia (Coloquio internacional celebrado en Madrid, 22–25 de Marzo de 1988), hrsg. v. J. A. López Férez, Madrid 1991, S. 31–40; bes. S. 33; 37.

S. 100,24–28: Der Begriff „Ideen" (ἰδέαι, Zeile 26) weist darauf hin, wie schon Moraux, Galien comme philosophe, S. 104 mit Anm. 144 (S. 114f.; s. auch dens., Der Aristotelismus, S. 770 mit Anm. 350), zu dieser Stelle bemerkt hat, daß es sich bei den Philosophen, auf die Galen anspielt, um Platoniker handelt („des Platoniciens qui n'étaient pas de très stricte observance"). Die hier referierte Auffassung von der beseelten Materie greift Galen im weiteren Verlauf des Textes noch einmal auf, wenn er S. 106,1 von der „Seele der Materie" (ἡ τῆς ὕλης ψυχή) spricht.

Soweit Galens Angaben erkennen lassen, ist die Materie nach der Vorstellung dieser Philosophen „von Ewigkeit her" (ἐξ αἰῶνος), also bereits im vorkosmischen Stadium, beseelt; mit ihrer Seele verfügt sie über das Vermögen, die Ideen wahrzunehmen (ἀποβλέπουσαν πρὸς τὰς ἰδέας), und indem sie sich an den Ideen als Vorbildern orientiert, bringt sie sich selbst in den Zustand geordneter Strukturen, in den des Kosmos (ἑαυτὴν κοσμεῖν).

Eine eindeutige Zuweisung der referierten Lehre an namentlich bekannte Vertreter des Mittelplatonismus, der als philosophische Richtung hier in Betracht kommt (s. Deuse, bes. S. 48–61, zu Attikos), ist nach den überlieferten Zeugnissen nicht möglich. Es sind nur Anklänge festzustellen. Bei der Seele, die vor der Entstehung des Kosmos mit der Materie verbunden ist, handelt es sich um die als irrational aufgefaßte Urseele[1]. Trotz dieser Eigenschaft ist die Seele der Materie nach der Aussage unseres Textes der Wahrnehmung fähig, da sie sich auf die Ideen hin ausrichten kann. Daß der Urseele ein Wahrnehmungsvermögen eigen ist und daß sie der Materie „Abbilder" (εἰκόνες) aus dem intelligiblen Bereich vermittelt, hat Plutarch angenommen (s. bes. De animae procr. in Tim. 24: 1024 C: ... τὴν ἐν μεταβολαῖς καὶ κινήσεσιν οὐσίαν, τοῦ τυποῦντος καὶ τοῦ τυπουμένου μεταξὺ τεταγμένην, διαδιδοῦσαν ἐνταῦθα τὰς ἐκεῖθεν εἰκόνας; zu dieser Problematik s. Deuse, S. 20–26). Der Vorstellungswelt der mittelplatonischen Philosophen ist aber der Gedanke fremd, daß sich die beseelte Materie (in einem kontinuierlichen Prozeß) selbsttätig strukturiert; denn mit dieser Annahme wird die Auffassung der Platoniker von der Entstehung des Kosmos als einem Schöpfungsakt des Demiurgen hinfällig (vgl. Moraux, Galien comme philosophe, Anm. 144 [S. 115], der mit einer Beeinflussung dieser Platoniker durch stoisches Gedankengut rechnet).

Die Seele der Materie, der hiernach die Funktion zukommt, in der Materie geordnete Strukturen zu schaffen, ist aber nach Galens Verständnis dennoch – verglichen mit der rationalen Weltseele (ἡ δι' ὅλου τοῦ κόσμου ψυχὴ ἐκτεταμένη, S. 104,25f.) – eine Seele niederen Ranges, der er keine so große Kunstfertigkeit zutraut, daß sie die Keimlinge ausformen könnte (s. S. 106, 1f.; vgl. auch Deuse, S. 59 Anm. 46). Wenn Galen andererseits an der vorlie-

[1] Zu vergleichen ist Galens Interpretation von Plat., Tim. 35 a 5f. in seinem Timaioskompendium, Compend. Tim. Plat. 4 a/b: S. 43 Kraus-Walzer; danach ist der Materie eine Bewegung eigen (<... et verba ,quod dividitur> in corporibus' pro motu materiae innato interpretatus est [sc. Plato]), die ihr von Ewigkeit her (ab aeterno) innewohne; wenn nun nach Platons Auffassung die Seele das Prinzip der Bewegung (principium ... movendi) sei, die Materie sich aber durch sich selbst bewege, so ergebe sich daraus, daß die Materie beseelt sei; jene ihr innewohnende Seele sei jedoch in einem verworrenen Zustand (perturbatam) und bewege sich ohne jede bestimmte Ordnung (sine ullo ordine definito). Deuse, S. 49–51; 52f., hat an einem Indiz in dem Satz, der diesem Passus folgt, wahrscheinlich gemacht, daß Galen seine Deutung einer bestimmten mittelplatonischen Timaiosinterpretation, und zwar der seines Zeitgenossen Attikos, entlehnt hat.

genden Stelle, durch die Lehrmeinung der erwähnten Philosophen veranlaßt, mit dem Gedanken spielt, „die Seele, die uns ausgeformt hat, und diejenige, die sich jetzt jedes einzelnen Körperteils bedient, müsse eine einzige sein" (ἔτι – μορίων, Zeile 26–28), so denkt er sich in diesem Fall die Seele der Materie doch als eine einheitliche rationale Größe, die mit der Urseele nach den Vorstellungen der Platoniker nicht gleichzusetzen ist.

Wie zuverlässig Galen das philosophische Lehrgut referiert hat, ist fraglich. Zumindest können in der wiedergegebenen Lehre, da sie als Meinungsäußerung mehrerer Philosophen ausgewiesen ist (s. Zeile 25: τινῶν φιλοσόφων λεγόντων), divergierende Einzelheiten unterschiedlicher Herkunft zusammengefaßt worden sein. Daß sich Galen bei seinen Anspielungen auf das ihm vorgegebene Material dessen gedanklichen Kontext bis ins einzelne klargemacht hätte, ist unwahrscheinlich.

S. 100,30–102,7: Der Ausdruck στοιχεῖα („Elemente"; vgl. τῶν στοιχειωδῶν φωνῶν, Zeile 30) im Sinne der kleinsten phonetischen Einheiten, nach denen die Silben die nächsthöhere Position einnehmen, findet sich schon bei Platon (Crat. 424 b–d; s. ebd. 426 d: τὸ ... ῥῶ τὸ στοιχεῖον; ferner Phileb. 18 b/c). Dabei wird wie auch in späteren Zeugnissen zwischen den Lauten und ihrer schriftlichen Fixierung, den Buchstaben (γράμματα), nicht differenziert. Nach Aristoteles' Definition ist das στοιχεῖον im sprachlichen Bereich ein „unteilbarer Laut ..., aus dem ein zusammengesetzter Laut (d.h. eine Silbe) gebildet werden kann" (φωνὴ ἀδιαίρετος ... ἐξ ἧς πέφυκε συνθετὴ γίγνεσθαι φωνή, De arte poet. 20: 1456 b 22f.).

Mehrere Sachverhalte, die Galen an der vorliegenden Stelle erwähnt, sind auch von Aristoteles zur Sprache gebracht worden: die Artikulation mit Hilfe der beweglichen Zunge (τῆς γλώττης, S. 102,2; vgl. Arist., Hist. anim. IV 9: 535 a 30–b 3; διάλεκτος δ' ἡ τῆς φωνῆς ἐστι τῇ γλώττῃ διάρθρωσις, ebd.: Zeile 30f.; De part. anim. II 17: 660 a 17–23; ... πρὸς τὴν τῶν γραμμάτων διάρθρωσιν ... ἡ μαλακὴ καὶ πλατεῖα [sc. γλῶττα] χρήσιμος, ebd.: Zeile 22f.), speziell durch den Kontakt dieses Organs mit bestimmten Partien der Mundhöhle (στηριζομένης ... ἀνακλωμένης ..., S. 102,1–4; vgl. Arist., De part. anim. II 16: 660 a 5f.: τὰ μὲν γὰρ [sc. γράμματα] τῆς γλώττης εἰσὶ προσβολαί; De arte poet. 20: 1456 b 26. 27. 28f.: ἄνευ προσβολῆς, μετὰ προσβολῆς [sc. τῆς γλώττης]), und die Rolle der Schneidezähne bei der Artikulation (πρὸς τοὺς τομέας ὀνομαζομένους ὀδόντας, S. 102,2; vgl. Arist., De part. anim. III 1: 661 b 14f.: πολλὰ γὰρ πρὸς τὴν γένεσιν τῶν γραμμάτων οἱ πρόσθιοι τῶν ὀδόντων συμβάλλονται).

Daß sich die Art und Weise, wie die Luft ausgeatmet wird, entscheidend auf die Artikulation auswirkt (ὥσπερ – βραχύ, S. 102,4–7), ist von Aristoteles nach meiner Kenntnis nicht beobachtet worden; wohl aber stellt er fest, daß die Lungenatmung die Grundvoraussetzung für die Existenz der Stimme ist (Hist. anim. IV 9: 535 a 28–30: φωνεῖ μὲν οὖν οὐδενὶ τῶν ἄλλων μορίων οὐδὲν πλὴν τῷ φάρυγγι· διὸ ὅσα μὴ ἔχει πνεύμονα, οὐδὲ φθέγγεται). Zu Aristoteles vgl. Dierauer, S. 126.

Eine detaillierte Erörterung der von Galen berührten Thematik enthält das 14. Kapitel der Schrift De compositione verborum des Dionysios von Halikarnassos (S. 101,17–110,2 Aujac-Lebel). Danach sind die Elemente (στοιχεῖα) und die Buchstaben (γράμματα) die „Grundbestandteile der artikulierten menschlichen Stimme" (Ἀρχαὶ ... τῆς ἀνθρωπίνης καὶ ἐνάρθρου φωνῆς), die keine weitere Zerteilung (διαίρεσις) mehr zulassen (De comp. verb. 14,1: S. 101,17–19 Aujac-Lebel; vgl. Gal., In Hipp. De nat. hom. comm. I prooem.: CMG V 9,1, S. 5,18–20). Der Autor bezeichnet die Vokale (φωνήεντα), die sogenannten Halbvokale (ἡμίφωνα) und die Konsonanten (ἄφωνα) auch als „die ersten und elementaren Lautwerte" (τὰς πρώτας τε καὶ στοιχειώδεις φωνῆς δυνάμεις) und spricht von ihnen als den „Lautelementen" (τὰ ... τῆς φωνῆς στοιχεῖα, ebd. 14,4. 5: S. 102,13–19; 103,4 Aujac-Lebel). Dieses Gebiet falle am ehesten in die Zuständigkeit der Grammatik, der Metrik und auch der Philosophie (s. ebd. 14,6: S. 103,6–8 Aujac-Lebel). Auf Autoren nicht überlieferter Spezialschriften aus diesen Disziplinen wird sich Galens Formulierung Οἱ ... ἐπιχειρήσαντες εἰπεῖν τι περὶ τῶν στοιχειωδῶν φωνῶν (Zeile 30) beziehen.

Für die Interpretation unserer Stelle sind in dem Text des Dionysios außer den terminologisch relevanten Bemerkungen besonders die Ausführungen zur Artikulation der „Halbvokale" (λ, μ, ν, ρ, σ) und der Konsonanten, speziell der Dentale (τ, θ, δ), von Interesse. Prinzipiell beschreibt der Autor die Artikulation als das Einwirken des Artikulationsapparates (Zunge, Zähne und Lippen) auf den Strom der Atemluft, bisweilen auch als das Zusammenwirken der Atmungsorgane und des Artikulationsapparates. So wird das λ in der Weise artikuliert, daß „sich die Zunge zum Gaumen hebt und die Luftröhre die Atemluft zurückhält" (τῆς γλώττης πρὸς τὸν οὐρανὸν ἀνισταμένης καὶ τῆς ἀρτηρίας συνεχούσης τὸ πνεῦμα, De comp. verb. 14,16: S. 106,5–7 Aujac-Lebel). Das ν wird gebildet, „indem die Zunge den Strom der Atemluft blokkiert und den Schall zu den Nasenöffnungen hin umleitet" (τῆς γλώττης τὴν φορὰν τοῦ πνεύματος ἀποκλειούσης καὶ μεταφερούσης ἐπὶ τοὺς ῥώθωνας τὸν ἦχον, ebd. 14,17: S. 106,9–11 Aujac-Lebel). Für die Artikulation der Dentale τ, θ und δ gilt, daß „die Zunge vorn in der Mundhöhle gegen die oberen Zähne gepreßt wird", daß „sie danach von der Atemluft fortgestoßen wird und ihr so an den Zähnen den Durchgang freigibt" (τῆς γλώττης ἄκρῳ τῷ στόματι προσερειδομένης κατὰ τοὺς μετεωροτέρους ὀδόντας, ἔπειθ' ὑπὸ τοῦ πνεύματος ἀπορραπιζομένης καὶ τὴν διέξοδον αὐτῷ περὶ τοὺς ὀδόντας ἀποδιδούσης, ebd. 14,25: S. 109,1–5 Aujac-Lebel). Aus dem Vergleich dieser Proben mit dem vorliegenden Passus unserer Schrift wird deutlich, daß Galens zusammenfassende Darstellung auf Texten beruht, in denen die Thematik ähnlich wie bei Dionysios abgehandelt worden war. Zu den erörterten Fragen s. W. Ax, Laut, Stimme und Sprache. Studien zu drei Grundbegriffen der antiken Sprachtheorie, Göttingen 1986 (Hypomnemata 84), bes. S. 116–118; 126–136; 213–215; speziell zu Galen vgl. auch H. Baumgarten, Galen, Über die Stimme. Testimonien der verlorenen Schrift Περὶ φωνῆς; Pseudo-Galen, De voce et hanelitu; Kommentar, Diss. Göttingen 1962, S. 251–257.

S. 102,10–19 φιλονεικοῦν: Zu den vorgetragenen Thesen s. oben, S. 133–137, den Komm. zu S. 78,12–16.

S. 102,15 εἶτ' – 19 φιλονεικοῦν: Nach dieser Darstellung haben die Personen, gegen die Galen polemisiert, den folgenden Gedankengang entwickelt: daraus, daß das Herz die übrigen Körperteile ausformt (s. Zeile 14), ergibt sich, daß es der Sitz des überlegenden Seelenteils (τὸ βουλευόμενον ἡμῶν μέρος τῆς ψυχῆς, Zeile 16) ist; wenn die letzte Feststellung zutrifft, sind auch der begehrende (τὸ ... ἐπιθυμοῦν, Zeile 17f.) und der zürnende und streitsüchtige Teil der Seele (τὸ θυμούμενόν τε καὶ φιλονεικοῦν, Zeile 18f.) im Herzen zu lokalisieren. Für Chrysipp, der in den Kreis der kritisierten Persönlichkeiten einzubeziehen ist (s. oben, S. 133–137, den Komm. zu S. 78,12–16), bezeugt Galen aber selbst, daß er in entgegengesetztem Sinn argumentiert hat: „Wo die Affekte der Seele (τὰ πάθη τῆς ψυχῆς) sind, dort ist auch der führende Teil (τὸ ἡγεμονικόν); die Affekte der Seele sind aber im Herzen; in ihm ist also auch der führende Teil" (De plac. Hipp. et Plat. VIII 1,10: CMG V 4,1,2, S. 482,11–13; vgl. auch ebd. z.B. IV 1,4; V 1,2: S. 234,16–20; 292,7–11). In die von Galen an unserer Stelle gewählten Formulierungen übertragen, heißt dies, daß das Herz als Sitz des zürnenden Seelenteils auch Sitz des überlegenden Seelenteils ist, nicht umgekehrt.

S. 102,22–26: Zu den Phasen der Ausformung s. oben, S. 125–127, den Komm. zu S. 70,13f.

S. 102,27f.: Die Vererbung individueller Merkmale auf die folgende Generation beruht nach Galens Auffassung vorwiegend auf dem Wirken des Spermas beider Elternteile. Dabei muß, wie Galen annimmt, auf der mütterlichen Seite der Samen durch das Menstrualblut unterstützt werden; denn das weibliche Sperma allein könnte sich wegen seiner geringeren Menge und seiner minderen Qualität gegenüber dem männlichen Zeugungsbeitrag niemals durchsetzen. Daß der weibliche Zeugungsanteil bei der Weitergabe individueller Eigenschaften dominieren kann, zeigt sich aber daran, daß erfahrungsgemäß mütterliche und väterliche Merkmale gleichermaßen vererbt werden. Andererseits fungiert das Menstrualblut im Vererbungsprozeß als der maßgebliche Träger der Artvererbung. Doch wird auch dem männlichen Samen eine gewisse Wirkung in diesem Erbgang beigemessen. Siehe Lesky, S. 186–193 (mit zu starker Betonung der ‚eklektisch-kompilatorischen Natur' [S. 193] der Galenischen Vererbungslehre); Nickel, Untersuchungen, S. 33f.; 42f.

S. 102,28–104,8: Die möglicherweise im Samen enthaltene Seele (ἡ ... ψυχὴ ... ὡς ἐν τῷ σπέρματι περιεχομένη, Zeile 28 – S. 104,2) ist mit dem vegetativen Seelenteil identisch (s. S. 104,17f.: τὴν ἐν τῷ σπέρματι ψυχήν, τὴν φυτικὴν μὲν ὑπὸ τῶν περὶ τὸν Ἀριστοτέλη καλουμένην ...). Die Weitergabe individueller Merkmale von den Eltern an die Kinder (s. Zeile 27f.) läßt darauf schließen, daß das Sperma Träger der Faktoren ist, die die Ähnlichkeit bewirken. Faßt man die Vermittlung individueller Eigenschaften als Funktion der ‚den Körper ausformenden Seele' auf, so ist nach Galens Erwägung anzunehmen, daß diese Seele von den Eltern durch den Samen in den auszuformenden Keimling eingeht. Über die Substanz dieser Seele eine Aussage zu treffen, sieht er sich außerstande (s. unten, S. 170–173, den Komm. zu S. 106,7–13). Denn das von ihm anschließend vorgelegte doxographische Material mit divergierenden Auffassungen zu den Relationen von Seele, Sperma und Menstrualblut im Keimbildungsprozeß läßt in dieser Hinsicht keine eindeutigen Schlüsse zu; lediglich in einem Fall wird dieses Problem überhaupt berührt, wenn von der Seele angenommen wird, daß sie unkörperlich ist (ἀσώματον ὑπάρχουσαν τὴν ψυχήν, S. 104,3).

Die vorgetragenen Lehrmeinungen mit bestimmten philosophischen Richtungen zu verbinden bereitet gewisse Schwierigkeiten. In dem Referat S. 104,3 πεπεισμένων – 7 αἷμα sieht Moraux, Galien comme philosophe, S. 104 mit Anm. 145 (S. 115; vgl. dens., Der Aristotelismus, S. 770), sicher zu Recht das Echo von Diskussionen, die in peripatetischen Kreisen über die Beziehungen zwischen der Seele und dem Samen geführt worden sind. Einige Details der skizzierten Auffassungen sind in dieser oder in ähnlicher Form schon bei Aristoteles selbst nachzuweisen; zum anderen sind Anklänge an Meinungsäußerungen peripatetischer Philosophen festzustellen. So spricht Aristoteles von dem „Körper der Samenflüssigkeit, in dem der Samen (?) des seelischen Prinzips mit abgeht" (Τὸ δὲ τῆς γονῆς σῶμα ἐν ᾧ συναπέρχεται †τὸ σπέρμα† τὸ τῆς ψυχικῆς ἀρχῆς, De generat. anim. II 3: 737 a 7–9; vgl. in unserem Text den Passus ἀσώματον ὑπάρχουσαν τὴν ψυχὴν συνεισέρχεσθαι τῷ σπέρματι, S. 104,3f.). Die Meinung, daß das männliche Individuum mit seinem Sperma außer der Form, dem gestaltenden Prinzip, auch das Material für den künftigen Keimling beitrage, während das weibliche Wesen nur das Material beisteuere (... ὅτι τὸ μὲν θῆλυ τὴν ὕλην μόνην τῷ κυηθησομένῳ συμβάλλεται, τὸ δ' ἄρρεν καὶ ταύτην μέν, ἀλλὰ καὶ τὸ εἶδος; vgl. an unserer Stelle die Formulierung χρωμένην αὐτῷ [sc. τῷ σπέρματι] πρὸς τὴν τοῦ κυηθησομένου διάπλασιν ὡς ὕλῃ προσηκούσῃ, S. 104,4f.), haben nach Galens Zeugnis einige zeitgenössische Philosophen, „Aristoteliker und Peripatetiker", im Rahmen ihrer Aristotelesinterpretation vertreten (De sem. I 3,1. 6: CMG V 3,1, S. 68,3f. 20–23)[1]. Nach dem Wortlaut unseres Textes zu urteilen, haben sich die betreffenden Personen den Samen jedoch eher als das einzige in Betracht kommende Material vorgestellt. Die Auffassung vom Sperma als einem Werkzeug (ὄργανον ὑπάρχειν ... τὸ σπέρμα, S. 104,6) ist bei Aristoteles selbst zu belegen, nach dessen Aussage sich die Natur beim männlichen Individuum des Samens als eines Werkzeugs bedient, das aktuell eine Bewegung ausübt (... ἡ φύσις ἡ ἐν τῷ ἄρρενι ... χρῆται τῷ σπέρματι ὡς ὀργάνῳ καὶ ἔχοντι κίνησιν ἐνεργείᾳ ..., De generat. anim. I 22: 730 b 19–22). Ebenso geht die These, das Blut der Mutter stelle das Material dar (ὕλην ... εἶναι τὸ τῆς μητρὸς αἷμα, S. 104,6f.), offensichtlich auf Aristoteles zurück, der das Menstrualblut, „den Rückstand des weiblichen Individuums" (τὸ περίττωμα τὸ τοῦ θήλεος), als den spezifischen Zeugungsanteil des weiblichen Geschlechts wertete, das zur Entstehung das Prinzip des Materials (ὕλης sc. τὴν ἀρχήν) beitrage (s. ebd. I 2. 21; II 3: 716 a 4–7; 729 b 6–8; 737 a 20–22); „denn im Rang des ersten Materials steht seiner natürlichen Beschaffenheit nach das Menstrual-

[1] Es ist behauptet worden, Galen referiere S. 104,3–7 in anonymer Form die beiden unterschiedlichen Thesen peripatetischer Philosophen, mit denen er sich in De semine auseinandergesetzt hat (so P. Accattino, Alessandro di Afrodisia e la trasmissione della forma nella riproduzione animale, Atti della Accademia delle Scienze di Torino, Classe di Scienze Morali, Storiche e Filologiche 122, 1988, S. 90). Das trifft nicht zu, da im einzelnen kaum Berührungspunkte gegeben sind. Die andere der beiden von „Aristotelikern" vorgetragenen Interpretationen besagt, daß der Samen des männlichen Individuums dem Menstrualblut einen Bewegungsimpuls vermittele und danach wieder ausgeschieden werde, ohne zu einem Teil der Körpersubstanz der Keimlinge zu werden (s. Gal., De sem. I 3,2: CMG V 3,1, S. 68,6–9). Zu dieser Kritik Galens s. Nickel, Untersuchungen, S. 30f.

blut" (κατὰ γὰρ τὴν πρώτην ὕλην ἐστὶν ἡ τῶν καταμηνίων φύσις, ebd. I 20: 729 a 32f.).

Die Wendung „während (wieder) andere das Gegenteil behaupten" (λεγόντων ἑτέρων τἀναντία, S. 104,7) bezieht sich, wie der folgende Satz zeigt, auf die Rolle des Spermas, das von den betreffenden Personen nicht lediglich als Werkzeug (s. S. 104,6), sondern als „der Werkmeister selbst" (τεχνίτης αὐτὸς) angesehen wird. Diese Personengruppe hat v. Arnim mit den Stoikern gleichgesetzt (SVF II, S. 211,42f.). Der Ansatzpunkt für diese Identifizierung war formal mit der folgenden Bemerkung Galens gegeben, er habe sich mit den zur Debatte stehenden Fragen speziell in einer Schrift zu der Seelenlehre Chrysipps befaßt (S. 104,9–11). Da Galen jedoch in demselben Kontext auch auf eine eigene Arbeit zu Platons Aussagen über die Seele verweist (S. 104, 11f.), berechtigt die Erwähnung der Person Chrysipps allein noch nicht dazu, die S. 104,7f. wiedergegebenen Ansichten zu stoischem Gedankengut zu erklären.

Die Gleichsetzung des Spermas mit dem Werkmeister scheint als typisch stoische Vorstellung nicht sicher bezeugt zu sein[1]. Die Bedeutung, die von manchen dem im Samen enthaltenen Pneuma (τὸ περιεχόμενον ἐν αὐτῷ [sc. τῷ σπέρματι] πνεῦμα) beigemessen wird, mag darauf hinweisen, daß mit dieser Notiz tatsächlich Vertreter der Stoa gemeint sind. Denn schon für den Schulgründer, Zenon von Kition, ist bezeugt, er habe den Samen als „Pneuma in Verbindung mit einer Flüssigkeit" (πνεῦμα μεϑ' ὑγροῦ) aufgefaßt (Zenon, Fr. 128: SVF I, S. 36,2f.; vgl. ebd., Zeile 11f.). Der entscheidende Anteil des Pneumas am Samen wird auch in anderen Spermadefinitionen stoischer Herkunft hervorgehoben (s. z.B. Chrys., Fr. 741. 742: SVF II, S. 211,24–26. 29f. 35f.; zur Samenlehre der Stoiker s. Lesky, S. 163–169, deren Bewertung unserer Textstelle, S. 164, wegen der nicht gesicherten Zuordnung dieses Materials in Frage gestellt wird; J. Kollesch, Untersuchungen zu den pseudogalenischen Definitiones medicae, Berlin 1973 [Schriften zur Geschichte und Kultur der Antike 7], S. 95f.). Jedoch kann die in dem vorliegenden Passus wiedergegebene Anschauung von der den Entwicklungsprozeß bestimmenden Funktion des Pneumas auch aus einer Bemerkung des Aristoteles abgeleitet worden sein (De generat. anim. II 3: 736 b 33–737 a 1): danach ist im Samen aller Wesen die sogenannte Wärme (τὸ καλούμενον ϑερμόν) als der Faktor enthalten, der das Sperma zeugungsfähig macht (γόνιμα … τὰ σπέρματα); diese Wärme sei aber „das im Samen, d.h. in dem schaumigen Gebilde, eingeschlossene Pneuma und die im Pneuma präsente (spezifische) Natur" (τὸ ἐμπεριλαμβανόμενον ἐν τῷ σπέρματι καὶ ἐν τῷ ἀφρώδει πνεῦμα καὶ ἡ ἐν τῷ πνεύματι φύσις). Demnach könnte es sich bei den ‚anderen' (ἑτέρων, S. 104,7) sehr wohl auch um spezielle Gruppierungen unter den Peripatetikern handeln.

S. 104,9–12: Galen verweist auf zwei eigene Arbeiten spezieller Thematik, die uns nicht vorliegen und die zumindest in dieser Form von ihm sonst

1 Nach Chrys., Fr. 745: SVF II, S. 212,15–17, verwandelt sich der Samen, wenn er sich in der Gebärmutter festgesetzt hat, „in Natur" (εἰς φύσιν). Erst diese Natur sei „gleichsam ein Werkmeister" (οἷα τεχνίτης). Auch in diesem Fall ist die Zuweisung an Chrysipp problematisch.

nicht bezeugt sind. Ein Buch, das Erörterungen über Chrysipps Aussagen in seinem Werk Über die Seele enthält, wird von Galen in De libris propriis im Zusammenhang mit seinen Arbeiten zur stoischen Philosophie nicht aufgeführt (vgl. De libris propr. 15 [16]: Scr. min. II 123,10–18 Müller = XIX 47,11–17 K.; Ilberg, Rhein. Mus. 52, 1897, S. 600 [= S. 101], geht in seiner Besprechung der diesem Komplex zugehörigen Titel auf die fragliche Schrift nicht ein). Die Formulierung μοι ... ἰδίᾳ γέγραπται κατά ... τὸ βιβλίον ... („ist von mir gesondert geschrieben worden ... in dem Buch ...") spricht eindeutig dafür, daß es sich um eine eigenständige Arbeit gehandelt hat. Schon aus diesem Grund ist die These abzulehnen, der Verweis müsse sich auf De placitis Hippocratis et Platonis beziehen, und zwar auf den verlorenen Abschnitt am Anfang des ersten Buches, da sich in dem erhaltenen Bestand dieses Werkes im Zusammenhang mit Chrysipp keine Darlegungen zu dem in unserem Text behandelten Thema finden (so Tieleman, S. 45f. Anm. 31; auch De Lacy, in: CMG V 4,1,2, S. 40, deutet die Möglichkeit an, mit dem vorliegenden Hinweis sei De placitis gemeint). Dagegen spricht aber besonders der Umstand, daß Galen an einer früheren Stelle unserer Schrift (S. 82,19) den Titel dieses Werkes in seiner üblichen Form wörtlich zitiert (ἐν τοῖς Περὶ τῶν Ἱπποκράτους καὶ Πλάτωνος δογμάτων ὑπομνήμασιν). Es wäre deshalb unverständlich, daß er sich im vorliegenden Fall bei einem beabsichtigten Verweis auf De placitis einer so verschlüsselten Umschreibung bedient haben sollte, die dem Leser eine Identifizierung der gemeinten Schrift sehr erschwert hätte. Obwohl andere Zeugnisse fehlen, liegt die Vermutung am nächsten, daß sich Galen auf eine nicht mehr erhaltene Abhandlung speziellen Inhalts bezieht, die ein einzelnes Buch ausmachte (vgl. Nutton, in: CMG V 3,2, S. 181, den Komm. zu S. 94,12–17, der ebenfalls mit einer speziellen Schrift rechnet).

Der Titel des Buches läßt sich aus dem Wortlaut des Textes nicht mit Sicherheit rekonstruieren. Zieht man den Titel des Galenischen Timaioskommentars zum Vergleich heran (Περὶ τῶν ἐν τῷ Πλάτωνος Τιμαίῳ ἰατρικῶς εἰρημένων, Gal., De libris propr. 13 [14]: Scr. min. II 122,9f. Müller = XIX 46,12 K.), so ist der Schluß möglich, daß die Angabe an unserer Stelle den entsprechenden Schriftentitel ziemlich wörtlich wiedergibt, der Περὶ τῶν ὑπὸ Χρυσίππου λελεγμένων ἐν τοῖς Περὶ ψυχῆς gelautet haben könnte, wobei eventuell noch der spezielle Gegenstand der Äußerungen Chrysipps angegeben war.

Ähnlich sind die Verhältnisse bei der Abhandlung über die vermeintlichen Widersprüche in der Seelenlehre Platons, auf die der Autor anschließend verweist (Zeile 11f.). Auch sie wird von Galen in dem entsprechenden Schriftenverzeichnis nicht erwähnt (vgl. De libris propr. 13 [14]: Scr. min. II 122,7–18 Müller = XIX 46,11–19 K.: Arbeiten zur Philosophie Platons). Da dieser Traktat ebenfalls nur aus einem einzigen Buch bestand (vgl. die Angabe καθ' ἕτερον sc. βιβλίον, Zeile 11), ist es sehr unwahrscheinlich, daß er mit dem in De libris propriis aufgeführten, nicht erhaltenen Werk Περὶ τῶν τῆς ψυχῆς μερῶν καὶ δυνάμεων in drei Büchern (122,14f. Müller = 46,16f. K.) identisch ist (mit dieser Möglichkeit rechnet Nutton, in: CMG V 3,2, S. 195, Komm. zu S. 104,15–106,2). Auch in diesem Fall ist anzunehmen, daß es sich um eine gesonderte Schrift handelt, die nicht überliefert ist (vgl. De Lacy, in:

CMG V 4,1,2, S. 707, den Komm. zu S. 600,7–10: „Galen himself wrote a work [now lost] περὶ ὧν ἑαυτῷ διαφέρεσθαι δοκεῖ Πλάτων . . .").

Einen Eindruck davon, was diese Schrift neben anderem enthalten haben könnte, vermittelt eine längere Passage in Galens Abhandlung De propriis placitis (13,4–6: CMG V 3,2, S. 104,15–108,10)[1]. Nach dieser Argumentation (13,4: S. 104,15–106,2) habe Platon prinzipiell die Auffassung vertreten, daß (nur) die Lebewesen beseelt sind (ἔμψυχα ... τὰ ζῷα), während die Mineralien und alle Pflanzen zu den unbeseelten Körpern (τῶν ἀψύχων σωμάτων) gehören. Wenn er dagegen im Timaios davon spreche, „die Weltseele sei über den ganzen Kosmos hin ausgebreitet" (εἰς ὅλον τὸν κόσμον ἐκτετάσθαι ... τὴν ψυχὴν αὐτοῦ) – damit haben auch die Pflanzen an ihr teil –, so stehe dies hierzu nicht im Widerspruch, indem Platon „Dinge sagte, die seiner eigenen Ansicht entgegengesetzt sind" (τἀνδρὸς ἑαυτῷ τἀναντία λέγοντος; vgl. in unserem Text die Formulierung ἑαυτῷ διαφέρεσθαι δοκεῖ Πλάτων, Zeile 11f.). Die Diskrepanz erkläre sich daraus, daß die im Timaios vorgetragene Anschauung von der Natur im Unterschied zu Platons anderen Meinungsäußerungen nur für einen sehr kleinen Kreis wissenschaftlich gebildeter Zuhörer bestimmt sei (τὴν φυσικὴν θεωρίαν ὀλιγίστοις ἀκροαταῖς κατακολουθεῖν ἐπιστημονικοῖς λόγοις δυναμένοις). In dem gleichen Zusammenhang weist Galen darauf hin, er habe in anderen Abhandlungen (δι' ἑτέρων ὑπομνημάτων) dargelegt, aus welchen Beweggründen Platon zu dieser (abweichenden) Auffassung gekommen sei (13,6: S. 106,24–27). Zu diesen Schriften gehört wahrscheinlich auch das Buch, auf das Galen an unserer Stelle anspielt.

S. 104,12–14: Zu Galens Aporie in der Frage der Seelensubstanz s. unten, S. 170–173, den Komm. zu S. 106,7–13; zu den verschiedenen Graden der Sicherheit von Erkenntnissen s. oben, S. 159, den Komm. zu S. 100,20–24.

S. 104,17 τὴν[II] – 19 φύσιν: Aristoteles spricht von dem „pflanzlichen Prinzip" (φυτικόν) als der Ursache der Ernährung und des Wachstums (τὸ αἴτιον τοῦ τρέφεσθαι καὶ αὔξεσθαι); er versteht es als eine Kraft der Seele (δύναμις τῆς ψυχῆς), deren Existenz bei allen Wesen, die ernährt werden, bei den Embryonen wie bei den voll ausgebildeten Lebewesen, anzunehmen ist (Eth. Nic. I 13: 1102 a 32–b 2; vgl. auch 1102 b 29f.). „Pflanzliches" und „ernährendes Prinzip" (τὸ θρεπτικόν, 1102 b 11; vgl. in unserem Text θρεπτικὴν sc. ψυχήν, S. 68,17) sind identisch.

Galens Gleichsetzung dessen, was Platon als „begehrende" (ἐπιθυμητική) und Aristoteles als „pflanzliche" oder „ernährende" (φυτική bzw. θρεπτική) Seele bezeichne, ist sachlich nicht ganz zutreffend. Denn Aristoteles seinerseits unterscheidet zwischen dem φυτικόν (θρεπτικόν) und dem ἐπιθυμητικόν (s. Eth. Nic. I 13: 1102 b 28–31): beide Prinzipien ordnet er dem „Vernunftlosen" (τὸ ἄλογον) zu; während aber das pflanzliche Prinzip seiner An-

1 Auf den inhaltlichen Zusammenhang zwischen den Ausführungen in De propriis placitis und dem zitierten Buch hat schon Ilberg, Rhein. Mus. 52, 1897, S. 623 Anm. 1 (= S. 124 Anm. 1), aufmerksam gemacht. Der paraphrasierte Schriftentitel läßt erkennen, daß Galen in der Abhandlung ein in der philosophischen Diskussion geläufiges Thema aufgegriffen hat, die Widersprüchlichkeit in der Seelenlehre Platons; s. Deuse, S. 107f. mit Anm. 54.

schauung nach an der Vernunft überhaupt keinen Anteil hat, ist dem begehrenden Prinzip in gewisser Weise ein solcher Anteil gegeben, und zwar insofern, als es der Vernunft unterworfen ist und ihr gehorcht. Aristoteles grenzt damit das φυτικόν als die vegetative Komponente der Seele von dem ἐπιθυμητικόν ab. Vgl. Ph. De Lacy, The third part of the soul, in: Le opere psicologiche di Galeno, Atti del terzo colloquio galenico internazionale, Pavia, 10–12 settembre 1986, hrsg. v. P. Manuli u. M. Vegetti, Neapel 1988 (Elenchos 13), S. 51; dens., in: CMG V 4,1,2, S. 662, den Komm. zu S. 374,15.

Zur Terminologie Platons und zur Bezeichnung bei den Stoikern s. oben, S. 124f., den Komm. zu S. 68,14–17.

S. 104,19 οὐ – 24: Da die vegetative Seele völlig vernunftlos ist (vgl. Arist., Eth. Nic. I 13: 1102 b 29f.: τὸ μὲν γὰρ φυτικὸν οὐδαμῶς κοινωνεῖ λόγου; vgl. auch 1102 a 32), kommt sie für Galen als Ursache, die den Embryo ausformt, nicht ernsthaft in Betracht. Trotzdem erscheint ihm das Faktum der Ähnlichkeit der Kinder mit den Eltern (ἡ πρὸς τὰ γεννήσαντα τῶν ἐγγόνων ὁμοιότης, Zeile 21f.; vgl. S. 102,27f.), die er sich nur als Auswirkung der Aktivität dieses Seelenteils vorstellen kann, so bedenkenswert, daß er die Möglichkeit, die vegetative Seele sei der Schöpfer, nicht gänzlich ausschließen will. Dagegen ist es für ihn ganz unvorstellbar, daß die Vernunftseele die für die Ausformung des Keimlings zuständige Instanz sein könnte. Denn wenn sie es wäre, müßte das Individuum, das mit der Vernunftseele ausgestattet ist, von vornherein, ohne spezielle Forschungen, über den Bau seines Körpers und über die Funktionen der Körperteile Bescheid wissen; das ist aber nicht der Fall.

S. 104,25–106,1: Wie Galen berichtet, hat er nach Vollendung seines 14. Lebensjahres in Pergamon Lehrvorträge von Vertretern der wichtigsten philosophischen Schulen gehört, darunter für kurze Zeit die eines namentlich nicht genannten Platonikers, eines Schülers des Gaios (De propr. animi cuiusl. affect. dign. et cur. 8,3: CMG V 4,1,1, S. 28,9–12). Später, in Smyrna, ist der Platoniker Albinos, ebenfalls ein Gaios-Schüler, sein Lehrer gewesen (s. Gal., De libris propr. 2: Scr. min. II 97,9–11 Müller = XIX 16,9f. K.; vgl. H. Dörrie, Art. „Albinos“, in: RE Suppl.-Bd. 12, 1970, Sp. 14–22). Dies besagt jedoch nicht, daß der an unserer Stelle erwähnte Lehrer mit einer dieser beiden Personen identisch ist. Die Aussage zur Keimesentwicklung der Lebewesen läßt sich nach unserem Kenntnisstand keinem bekannten Repräsentanten der mittelplatonischen Philosophie zuweisen (vgl. Moraux, Galien comme philosophe, S. 104 mit Anm. 146 [S. 115]). Galens Angabe ist zu entnehmen, daß er mit der zur Debatte stehenden Frage sehr früh konfrontiert worden ist.

Die aufgezählten Tiere (σκορπίους – ἀσκαρίδας, Zeile 27f.) sind aus der Sicht des Menschen gefährlich, lästig oder schädlich; ihre Ausformung als das Werk der Weltseele anzusehen, hält Galen deshalb für unangemessen, weil sich diese Vorstellung mit der Erhabenheit der Weltseele nicht vereinbaren läßt. Wie schon mehrfach festgestellt worden ist, handelt es sich bei dem hier vorgebrachten Gegenargument nicht um einen eigenständigen Gedanken Galens (s. De Lacy, Galen's Platonism, S. 29 mit Anm. 15; dens., Galen's response, S. 304 mit Anm. 186; Moraux, Galien comme philosophe, S. 104f. mit Anm. 147 [S. 115f.]; Nutton, in: CMG V 3,2, S. 182 mit Anm. 1, den Komm. zu

S. 94,12–17). Eine besonders enge Berührung mit unserer Stelle zeigt in der philosophischen Literatur der Galen vorangehenden Zeit eine Argumentation, die von Cicero, Lucullus 120, gegen stoische Anschauungen vorgetragen wird: Unter der Voraussetzung, daß die Gottheit alle Dinge „unsertwegen" (nostra causa, d.h. im Interesse der Menschen) geschaffen hat, sei es unverständlich, daß sie eine so große Menge von Wasserschlangen und Vipern (vgl. in unserem Text ἐχίδνας, Zeile 28) geschaffen, auf der Erde und im Meer so viele todbringende und gefährliche (Lebewesen) verbreitet hat. Der Einwand, diese Wesen hätten nicht „ohne göttliche Kunstfertigkeit" (sine divina aliqua sollertia; vgl. τὴν ... τέχνην, Zeile 26f.) in einer so vollendeten Form hervorgebracht werden können, führe dazu, die Erhabenheit (maiestas) des Gottes auf das Niveau der Vollkommenheit von Bienen und Ameisen hinabzuziehen. Das von Galen verwendete Argument (s. auch die im Similienapparat angegebene Parallelstelle bei Alexander von Aphrodisias) wurde demnach in der Auseinandersetzung mit verschiedenen philosophischen Richtungen geltend gemacht.

Galen selbst bringt einen mit der Aussage unseres Textes vergleichbaren Gedanken, daß nämlich der Kontakt mit niederen Dingen der Würde der Weltseele nicht angemessen sei, in De propriis placitis vor (13,5: CMG V 3,2, S. 106,11–24), wenn er sagt, man könne im Sinne Platons nicht ohne weiteres davon sprechen, die Weltseele (τὴν τοῦ κόσμου ... ψυχήν, Zeile 19f.) durchdringe „die Steine, die Tongefäße, den Sand und die toten Lebewesen, die verbrannt werden oder verwesen"; damit eine Äußerung wie diese vom Publikum richtig aufgenommen wird und keinen Anstoß erregt (vgl. ebd. 13,4: Zeile 10f.: προσκρούει τοῖς ἀκούουσιν), bedürfe es einer langen Beweisführung, bis man die intendierte Schlußfolgerung der ganzen Argumentation erreicht habe (πρὶν τοῦ κατὰ βραχὺ διὰ μακρᾶς ἀποδείξεως ἐπὶ τὸ συμπέρασμα τοῦ λόγου παντὸς ἀφικέσθαι, Zeile 12–15). Solche Aussagen dürfen also nicht im eigentlichen Wortsinn verstanden werden.

S. 106,1 τὴν τῆς ὕλης ψυχὴν: Siehe oben, S. 159–161, den Komm. zu S. 100,24–28.

S. 106,7–13: Mit den „deutlichen Ausgangspunkten" (ἀρχαὶ ἐναργεῖς, Zeile 8) sind die gesicherten Prämissen einer Beweisführung gemeint (s. Gal., De animi cuiusl. pecc. dign. et cur. 7,1: CMG V 4,1,1, S. 65,21–23: τοιαύταις γὰρ ἀρχαῖς εἰς τὰς ἀποδείξεις οἶδα χρώμενον αὐτὸν [sc. τὸν ἀρχιτέκτονα] ἐναργέσι τε καὶ ἀναντιλέκτως ὑπὸ πάντων ὁμολογουμέναις; vgl. auch ebd. 6,2: S. 63,2f.). Der Ausdruck ἀρχαί nähert sich in diesem Kontext seiner Bedeutung nach dem Terminus λήμματα („Prämissen"; vgl. Gal., De respir. usu 5,7: S. 130 Furley-Wilkie = IV 508,16–509,1 K.: ... συλλογίσασθαι, λήμμασι τῶν ἀποδείξεων τοῖς ἐναργῶς γινωσκομένοις χρησαμένους).

Zu den „vielen Abhandlungen" (ἐν πολλαῖς πραγματείαις, Zeile 8), in denen sich Galen – nach seiner Überzeugung auf sicherer methodischer Grundlage – mit den drei für die Verwaltung des Körpers zuständigen Zentralorganen befaßt hat, gehört in erster Linie das Werk De placitis Hippocratis et Platonis (zum Folgenden s. De plac. Hipp. et Plat. IX 9,7f.: CMG V 4,1,2, S. 598,26–600,10): dafür, daß im Gehirn die Vernunftseele, im Herzen der zornartige und in der Leber der begehrende Seelenteil ihren Sitz haben, gebe es wissenschaftliche Beweise (ἀποδείξεις ἐπιστημονικαί); mit den betreffenden Fragen habe er sich in den ersten sechs Büchern dieses Werkes auseinandergesetzt, „ohne etwas über die Substanz der drei Formen der Seele zu sagen“ (οὔτε περὶ τῆς οὐσίας εἰπών τι τῶν τριῶν εἰδῶν τῆς ψυχῆς, S. 600,3–6; zu der letzten Feststellung vgl. in unserem Text die Aussage οὐσίαν ψυχῆς ἀποφήνασθαι μηδαμόθι τολμήσας, Zeile 9f.). Galens Verfahren, die Zentralorgane und ihre Funktionen zu bestimmen, beruht vor allem auf der Auswertung der Ausfallerscheinungen, die bei der Unterbrechung der von diesen Organen ausgehenden Leitungsbahnen, der Nerven, der Arterien und der Venen, zu beobachten sind (s. oben, S. 145f., den Komm. zu S. 82,18–86,7; 82,22, und den Similienapparat zu S. 82,19 mit den Belegen aus De plac. Hipp. et Plat.).

Eine Schrift Galens mit dem Titel „Über die Formen der Seele“ (Περὶ τῶν τῆς ψυχῆς εἰδῶν, Zeile 9, bzw. Περὶ τῶν εἰδῶν τῆς ψυχῆς, Zeile 12) ist nicht erhalten. Auf diese Abhandlung wird auch in De placitis Hippocratis et Platonis angespielt: „... wie von mir sowohl in dieser Abhandlung (sc. in De plac. Hipp. et Plat.) als auch in derjenigen gezeigt worden ist, in der ich über die Formen der Seele reflektiert habe, wobei ich meine Darlegung an der Erkenntnis Platons ausrichtete ...“ (... καθότι μοι δέδεικται καὶ διὰ τῆσδε τῆς πραγματείας ⟨καὶ⟩[1] ἐν ᾗ περὶ τῶν τῆς ψυχῆς εἰδῶν ἐμνημόνευσα κατὰ τὴν τοῦ Πλάτωνος γνῶσιν τὸν λόγον ποιούμενος ..., IX 9,42: CMG V 4,1,2, S. 608,7–9; vgl. auch ebd. 9,46: S. 608,28f.: ἃς [sc. δυνάμεις] ἁπάσας ἐν τῇ προειρημένῃ πραγματείᾳ διῆλθον). Die genannte Abhandlung ist wahrscheinlich mit dem von Galen in seinem Verzeichnis von Arbeiten zur Philosophie Platons angegebenen Werk Περὶ τῶν τῆς ψυχῆς μερῶν καὶ δυνάμεων identisch, das drei Bücher umfaßte (s. De libris propr. 13 [14]: Scr. min. II 122,14f. Müller = XIX 46,16f. K.); die Identität mit dieser nicht überlieferten Schrift legt auch De Lacy, in: CMG V 4,1,2, S. 708, Komm. zu S. 608,8f., nahe.

Daß er über die Substanz der Seele keine definitive Aussage treffen kann (οὐσίαν – τολμήσας, Zeile 9f.), ist eine von Galen in verschiedenen Varianten oft wiederholte Feststellung (s. den Similienapparat zu Zeile 9–11. 9f.). In dem Bemühen, bei einer so diffizilen Frage jede Voreiligkeit des Urteils zu vermeiden, läßt Galen es, wenn er sich gelegentlich ausführlicher zu diesem Thema äußert, meistens bei vorsichtigen Erwägungen bewenden, die in der Regel auf ein Konstatieren mehrerer Möglichkeiten hinauslaufen. Wegen des spekulativen Charakters des Gegenstandes ist es nicht überraschend, daß er hierbei im einzelnen auch differierende Ansichten vorträgt und sich verschiedener Metaphern bedient.

Galens Mutmaßungen über die Seelensubstanz ergeben, im Zusammenhang betrachtet, folgendes Bild: Er ist, wie er im Epidemienkommentar schreibt (In Hipp. Epid. VI comm. V 5: CMG V 10,2,2, S. 271,5–21), davon überzeugt, daß das in den Gehirnventrikeln enthaltene (Seelen)pneuma unter den Werkzeugen der Seele eine Vorrangstellung einnimmt (πρῶτόν τι τῶν

[1] Durch die Zufügung des καί, die auf B. Einarson zurückgeht, wird Ilbergs Annahme hinfällig, mit der an unserer Stelle erwähnten Schrift müsse De placitis Hippocratis et Platonis gemeint sein (s. De Lacy, Galen's Platonism, S. 31 Anm. 23, gegen Ilberg, Rhein. Mus. 52, 1897, S. 596 mit Anm. 4 [= S. 97 mit Anm. 4]).

ὀργάνων εἶναι τῶν ψυχικῶν, Zeile 10f.); es jedoch als Substanz der Seele zu definieren wäre eine allzu voreilige Aussage. Er habe keinen sicheren Beweis dafür, ob die gesamte naturgegebene Struktur des Gehirns (ἡ ὅλη τοῦ ἐγκεφάλου φύσις, Zeile 12) auf Grund der Mischung aus den vier Elementen eine Spezifik der Substanz erreichte, die die Ausübung seiner physischen und geistigen Funktionen ermöglicht (vgl. auch In Hipp. Epid. VI comm. VIII: S. 506, 4–6), oder ob „eine andere, unkörperliche Kraft" von unserem Schöpfer „an das Gehirn gebunden wird" (τις ἄλλη δύναμις ἀσώματος ... ἐνδεῖται ... τῷ ἐγκεφάλῳ, Zeile 16f.), die sich beim Sterben wieder von ihm trennt. Im übrigen sei es für die Ärzte überflüssig, die Substanz der Seele zu kennen (vgl. De propr. plac. 7,4; 15,5: CMG V 3,2, S. 78,22–24; 120,4–8). Andererseits neigt er in der Schrift Quod animi mores corporis temperamenta sequantur dazu, die Substanz der Seele als eine Mischung der vier Primärqualitäten (Wärme, Kälte, Trockenheit und Feuchtigkeit) anzusehen, die Vernunftseele (τὸ λογιζόμενον) speziell mit der Mischung des Gehirns gleichzusetzen (3. 5: Scr. min. II 37,16–38,2; 46,17–23 Müller = IV 774,7–775,1; 785,9–14 K.; s. hierzu Moraux, Galien comme philosophe, S. 91; dens., Der Aristotelismus, S. 779–781). Dem entspricht seine Haltung in De propriis placitis (7,2: S. 78,6–10): hier nimmt er an, daß die Seele ebenso wie der Körper auf die vier Elemente zurückzuführen ist und daß sich die Seelensubstanz, die nicht für sich existiere, „in der Form" (secundum speciem, ... formam) des aus den Elementen zusammengesetzten Körpers vorfindet; der Begriff „Form" ist hierbei im Sinne der Aristotelischen Stoff-Form-Antithese zu verstehen.

Den Gedanken vom Seelenpneuma als einem Werkzeug oder auch Träger der Seele greift Galen in seinen Reflexionen mehrfach auf; mit ihm werden verschiedene andere Möglichkeiten kombiniert: Anscheinend bediene sich die Seelensubstanz, was auch immer sie ist, des Pneumas, des Blutes und der ihnen gemeinsamen Wärme als der ersten Werkzeuge für alle Funktionen, oder sie habe ihre Existenz in ihnen selbst (ἐν αὐτοῖς τούτοις ὑπάρχειν; s. De sympt. causis II 5: VII 191,12–16 K.), was bedeutet, daß die Seele ihrer Substanz nach mit dem Pneuma, dem Blut und der Wärme identisch wäre (zur möglichen Identität der Seele und der eingepflanzten Wärme s. auch De trem., palp., convuls. et rig. 6: VII 616,11–15 K.). Diese Alternative kann von Galen zu der – in diesem Fall sehr bestimmten – Aussage komprimiert werden, das Seelenpneuma müsse entweder die Seelensubstanz selbst (vgl. auch In Hipp. Epid. VI comm. VIII: CMG V 10,2,2, S. 506,4–6) oder das erste Werkzeug der Seele sein (De respir. usu 5,1. 7: S. 120; 130 Furley-Wilkie = IV 501,13–502,2; 508,15–509,4 K.).

Mit den gleichen Vorstellungen operiert Galen in De placitis Hippocratis et Platonis, wenngleich das Bild hier um einige Nuancen bereichert wird. In diesem Werk plädiert er einerseits für die Annahme, daß die Seele, was sie auch ihrer Substanz nach sein mag, direkt im Körper des Gehirns „wohnt" (οἰκεῖν; vgl. De san. tuenda I 13,19: CMG V 4,2, S. 34,3f.: ὁ μὲν γὰρ ἐγκέφαλος οἶκός τίς ἐστι τῆς λογικῆς ψυχῆς ...), daß ihr erstes Werkzeug zur Ausübung ihrer Funktionen, der Wahrnehmungen und der willkürlichen Bewegungen, aber das Seelenpneuma ist (De plac. Hipp. et Plat. VII 3,21. 27: CMG V 4,1,2, S. 444,4–8. 30–33; vgl. De propr. plac. 7,5: CMG V 3,2, S. 80,10–13).

Zum anderen stellt er (ebd. VII 7,24–26: S. 474,20–29) die Möglichkeiten zur Wahl, die Substanz der Seele sei „der gleichsam leuchtende und ätherartige Körper" (τὸ οἷον αὐγοειδές τε καὶ αἰθερῶδες σῶμα, 7,25: Zeile 23f.), das über das ganze Gehirn hin ausgebreitete (Seelen)pneuma, oder sie selbst stelle „eine unkörperliche Substanz" (ἀσώματον ... οὐσίαν) dar, dieser Körper, das Pneuma, aber sei „ihr erster Träger" (ὄχημα ... τὸ πρῶτον αὐτῆς, Zeile 26).

Ebenso unentschieden sind, wie schon die zuletzt vorgeführte Äußerung in De placitis zeigt, Galens Stellungnahmen zu Teilaspekten dieses Problems, ob nämlich die Seele bzw. ihre Substanz unkörperlich oder körperlich, ewig oder vergänglich ist (ἀσώματος ... σωματική ... ἀΐδιος ... φθαρτή, Zeile 10f.)[1]. Läßt er die Frage der Körperlichkeit in De placitis offen, so zieht er in einem anderen Zusammenhang die Annahme vor, daß die Seelensubstanz körperlich ist (s. Quod animi mores corp. temp. sequ. 3. 5: Scr. min. II 38,13–39,6; 46,20–23; 48,20–25 Müller = IV 775,12–776,12; 785,11–14; 788,3–8 K.; s. Moraux, Galien comme philosophe, S. 97f.). Ob die Vernunftseele (τὸ λογιστικόν) unsterblich ist oder nicht, darüber könne er sich Platon gegenüber, der von deren Unsterblichkeit überzeugt sei, weder in der einen noch in der anderen Richtung mit Bestimmtheit äußern; hinsichtlich der beiden anderen Seelenteile sei er sich mit Platon darin einig, daß sie im Tode zugrunde gehen (s. ebd. 3: 36,12–19 Müller = 772,18–773,6 K.). Das Problem der Vergänglichkeit der Seele berührt Galen beiläufig auch in De placitis Hippocratis et Platonis (IX 9,8. 9: CMG V 4,1,2, S. 600,4–10. 14–18), doch nur insofern, als er rückblickend feststellt, er habe sich in diesem Werk zur Unsterblichkeit der drei Seelenteile nicht geäußert und auch nicht untersucht, ob Platon im Timaios (69 c–e) die beiden niederen Seelenteile in der eigentlichen Bedeutung des Wortes oder nur in übertragenem Sinn als „sterblich" bezeichnet hat. Der Stelle ist zu entnehmen, daß „viele Platoniker" auch den zornartigen Seelenteil (τὸ θυμοειδές) und den begehrenden Teil der Seele (τὸ ἐπιθυμητικόν) als unsterblich ansahen (zu den Auffassungen der Mittelplatoniker s. Deuse, S. 9f.; 43; 91; 98f.; 102). Nach Galens Äußerung an dieser Stelle ist die Frage der Unsterblichkeit oder Sterblichkeit dieser Seelenteile weder für die Medizin noch für die ethische und politische Philosophie von Interesse.

In Galens Denkansätzen zu dem Problem der Seelensubstanz, die zum Teil übereinstimmen, zum Teil mehr oder minder differieren, kann ich keine Entwicklungslinie feststellen, wie sie Moraux und mit gewissen Vorbehalten auch Nutton in den Anschauungen des Arztes von der Seele meinen erkennen

1 Nach der unter dem Namen des Alkinoos überlieferten Darstellung der Philosophie Platons (Διδασκαλικὸς τῶν Πλάτωνος δογμάτων), die der Periode des Mittelplatonismus angehört, gilt die Vernunftseele, die eine unkörperliche Substanz (ἀσώματος ... οὐσία) ist, als unsterblich (ἀθάνατον) und als ewig (ἀΐδιον αὐτὴν εἶναι); von den vernunftlosen Seelen wird als überzeugend angenommen, daß sie sterblich und vergänglich sind (τὰς ἀλόγους ψυχάς ... θνητάς τε καὶ φθαρτὰς ὑπάρχειν; Alcin., Introd. in Plat. 25: S. 48,21f.; 49,41–43; 50,26–32 Whittaker). Dieser Beleg zeigt deutlich, daß Galen traditionelle Fragestellungen aufgreift. Zu vergleichen sind auch in der doxographischen Literatur die Abschnitte mit den Themen Εἰ σῶμα ἡ ψυχὴ καὶ τίς ἡ οὐσία αὐτῆς und Περὶ ἀφθαρσίας ψυχῆς (Aetius, Plac. IV 3. 7: Diels, Doxographi Graeci, S. 387 a 9 (b 10)–389 a 7 (b 8); 392 a 11–393 a 13).

zu können (s. Moraux, Galien et Aristote, S. 136–140; dens., Der Aristotelismus, S. 773–781; Nutton, in: CMG V 3,2, S. 142–144, den Komm. zu S. 60,3–6; S. 145, den Komm. zu S. 60,11): mag sich auch in den späten Schriften Quod animi mores und De propriis placitis die Tendenz abzeichnen, daß die Seele stärker in der Bindung an die Materialität des Körpers gesehen wird, so betont Galen gerade in De propriis placitis immer von neuem, daß er von der Substanz der Seele keine Kenntnis hat.

Zu den ‚figürlichen Beweisen' (γραμμικαῖς ἀποδείξεσιν, Zeile 11f.) s. oben, S. 158, den Komm. zu S. 100,3–9.

INDICES

* = exempla; → = vide

A. Index nominum

B. Index verborum

FSC
www.fsc.org
MIX
Papier | Fördert gute Waldnutzung
FSC® C083411

Kolibri 360 GmbH
Ferdinand-Jühlke-Straße 7
99095 Erfurt, Deutschland
produktsicherheit@kolibri360.de